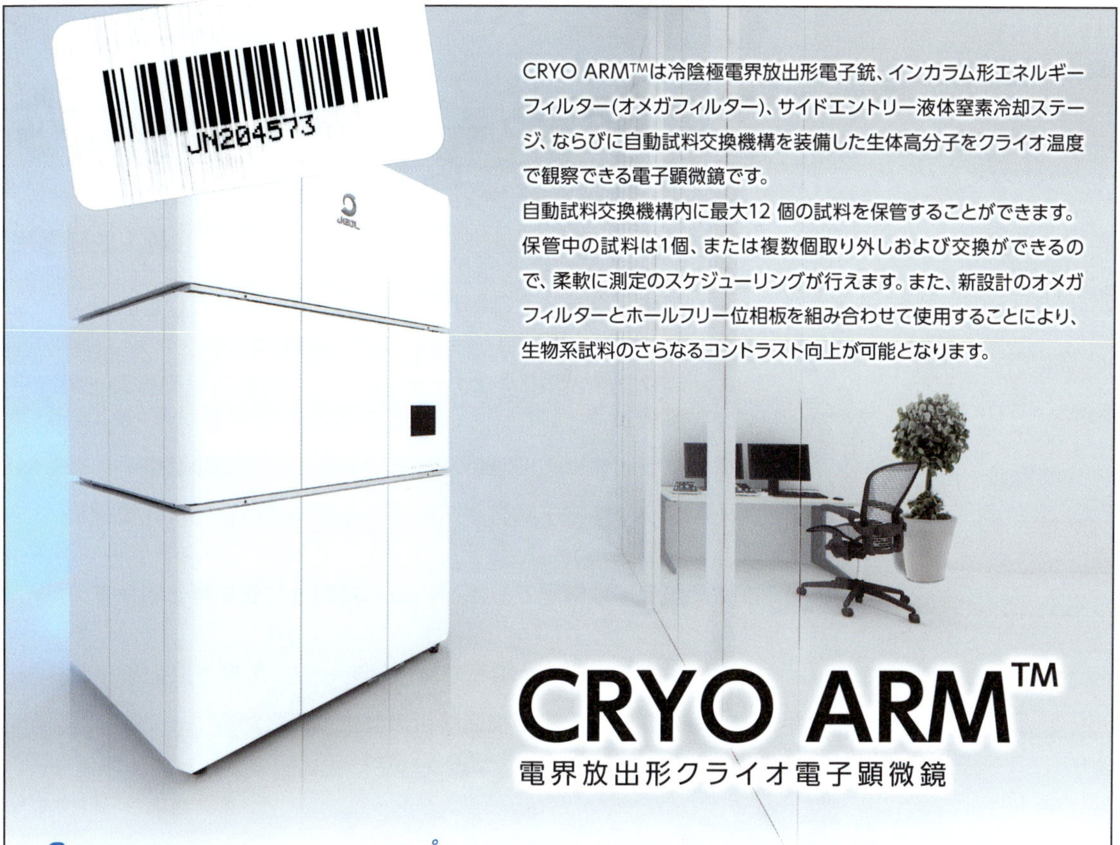

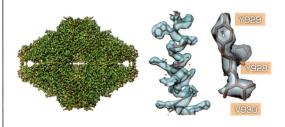

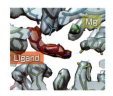

実験医学 2018 Vol.36 No.8 5

CONTENTS

特集

クライオ電子顕微鏡で見えた生命のかたちとしくみ

企画／佐藤主税

表紙より

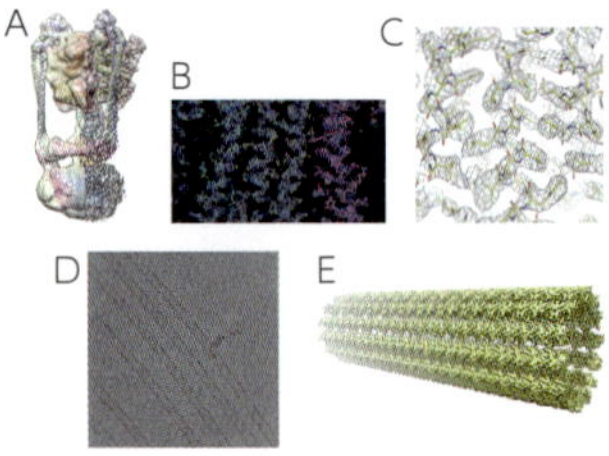

A) V-ATPaseの構造（光岡・横山の稿より）B) C) イオンチャネルの構造（米倉・眞木の稿より）D) E) 微小管のクライオ電顕撮像と三次元構築像（仁田の稿より）．

連載

カレントトピックス

2018 Vol.36 No.8
Experimental Medicine

5

注目記事

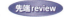

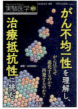

実験医学
Vol.36 No.8 2018
Experimental Medicine
5

特集

クライオ電子顕微鏡で見えた生命のかたちとしくみ

企画／佐藤主税

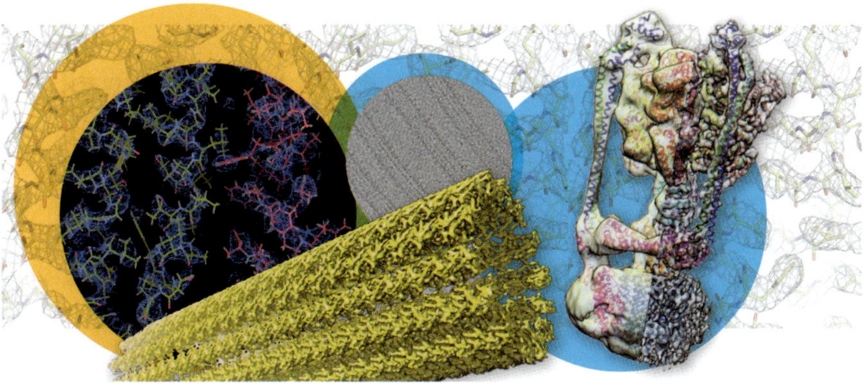

概論

クライオ電顕が構造解析に革命を起こしている

佐藤主税

構造生物学は今激動の時代にある．溶液中に分散したタンパク質を凍らせるだけで観察できるクライオ電子顕微鏡（電顕）が進化し，単粒子構造解析法が原子分解能に到達した．この方法は試料の結晶化を必要としないため，難結晶性なタンパク質でも，精製品が少量あるだけで構造決定への道が拓かれることを意味する．現状では，はっきり写る大きなタンパク質を得意とする方法であるが，解析可能な分子量も下がってきている．例えば，比較的小さな分子であるGPCRなどでも解析例が出はじめており，将来創薬ターゲットタンパク質の多くが解析可能な領域に入ると期待される．本クライオ電顕特集では，単粒子解析法と（電子線）トモグラフィー法の原理とその現状を解析例と共に解説し，システム利用のコツ・専門家なら知っている常識・システム導入の注意点も説明したい．

はじめに

生命の機能を成り立たせる根幹は生体分子とその複合体である．それらの構造は，解明されるだけで分子機構を直感的に示唆し，細胞メカニズムの理解を大幅に進めることがある．DNAの2重らせんの構造決定が，その顕著な例であろう．もちろん，すべての構造解明が機構の理解へと直結するわけではない．しかし，新たな構造決定に挑戦する研究者には，そのようなロマンを抱く人も多いと思う．近年の構造生物学は，三次元結晶を用いたX線結晶解析，NMR法などの進歩により大きな成果を得た．しかし，結晶を作製しにくいタンパク質も多く，結晶化のプロセスを必要としない解析法が求められていた．そのようななかクライオ電子顕微鏡による単粒子解析法が原子分解能に到達したことで，構造生物学は大きな変革期を迎えつつある．単粒子解析法では，結晶ではなく，溶液中に散在するタンパク質粒子を薄い層中に瞬間凍結することで，さまざまな方向を向いた粒子を電顕撮影する．得られた画像より数万個程度の粒子像を拾い上げ，そこから三次元構造を決定（再構成）する．そのため，精製量は，X線結晶解析に比べ4ケタ以上少なくてよい．本法により，これまで結晶化が難しかった膜タンパク質も構造が続々と解けはじめた．また，構造変化がダイナミックすぎるがゆえに結晶を作製しにくいさまざまなタンパク質群もターゲットに加わった．なかでも，創薬ターゲットの約半数を占めるGタンパク質共役型受容体（GPCR）は，動的で容易に多状態をとりやすく，単一構造による結晶は容易には形成されない．そのため，単粒子解析法による構造解析への期待は大きく，今後ますます普及することが予想される．

Cryo-electron microscopy as a new tool for structure biology and drug design
Chikara Sato : Biomedical Research Institute, Structure Physiology Research Group, National Institute of Advanced Industrial Science and Technology (AIST)（産業技術総合研究所バイオメディカル研究部門構造生理研究グループ）

〈クライオ電顕の3つの革新〉

光岡・横山の稿	:試料作製法
岩崎の稿	:ハードウェア(顕微鏡・カメラ)の進歩
安永・荒牧の稿	:ソフトウェア(画像解析)の進歩

〈解析実例紹介〉	**主な解析法**	**解析対象**
横山の稿	単粒子解析法	リボソーム
仁田の稿	単粒子解析法 + X線結晶解析法	微小管・キネシン
成田の稿	単粒子解析法 + X線線維回折法	アクチン
米倉・眞木の稿	電子線三次元結晶構造解析 + 単粒子解析法	膜タンパク質
石川の稿	クライオトモグラフィー法	真核細胞の運動性繊毛
岡本・村田の稿	クライオトモグラフィー法 + 単粒子解析法	ウイルス

概念図　本特集の全体像

1 本特集の全体像（概念図）

本特集の構成について説明する．**概論**では単粒子解析法の原理と作業のおおよその流れを概説する．また，この分野を熟知する専門家なら知っている単粒子解析法のコツと要点，システム導入の注意点・難点も説明したい．まずはじめの3稿ではクライオ電顕にまつわる3つの技術革新を紹介したい．**光岡・横山の稿**では実際の解析成功に最も決定的な役割を果たすサンプル調製法の進歩を，**岩崎の稿**では単粒子解析法が原子分解能に到達する原動力となったハードウェアの進歩を，**安永・荒牧の稿**ではソフトウェアの進歩の道のりを，原理と応用とともに一線のクライオ電顕学者達が解説している．これら新たな生化学手法・装置・ソフトは，さらなる高分解能へ向けて進歩を続け，新製品・フリーウェアも次々と開発・公開・販売が続いている．ここでは，そのダイナミックな熱い現状も詳細に解説されている．

また，それぞれの装置・方法の持ち味は，個々のタンパク質・複合体の解析例においてさまざまに発揮されている．その使い方から最新の成果までが，本分野を代表する研究者達によって解説されている．**光岡・横山の稿**ではV-ATPaseの動きの構造決定が解説され，**岩崎の稿**では単粒子解析法が開発当初から適用されてきたウイルスとさらに膜タンパク質の解析が論説されている．**横山の稿**では単粒子解析の歴史でもあるリボソーム複合体の解析史が最新の成果と共ともに，**仁田の稿**と**成田の稿**では細胞骨格の代表である微小管・アクチンとそのレール上を走るモータータンパク質の機構などの解析が，さらに**米倉・眞木の稿**ではイオンポンプとチャネルの解析について紹介されている．また，**石川の稿**では微小管とダイニンが組合わさった装置である真核細胞の運動性繊毛構造が詳述され，巨大ウイルスの驚きの構造は**岡本・村田の稿**で解説され，両章でクライオトモグラフィー法についても詳しく紹介されている．

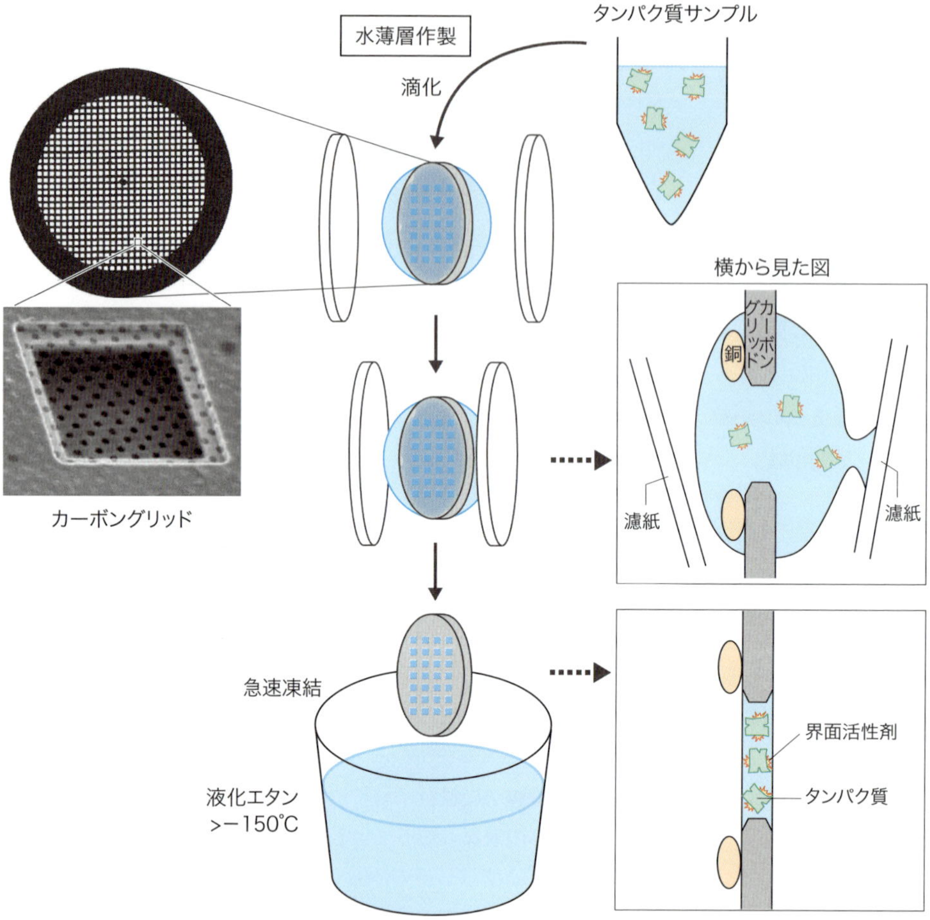

水薄層作製
タンパク質サンプル
滴化
横から見た図
カーボングリッド
銅
濾紙
濾紙
カーボングリッド
急速凍結
液化エタン
>－150℃
界面活性剤
タンパク質

図1 クライオ電顕のためのサンプル調製
タンパク質溶液を穴が空いたカーボングリッド（左）に滴下し，濾紙で吸い取った後に瞬間凍結する．凍ったサンプルを，電顕カラムの真空中にもち込み観察する．

2 クライオ電子顕微鏡を用いた単粒子解析法の原理

クライオ電顕法では，穴が多く空いたカーボン薄膜を張ったグリッド上に，水に溶けた精製タンパク質を滴下する（**図1**）．次に，両側から濾紙で吸いとり水膜を薄くして※1，膜が弾けてなくなる前に液化エタン中に射出し，急速凍結する．この方法を開発したのがJ. Dubochet教授※2で，水膜を熱電導がよい液化エタン中に投入し急速凍結することで，氷の結晶化を避けvitrified ice（ガラス状氷）が形成されることを発見した．そのなかにタンパク質粒子を閉じ込め（**図1**），さらに低温のままで霜を付けないようにクライオ電顕に移し（クライオトランスファー），さまざまな方向を向いた粒子を電顕で撮影する（**図2**）．

従来型CCDカメラによる撮影では，電子を光に変えてから再び電気シグナルに変える．そ

※1 片側から濾紙で吸う方法もある．特に，クライオトモグラフィー法ではグリッドの片側に細胞や大きな構造があることが多く，グリッドの反対側だけから濾紙で吸うことが多い．

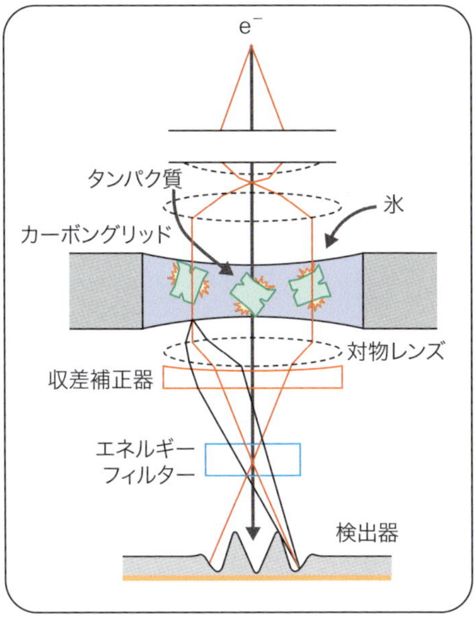
e⁻
タンパク質
氷
カーボングリッド
対物レンズ
収差補正器
エネルギー
フィルター
検出器

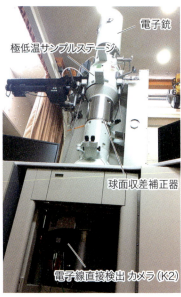
電子銃
極低温サンプルステージ
球面収差補正器
電子線直接検出 カメラ（K2）

図2　クライオ電子顕微鏡の大まかな概念図と筆者らが現在用いている実機
右の写真の鏡筒下に見えるのが電子線直接カメラ．クライオ電子顕微鏡は，狙いに応じてさまざまなバリエーションがあり，完全に同じ仕様にはなかなか巡り会えない．設置には，振動と磁場の環境が特に重要である．

のため，変換コストや光学系での拡散によるボケが生じ量子検出効率（detective quantum efficiency，DQE）が低く粒子像がノイズにまみれてしまう点と，秒近くの露出中に粒子がステージの振動などのさまざまな要因によりブレることが問題であった．しかし，これら高分解能への障害は，近年開発された電子線直接検出器（direct detection camera，DDC）の導入により解決された．DDCは，cMOS（complementary metal–oxide–semiconductor）を用いて開発され，途中光を介さないため高感度でDQEが高い．時間分解能も高く，時間ごとに細かく分けて（例えば0.2秒ずつ5秒間：計25枚）粒子を撮影でき，粒子像のズレを補正してから重ね合わせることで鮮明な画像を得ることができる．近年は撮影の自動化も進んできている．

次に得られた元画像から三次元構造を計算する．この三次元再構成のアルゴリズムの道筋は，主にJ. Frank教授※2らのグループにより確立され[1]，理論的な裏付けの多くはR. Henderson教授※2らによりなされた[2]．最初，数万を超えるタンパク質粒子像を抽出しライブラリーを形成する（**図3**）．次に画像を平均しより鮮明にするために，これら投影像を，回転位置を合わせた後で相互の類似性から分類する．似た粒子（似た向きの粒子像）同士を重ね合わせ，ノイズの少ない平均像を構築する．次に三次元に構成するために，それぞれの平均像を低分解能の初期三次元構造と照らし合わせてその三次元角（Euler角）を決定し，フーリエ空間を利用して三次元構造を再構成する（**図4**）．この三次元構造からスタートして投影像を作製し，これらを基準像（references）としてライブラリーの粒子像の中心と回転を合わせる．そこから分類によって，よりよい平均化像を作成し，それらのEuler角を求め三次元構造を再構築する．つまり，**図3**と**図4**に示したプロセスをくり返す．このようなくり返し計算により最適構造に

※2　2017年ノーベル化学賞受賞．また，Henderson教授はDDC開発にも貢献している．

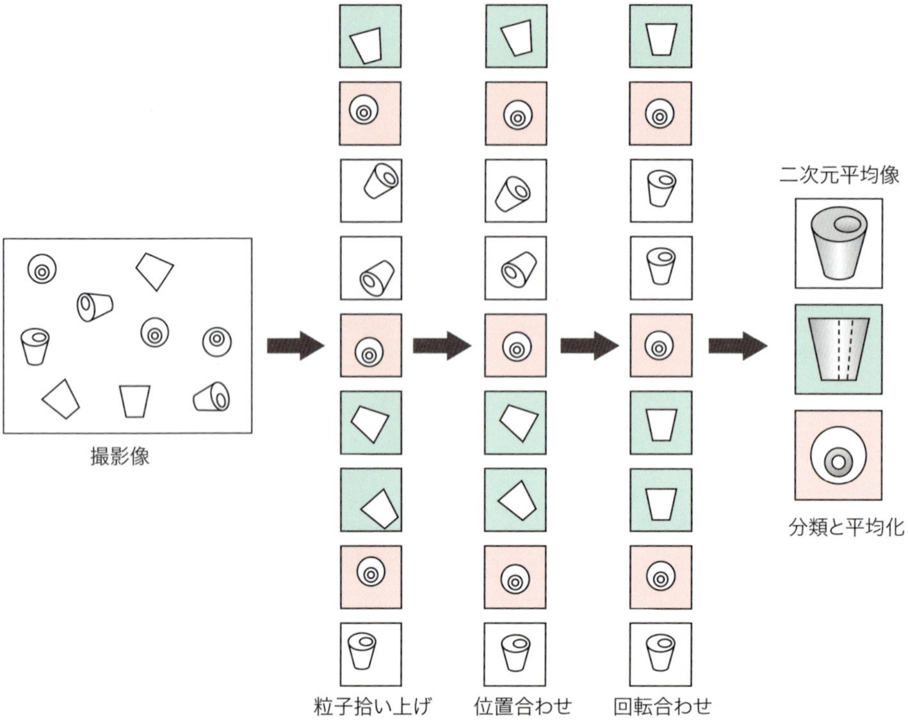
二次元平均像
撮影像
分類と平均化
粒子拾い上げ
位置合わせ
回転合わせ

図3　単粒子解析法の概念図（画像解析）
粒子の位置合わせ後に分類・平均化し，S/N（シグナル/ノイズ）比の高くより鮮明な二次元平均化像を作製する．

達する．詳しくは**安永・荒牧の稿**を参照いただきたいが，近年特に画像拾い上げ，分類，三次元再構成などのアルゴリズムや全体の組合わせは，計算精度を上げ計算量を減らすために，ベイズ推定Neural Net，Simulated Annealingなどの人工知能的な手法もとり入れながら大きく進化してきている[3)〜5)]．これらハードソフト両面での方法開発の進展が，単粒子解析法が近年原子分解能へ到達可能になる背景となった．

3 解析ソフト

入手できるアルゴリズムとしては，Scheresらによって開発されたRELIONがユーザーフレンドリーでGUI（グラフィカルユーザーインターフェイス）化も進み無料であるため現在最も普及している[4)]．このソフトを用いても単粒子解析法の計算量はやはり多く，現状では例えば，PCにNVIDIA社のGPUカードを数枚揃えGPU計算する必要がある．一般的には，さらにこのようなPCを複数揃える必要がある．他にも，Spider・XMIPP・EMAN・Imagic・Eosなどは，関数が用意されており基本的には自分でスクリプトにより計算を組むスタイルなのでRELIONの標準から離れた計算にも用いられる．これらのソフトは，安定な並列計算のために現状ではUnixがOSとして必須である．

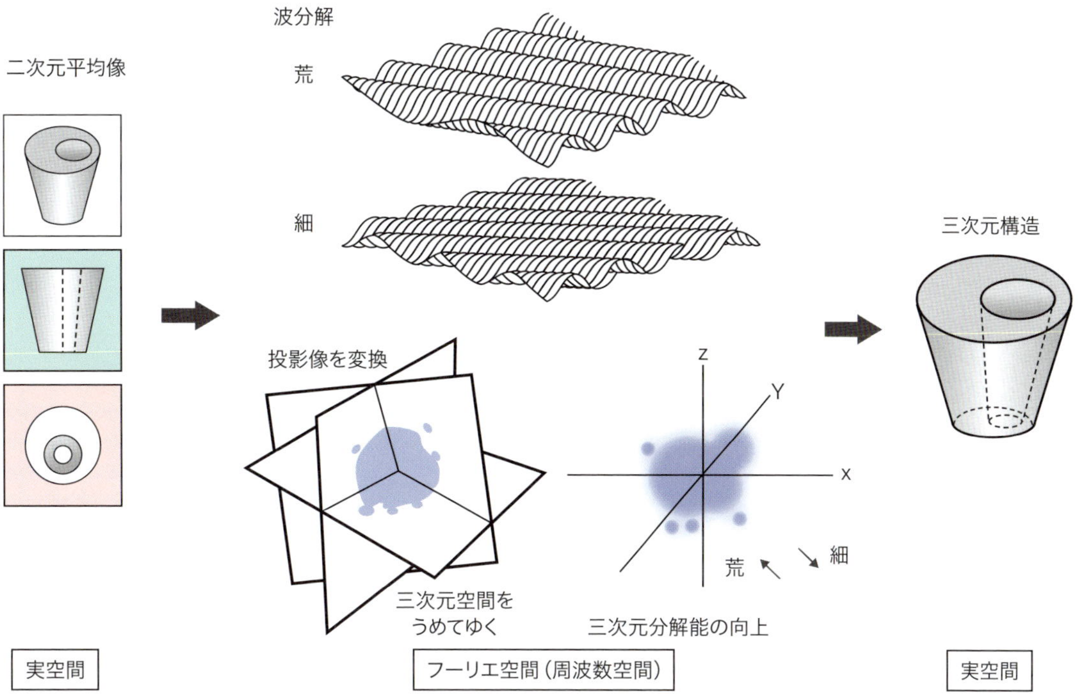
波分解
二次元平均像
荒
細
三次元構造
投影像を変換
Z
Y
X
荒
細
三次元空間を
うめてゆく
三次元分解能の向上
実空間
フーリエ空間（周波数空間）
実空間

図4 単粒子解析法の概念図（三次元像の構築）
各平均化像は，二次元フーリエ変換によって波分解されフーリエ空間中で原点を通る平面となる．平均像が多いほど，原点から遠い高分解能まで空間が密に埋まってゆき高分解能で三次元構造を再構築することができる．構造は投影され，図3に戻り元画像は投影像と照らし合わせ位置修正され，分類・平均化され，フーリエ空間で再構成される．このサイクルをくり返し，より精密化され最終構造に到達する．

4 クライオ電顕単粒子解析法による原子分解能での解析

クライオ電顕単粒子法による最初の原子分解能構造は，Chengらのグループによって TRPV1 チャネルで Nature 誌に報告された[6]．さらに，この号には，続き論文として計3種のリガンドと結合した TRPV1 の構造も報告している[7]．これは，単粒子解析法が薬剤結合構造の決定に適することを反映している．薬剤結合により構造変化したタンパク質を撮影した場合でも，構造変化が極端に大きくなければ，非結合構造を初期構造として使用できることが多い．そこからスタートして，くり返し計算により薬剤結合構造へと到達する．このような過程での単粒子解析法の大きな魅力として，X線結晶解析でのソーキング法※3のように薬剤の浸透による結晶溶けや割れを心配する必要がない点があげられる．現状の単粒子解析の創薬応用における欠点は分解能不足である．現在誰もが認める最高分解能は，465 kDaのβ-ガラクトシダーゼ[8]と334 kDaのグルタミン酸デヒドロゲナーゼ（GDH）[9]の結果である．GDHでは分解能が2Åを

※3 ソーキング法
タンパク質に薬剤が結合した構造をX線解析するための結晶作製法の一つ．タンパク質の単結晶を作製してから，薬剤溶液に結晶を浸して，個々のタンパク質の結合ポケットに薬剤分子をdockingさせる．この他に，溶液中でタンパク質に薬剤を結合させた後，薬剤・タンパク質複合体の結晶化を行う共結晶化法がある．共結晶化法の弱点は，タンパク質単独での結晶化条件はそのままでは良好な結晶を作製しないことが多いことである．

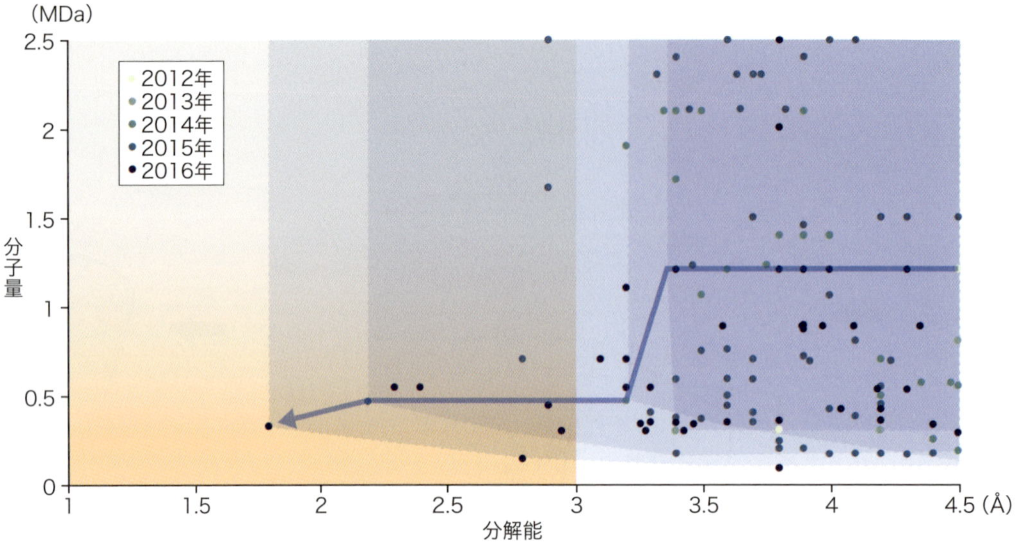
(MDa)
2.5
2
1.5
1
0.5
0
分子量
2012年
2013年
2014年
2015年
2016年
1
1.5
2
2.5
3
3.5
4
4.5 (Å)
分解能

図5 クライオ電顕単粒子解析法の分子量と達成された分解能
創薬ターゲットタンパク質には100 kDa以下のものも多い．現在の最高分解能は2.2Å程度で，創薬のためにはさらなる分解能の向上が期待される．(Subramaniam S, et al：Curr Opin Struct Biol, 41：194-202, 2016より引用)

切りはじめていると思われる．さらにこれを1Å台半ばにする必要がある．この値になるとベンゼン環などがよく見え，薬剤の結合ポケット構造の詳細な記述が可能になると思われる．高分解能化は，物性分野ではすでに幾原らにより0.405Å分解能に達している[10]．これはSTEM（走査透過電子顕微鏡）を使った結果ではあるが，このような物性分野での高分解能化に大きく貢献したのは収差補正器（Cs-corrector）であり，生物分野でもリボソームの単粒子解析法で使われはじめている[11]．収差補正器の活用と適したパラメーターの決定は，単粒子解析法の高分解能化において今後焦点の一つになると思われる．また，電顕撮影の自動化は，きわめて重要である．単粒子解析法の最高分解能の一つβ-ガラクトシダーゼでは手動で撮影されたものだが，自動撮影は**図5**における近年の解析結果の増加と分解能の向上に大きく貢献している．今後，自動化のさらなる進歩が期待されている．

また，単粒子解析法で決定できる分子量の限界は下がってきている（**図5**）．可溶性タンパク質では，分子量65 kDaのヘモグロビンが分解能3.2Åで解析された[12]．また，膜タンパク質で小さいものは170 kDaのγ-セクレターゼであり3.4Å分解能で解明された[13]．GPCRでも解析例が出てきており，クラスBに属するカルシトニン受容体がペプチドリガンドとGタンパク質を結合した状態で解析された[14]．さらに小さなペプチド構造でも，コアタンパク質土台と融合した形で発現させ，土台どうしが対称形に結合することで，分子量を増やし構造解析しやすくする系が提案されている[15]．一般に，膜タンパク質の解析において，膜貫通部位をとり囲む脂質／界面活性剤（detergent）を工夫することが解析の大きな鍵となる．Chenらのグループは，TRPV1をとり囲むdetergentをlipid Nanodisc（ミセル化せず，膜タンパク質の周囲にのみ脂質二重膜がディスク状に結合する技術）に置換することでより自然なリン脂質構造に近づけることで3.0Åでリガンド結合構造を示した[16]．

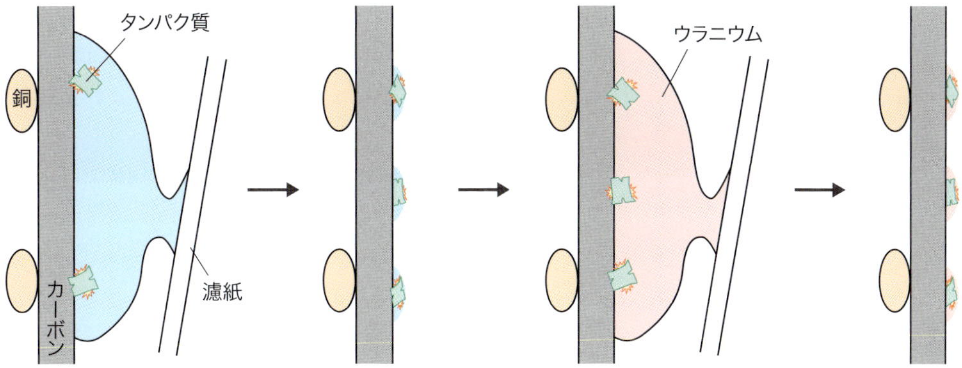
タンパク質
銅
カーボン
濾紙
ウラニウム

図6　負染色法の概念図
カーボン膜に結合したタンパク質は，重金属を用い染色される．タンパク質粒子のチェックなどに用いることができ，結果は精製過程などに反映される．

5 クライオ電顕の実際―つまづきやすいポイントと解析のコツ

これまでクライオ電顕の原理と最新の解析例を紹介してきたが，クライオ電顕法は，精製したタンパク質を撮影すれば必ず構造を決定できる魔法の箱ではない．つまずきやすいポイントをいくつか紹介したい．

溶液内のタンパク質分子や複合体は，互いに結合していない単分散状態である必要がある．単分散状態であっても，含まれる立体構造が多様なら構造決定は難しい．そのため，写っているタンパク質がどのような状態かの見極めが必要である．結晶成長などの指標がない分，クライオ撮影の前に明確な判断基準がないという意味でかえって難しい面もある．

タンパク質の現状を知るためには，生化学的な方法以外にも視覚的なチェックも役立つ．視覚的なチェックにはクライオ電顕は用いずにより簡便なTEM（透過電子顕微鏡）を用いることが多い．それらによって，タンパク質の精製度の評価と，さらに構造が均一そうかを推定する．より低加速で手軽なスクリーニング用クライオTEM開発という動きもあるが，現状では，小さなタンパク質もはっきりと見やすい負染色法（図6）と簡便な100 kVほどのTEMの組合わせに分がある．例えば99 kDaのイオンチャネルの構造も負染色法で解析されており[17]，比較的小さなタンパク質にも適用できる．

タンパク質精製では，精製ステップの最後にゲル濾過を入れるのがコツである．タンパク質構造の多型をある程度絞り込むことが期待でき，さらにピークの形やピークシフトによってタンパク質凝集などの情報が得られる．このような情報からも，膜タンパク質の精製条件は検討できる．一般に，detergentや塩濃度・グリセロールなどの保護剤等の条件が精製での構造の安定に重要である．

精製タンパク質粒子を閉じ込める氷の厚さは，見える分子のサイズと分解能にとって重要である．濾紙での水分の吸いとりに要する時間は，タンパク質濃度や粘度の上昇によっても増える．厚さ調節の精度はシステム化などにより向上しているが，装置改良・吸いとり条件のデータベース化などによる一層の改良が求められる．

単粒子解析法では，構造が解けても，多くはコア部分に限られる．例えばTRPV1でも，全体の4割弱の構造は単粒子解析法で決定されていない．それは，タンパク質粒子が結晶化されていないため，周囲が水によるブラウン運動で揺らぎやすいからで，特にこの傾向は粒子の外縁近くで顕著である．分解能をさらに上げ，高分解能領域を拡げるためには，これまでの生理・生化学的な知見の蓄積の活用が重要であり，アミノ酸配列の欠失・置換やリガンド結合によりタンパク質を硬くするアプローチも重要である．この辺りは，結晶解析と同様である．全般的には，日本であまりさかんでなくなってきているタンパク質精製の生化学に立ち返る必要がある．

6 多状態からの構造決定

一方，混在する構造が2状態などシンプルな場合は，構造が混在することを逆手にとって，両方の構造を同時に解く方法も存在する．例えば，われわれはGNG（growing neural gas）ニューラルネットによる強力な分類能力を使って，Mg23チャネルの多型が混在した試料より2構造を同時に決定した[18]．また，タンパク質翻訳において分泌タンパク質などの膜透過を助ける140 kDaのSecDFは，負染色後に個々の粒子をSTEM HAADF（high-argle annular dark field）電顕トモグラフィーにより撮影することで，粒子1個ごとに三次元構造を決定し，三次元構造ライブラリーが作製された．分類して，似た構造を三次元で平均化することにより，クレーンのような分子の動きが示された[19]．しかし，負染色では粒子乾燥による変形もありあまり分解能は期待できないため，クライオ法でのさらなる構造の精密化が期待される．また，V-ATPaseはATPの加水分解と共役し，分子の軸となる部分を回転させることによってH^+を膜を隔てて輸送するポンプであるが，撮影された多状態の粒子を三次元構成の段階で複数に分類することで，回転に伴う複数構造の決定に成功している[20][21]．将来的には大きく動いた構造が混ざった溶液からでも，タンパク質の三次元的な動きを動画によってあらわせる時代がくるかもしれない．

7 クライオ電顕システム導入における注意点

高価なクライオ電顕と氷薄層作製装置および重い計算を可能にするPC設備の導入が必要である．負染色用に，加速電圧100 kv程度の簡易なTEMも必要である．クライオ電顕の仕様を決定する際に重要なポイントがある．それは，機能を盛り込みすぎないことである．盛り込みすぎると，単一機能の実現すら難しくなりやすい．TEMには，膨大な種類のオプションがあり，完全に同じ仕様の電顕にはなかなかお目にかかれない．例えば，真空ポンプだけとっても選択肢がある．その維持のためには，ユーザーの労力も含めさまざまなコストが発生する．幅広い情報収集が何より重要である．クライオ電顕は，導入した時点がシステムアップの終わりではない．場合によってははじまりに近く，運転後に現状での問題点を把握して，電顕メーカーと粘り強く現状評価と改良を行ってゆくことも必要である．

また，システム導入には必須な環境条件がある．クライオ電顕の設置環境に関しては振動が最大の注意点である．対策としては，除振台のうえに電顕を載せる方式や，地面の振動の逆に動いてくれるactive suspensionを土台として導入する手などが考えられる．しかし，一般に低周波振動の消去は簡単ではない．特に，海岸や地下鉄などが近すぎるのは要注意である．磁場変動に関しては，強磁場を変動させる実験装置やエレベーターのモーターなどは電子ビームを曲げる可能性があり，電顕との距離が重要である．距離が大きくなるほど急激に減衰する．音と風も重要である．高分解能クライオ電顕の大きな鏡筒は人間の声などで振動しやすい．部屋によっては防音工事などが必要である．この理由から，ロータリー真空ポンプやエアーコンプレッサー・DDCの制御PCなどは隣室に離して収める必要があることも多い．以上のような対策を構築するために，事前に精密な環境測定が必要である．さらに，近年では高度に環境配慮したTEM室を，TEMとセットで設営するなどの方法が採られることも増えてきている．一般に，TEMの性能が上がれば上がるほど，TEM性能と同じくらい設置部屋の環境対策が重要である．

おわりに

タンパク質以外の生体分子の単粒子解析法もすでにはじまっている．実際，これまでの膜タンパク質の解析でも，結合する脂質も糖鎖も低分解能では見えていた．例えば，Kobilkaらのグループは，GPCRの結晶化のために，精製タンパク質を電顕によって観察することで，脂質が（主に可溶化剤のミセル）タンパク質をおおっていたために，ペプチド配列内にT4リゾチームを導入し突起が安定に細胞外ドメインから突き出す条件を単粒子解析法でスクリーニングした[22]．それによりユニット間での結合が可能になり，結晶が改善されX線解析により原子分解能へと到達した．また，糖鎖の構造解析もはじまっている．糖鎖は，生体におけるシグナリングと非自己認識などに重要であるが，分子ごとに構造のばらつきが大きく，さらにブラウン運動により揺らぎやすい．しかし，LeeらはHIV1エンベロープ糖タンパク質三量体に，特異抗

column

人的資源の必要性

一般に電顕屋の間では，よいTEM屋（電顕を立ち上げ維持もできる）を育てるには最低でも6年は必要であると言われている．それは，クライオ電顕に関連する諸分野の理論と技術を理解・習得し実践する必要があるためであり，軸調整・像解釈なども含まれる．この期間は，大学院より長く，さまざまな機関が連携して総合的な人材育成体制の構築が必要と思われる．そのようなクライオ電顕単粒子解析法の拠点の立ち上げは何カ所も必要で，一つずつ関係者が皆で協力して成立させて行くしかない．本分野は境界領域であるため，縦割りがきつい日本社会ならではの難しさもある．今回のノーベル化学賞受賞者は，実は3人とも物理出身者である．このような境界領域で育った若者が就職できるような新たなAcademic positionづくりによって，教官としてさらなる人的育成を行える環境づくりも課題である．日本には電顕メーカーが多く，大学の電顕室も近年まで豊富だったという諸外国より優れたアドバンテージもある．退職者も有効に活用しながら，多様な製薬産業と協力しながら強みを生かすことが今ならばまだ間にあうであろう．

また，クライオ電顕の維持費用は，個々の研究室に頼るには大き過ぎて無理がある．電顕室を発展させて，高度な技術者を置き生化学から像解釈までアドバイスができるクライオ電顕画像解析室のような制度の構築も可能かと思われる．

ちなみに，クライオ電顕の単粒子解析全般に関する教科書としては，DDCの登場以前のものであるが，Frankの教科書[1]が今でも最も適したものである．日本語教科書はなくそれも本特集を企画した動機である．

（佐藤主税）

体のFab断片を２分子結合させ，糖鎖揺らぎを安定化することによりのコア部分の構造を決定した[23]．今後クライオ電顕は，生体分子だけでなく，ゲルやポリマーなど液体から出すと性質が変わる高分子を中心にさまざまな分子・複合体に広く応用されると思われる．この方法がより広く基礎研究・創薬研究などに使われるように研究・開発を続けていきたい．

謝辞
本研究開発は，新学術領域「構造細胞生物学」，新学術領域「スパースモデリング」，CREST「ピロリ菌の感染と発がんに関する分子機構」，文科省 科研費 萌芽研究（15K14499），産総研 戦略予算 NISPの支援を受けて行われました．

文献

1）「Three-Dimensional Electron Microscopy of Macromolecular Assemblies: Visualization of Biological Molecules in Their Native State」（Joachim Frank），Oxford University Press, 2006
2）Rosenthal PB, et al：J Mol Biol, 333：721-745, 2003
3）Sorzano CO, et al：J Struct Biol, 148：194-204, 2004
4）Scheres SH：J Struct Biol, 180：519-530, 2012
5）Ogura T & Sato C：J Struct Biol, 156：371-386, 2006
6）Liao M, et al：Nature, 504：107-112, 2013
7）Cao E, et al：Nature, 504：113-118, 2013
8）Bartesaghi A, et al：Science, 348：1147-1151, 2015
9）Borgnia MJ, et al：Mol Pharmacol, 89：645-651, 2016
10）Morishita S, et al：Microscopy (Oxf), 67：46-50, 2018
11）Fischer N, et al：Nature, 520：567-570, 201
12）Khoshouei M, et al：Nat Commun, 8：16099, 2017
13）Bai XC, et al：Nature, 525：212-217, 2015
14）Liang YL, et al：Nature, 546：118-123, 2017
15）Liu Y, et al：bioRxiv：212233, 2017
16）Gao Y, et al：Nature, 534：347-351, 2016
17）Yazawa M, et al：Nature, 448：78-82, 2007
18）Venturi E, et al：Biochemistry, 50：2623-2632, 2011
19）Mio K, et al：J Struct Funct Genomics, 15：107-115, 2014
20）Nakanishi A, et al：Nat Commun, 9：89, 2018
21）Zhao J, et al：Nature, 521：241-245, 2015
22）Westfield GH, et al：Proc Natl Acad Sci U S A, 108：16086-16091, 2011
23）Lee JH, et al：Science, 351：1043-1048, 2016

Profile　著者プロフィール

佐藤主税：1989年東北大学大学院理学研究科生物学専攻博士課程卒業，理学博士．同年に工業技術院電子技術総合研究所に入所．'97年よりグループリーダー．途中，組織が産業技術総合研究所に改組．イオンチャンネルの構造が見たいという動機からクライオ電顕による単粒子解析をはじめる．やがて，この研究方法の開発自体にはまり，スイス，バーゼル大での在外研究を経て現職．常に生物進化の解明をめざしながら研究・開発を進めたい．大学院生・スタッフ募集中．

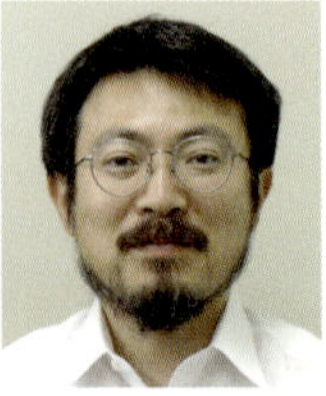

膜タンパク質複合体のためのクライオ電顕用試料作製と単粒子解析

光岡 薫，横山 謙

クライオ電子顕微鏡を用いた単粒子解析は，X線結晶構造解析やNMRと並んで，原子モデルを決定できる構造解析手法である．そこで現在，結晶化などが困難なことが知られている膜タンパク質や複雑な構造からなる複合体への適用が進められている．本稿では，そのための試料作製法についてわれわれのV-ATPaseにおける適用例を示す．そして，その画像解析と原子モデル作成手順についても紹介し，V-ATPaseの構造解析結果から機能中の複数の構造を分類して解析できる動的構造解析法という単粒子解析の一つの特徴について述べる．

キーワード 膜タンパク質複合体，試料作製，単粒子解析，V-ATPase

はじめに

最近，電子直接検出カメラの実用化と経験ベイズを利用した単粒子解析ソフトの開発により，クライオ電子顕微鏡（電顕）を用いて，原子モデルが得られる分解能での構造解析が一般的になりつつある[1)]．単粒子解析は，いろいろな方向を向いた生体高分子やその複合体の電顕像から，その立体構造を再構成する手法である．特に今まで結晶化が困難なため構造解析が遅れていた膜タンパク質や複雑な構造の複合体について，クライオ電顕による単粒子解析の応用が進んでいる．今回，単粒子解析による構造決定の基本，および膜タンパク質の構造解析に利用されていた電子線結晶学，単粒子解析のための膜タンパク質や生体高分子複合体のクライオ電顕用試料の作製法を紹介する．そして，われわれが最近構造を決定したV-ATPaseを例にとり[2)]，試料作製の進め方の実例を述べるとともに，その画像解析の実際や得られた結果についても紹介する．

1 液胞型プロトンATPアーゼ

最初に，われわれの研究グループで単粒子解析により構造決定された好熱菌由来の液胞型プロトンATPアーゼ（vacuolar H^+-ATPase, V-ATPase）について紹介する．V-ATPaseは，植物や菌類，動物など真核生物に普遍的に存在し，ATPの加水分解エネルギーを利用して水素イオン（H^+，プロトン）を輸送する膜タンパク質複合体である[3)]．そのATP加水分解とプロトン輸送は，中心回転軸複合体の回転により共役している．水溶性ドメインであるV_1はATPの加水分解エネルギーを利用して中心軸を回転させるモータータンパク質で，その回転により膜貫通ドメインであるV_o内のリングが回転し，プロトンが輸送される（**図1A**）．

古細菌や一部の真性細菌には，真核生物のV-ATPaseの進化的起源である原核生物型V-ATPaseが存在し，A-ATPaseもしくはV/A-ATPaseとよばれることもある．今回，好熱性真正細菌*Thermus thermophilus*由来のV-ATPaseを用いて研究を行った．そ

EM sample preparation of membrane protein complexes for single particle analysis
Kaoru Mitsuoka[1)] /Ken Yokoyama[2)]：Research Center for Ultra-High Voltage Electron Microscopy, Osaka University[1)] / Department of Molecular Biosciences, Kyoto Sangyo University[2)]（大阪大学超高圧電子顕微鏡センター[1)] /京都産業大学総合生命科学部生命システム学科[2)]）

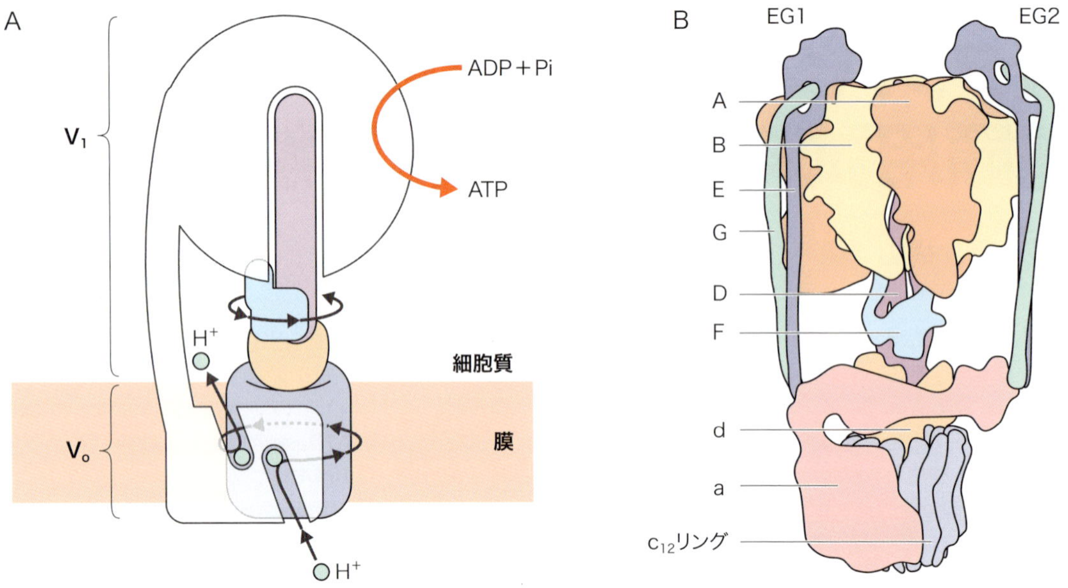
A
V_1
V_o
ADP＋Pi
ATP
H⁺
細胞質
膜
H⁺
B
EG1
EG2
A
B
E
G
D
F
d
a
c_{12}リング

図1　V-ATPaseの模式図
A）V-ATPaseのプロトン輸送機構の模式図．B）好熱性真正細菌V-ATPaseのサブユニット構成．

のサブユニット構成は真核生物のV-ATPaseとほぼ同じで，$A_3B_3D_1F_1E_2G_2a_1c_{12}d_1$のサブユニット比で構成される（**図1B**）．$V_1$部分は，A，Bサブユニットが交互に配置したヘテロ六量体と回転子を構成するD，Fサブユニットからなる（$A_3B_3D_1F_1$）．V_o部分は，軸受けであるdサブユニットとcサブユニットの十二量体リング（c_{12}リング）が回転子を構成し，それと相互作用するaサブユニットがプロトンチャネルを構成する．E_1G_1からなる2本の外周固定子がaサブユニットの親水性部分および，V_1部分の2つのBサブユニットと結合し，$A_3B_3E_2G_2a$からなる固定部分を構成する．V_1部分で3分子のATPが加水分解されるとDF回転子が1回転する[4]．この回転力がdサブユニットを経て，c_{12}リングを回転させ，aサブユニットとの相互作用によりプロトンが輸送される．逆にc_{12}リングがプロトンの電気化学的ポテンシャル（プロトン駆動力）で回転するとV_1部分でATPが合成される．つまりV-ATPaseはATPの合成もしくは分解と，プロトン移動をエネルギー共役させる可逆的な回転分子モーターであり，このしくみは回転触媒機構とよばれる．ミトコンドリアや葉緑体に存在するATP合成酵素F_oF_1（F型ATPase，V_0とV_1部分がそれぞれF_0とF_1とよばれる）も同様の回転触媒機構によりプロトン駆動力を利用してATPを合成する．

2　電子線結晶構造解析

細胞内の膜タンパク質は脂質二重層中に存在し，それを精製するには，界面活性剤を用いて可溶化する必要がある（**図2**）．しかし，脂質の存在などが機能に関与している場合もあり，適切な界面活性剤を用いないと，その天然の構造を維持し活性を保った状態で精製することができない．そのためにも，界面活性剤で可溶化した膜タンパク質の機能を確認することは重要である．

界面活性剤は，**図2**のように膜タンパク質の膜貫通部分を覆っていると考えられ，それが三次元結晶化の際には邪魔となり，膜タンパク質の三次元結晶が得られにくい．一方，透析により界面活性剤を除去し，脂質二重層中に膜タンパク質を再構成することで，二次元結晶と言われる平面状の結晶ができることがある．しかし，この結晶は通常，直径数μmと小さく，X線

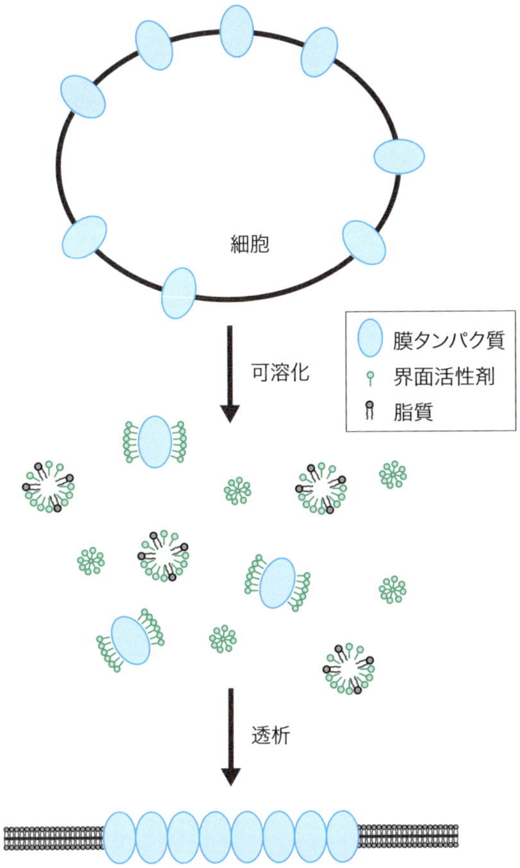
細胞
膜タンパク質
界面活性剤
脂質
可溶化
透析

図2　膜タンパク質の可溶化と二次元結晶化
膜タンパク質の可溶化と二次元結晶化も模式図を示す．膜タンパク質を青色で，界面活性剤を緑色で，脂質を黒色で示した．実際には，可溶化後，精製した膜タンパク質に可溶化した脂質を混ぜ，透析で界面活性剤を除くことで二次元結晶を作製する．

結晶構造解析では十分な信号が得られない．そのため，より物質との相互作用が強い電子線を用いて回折図形を得ることで，結晶構造解析を行う．これを電子線結晶構造解析という[5]．電顕の場合は，レンズがあるので，比較的簡単にモードを切り替えて，投影像を得ている領域の回折図形を得ることができる．そこで，数μmと小さい結晶でも，顕微鏡モードで探して，モードを切り替えて，その回折図形をCCDなどで記録できる．この手法の詳しい紹介は他の総説などにゆずるが，V-ATPaseに利用した例を紹介しておく．われわれは，V_oドメインリングの二次元結晶を作製し，その投影像から，このリングがcサブユニットの十二量体（c_{12}リング）であることを明らかにした[6]．F_oやV_oリングの分子数は種により異なり，例えば酵母のF型ATPaseでは十量体であることが知られている．そのため，F_1ドメインの三量体との対称性のミスマッチに関する議論があったが，われわれが明らかにした十二量体リング構造は，ミスマッチ無しでも回転型ATPaseがATP合成酵素もしくはプロトンポンプとして機能することを示した．

また，二次元結晶の代わりに，透析により平面が閉じたチューブ状結晶が得られる場合がある．その場合には，電顕像からのらせん再構成※により高分解能構造を得ることができ，例えばニコチン性アセチルコリン受容体の原子モデルが得られている[7]．また最近，アルツハイマー病に関係するタウ繊維の原子モデルが，らせん再構成により決定された[8]．一方，電子回折を用いて，小さな三次元結晶を解析する手法も発展しており，これもアミロイド関連の結晶などに応用されている[9]．

3 単粒子解析のためのクライオ電顕試料の作製法

このように，膜タンパク質では結晶化が困難な場合が多い．また多数のサブユニットからなる複合体では，構造解析に適した結晶を得ることが一般に困難である．クライオ電顕を用いた単粒子解析では，結晶を作製することなしに，時には原子モデルを決定できる高分解能の構造解析を行うことが可能である[1]．そのため，単粒子解析により，結晶構造解析が困難であった膜タンパク質や生体高分子複合体の構造を決定できるようになった．ここでは，高分解能構造解析のための膜タンパク質や複合体の電顕試料作製法について紹介する．

まず，単粒子解析を行うためには，なるべく構造が均一な粒子（複合体などを単粒子解析では粒子とよぶ）

※　らせん再構成
らせん対称性を持つ試料からの電顕像から，その三次元構造を計算する手法．らせん対称性があると，いろいろな方向からの投影像が通常は含まれるので，1枚の画像からでも三次元再構成が可能である．実際には，多くの画像を平均することで，高分解能の三次元構造を得ることができる．

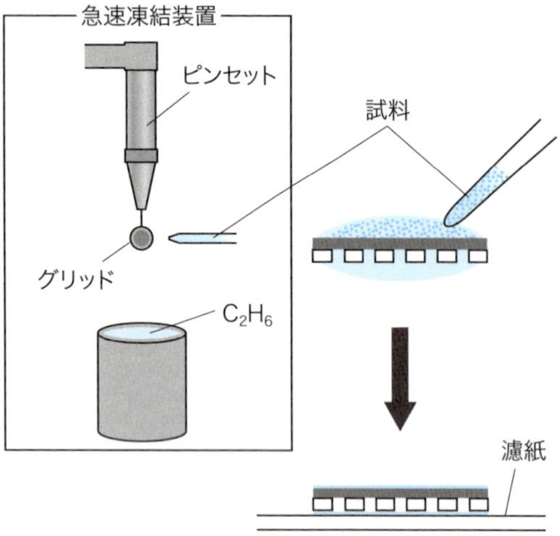
急速凍結装置
ピンセット
試料
グリッド
C_2H_6
濾紙

図3　急速凍結の模式図
急速凍結装置中でグリッドに試料を載せ，余分の水溶液をろ紙で吸いとり，それを液体エタンに浸漬することで急速に凍結する．

が高い頻度で電顕像に存在している必要がある．さらに，構造が均一でないと，それらの粒子像から高分解能の立体構造を再構成できない．クライオ電顕では，電子線による生体高分子の損傷を抑えるため，限られた電子線量で撮影するので，得られた電顕像のS/N（signal/noise）比が悪くなる．そのため，高分解能の情報を得るためには数万個以上の粒子像が必要であり，1枚の画像中に百程度の粒子が存在する電顕像を得る必要がある．そのため，簡便に粒子を観察できる負染色により[10]，適切な構造の均一性と粒子頻度を事前に確認することが多い（詳しくは概論を参照）．構造が均一な複合体を得るのが困難な場合には，構成分子間を化学架橋剤で固定して複合体が解離しないようにして観察するGraFixという方法を用いて試料作製する場合もある[11]．

また，膜タンパク質は，前述したように界面活性剤で可溶化する必要がある．界面活性剤のミセルが共存することで粒子像のコントラストが悪くなり，粒子の方向が決められず高分解能の解析ができないことがある．遊離のミセルを除去することが望ましいが，amphipolという界面活性剤を用いることで，ミセルをほとんど含まない試料を調製できる[12]．amphipolは膜タンパク質との相互作用が強く，遊離のamphipolを除去しても膜タンパク質からの解離に時間がかかり，可溶化状態で急速凍結を行うことができる．また，lauryl maltose neopentyl glycol（LMNG）も同様に解離に時間がかかる界面活性剤で，それと密度勾配遠心を組合わせて試料調製を行うGraDeRという方法も提案されている[13]．また最近は，membrane scaffold protein（MSP）を利用した脂質ナノディスク中に再構成して試料調製を行うのも一般的になりつつある[14]．

このような手法により，単粒子解析に適した試料が準備できたら，それを電顕グリッドに載せて急速凍結する[15]（**図3**）．電顕グリッドは，適当な大きさの四角の穴が空いた金属上に等間隔で丸い穴が空いたカーボン膜を貼ったものがQUANTIFOIL（和貴研究所社）やC-flat（Protochips社）という商品名で販売されている．温度や湿度がコントロールできる急速凍結装置中で，通常は3 μL程度の試料をグリッドに載せ，余分の溶液を濾紙で吸いとることで，薄い水溶液の膜を作製する．これを液体エタン中に浸け，急速に凍結することで非晶質の（結晶になっていない）氷中に粒子を固定する．濾紙で吸いとる時間（ブロット時間と言われる）や溶液量を調整することで，なるべく薄い氷の膜をつくることができれば，コントラストよく粒子を観察できる．氷の膜が薄すぎると，試料が凍結乾燥状態となり粒子の形状が丸くコントラストがよくなる場合と，複合体が解離して何も見えなくなる場合がある．試料の濃度が十分でない場合や，界面活性剤などのために溶液の表面張力が低く薄い膜が貼りにくい場合，5 nm程度の薄いカーボン膜上に溶液を載せて急速凍結する場合もある．V-ATPaseの単粒子解析では，界面活性剤としてLMNGを用い，また薄いカーボン膜を利用することで，再現性良くクライオ電顕用のグリッドを作製できた．

4 単粒子解析の例と膜タンパク質複合体の原子モデル決定

最後に，V-ATPaseを例に，試料作製以降の単粒子解析と原子モデル作成の流れを示し，どのような結果が得られたか紹介する．RELION（単粒子解析用の画像解析ソフトウェア）による画像解析の流れは，①動

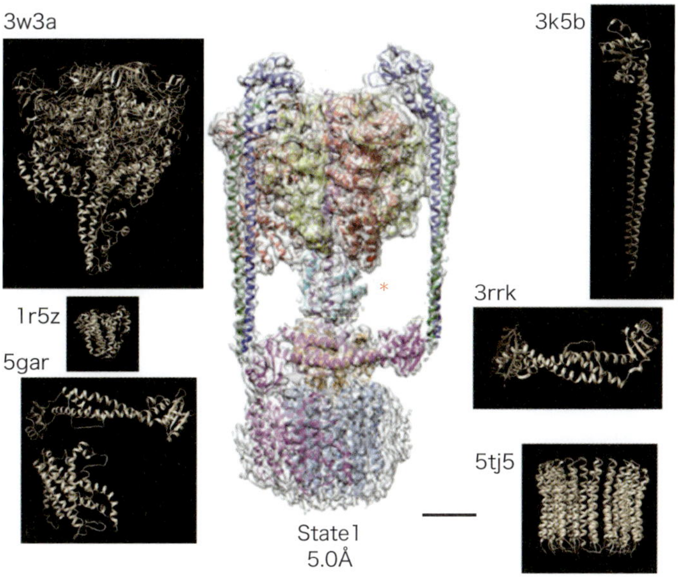
3w3a
1r5z
5gar
State1
5.0Å
3k5b
3rrk
5tj5

図4　クライオ電顕によるV-ATPaseの構造と原子モデル
黒い背景のパネルで，MDFFで利用した結晶構造解析やクライオ電顕構造解析による原子モデルを示す．左上にPDB IDを表示した．中央には，単粒子解析による立体構造と最適化した原子モデルを示した．

画補正，②コントラスト伝達関数の評価，③粒子の手動ピックアップ，④二次元クラス分けと平均像計算，⑤平均像からの自動ピックアップ，⑥二次元クラス分けと画像選別，⑦三次元クラス分けと均一構造選別，⑧均一構造の三次元最適化，⑨分解能などの評価となる[16]．ここで，V-ATPaseの場合には，⑦が特に重要な過程であった．V-ATPaseは120度ずつV_1の回転軸が回った3種類の構造が共存していると考えられる．そのため，それぞれの構造を三次元クラス分けできちんと分類し解析することが必須であった．好熱菌由来V-ATPaseでは，その3種類の構造のうちの一つが全粒子のうち約7％と少なく，12クラスに分けることではじめて分離できた．これにより，三次元最適化でそれぞれの構造の分解能が向上した．単粒子解析用のプログラムはRELION以外にもいくつか存在し，最近，cryoSPARCという計算速度が向上したプログラムも利用できるようになった[17]．

3種類の構造のうち，最も粒子数が多いものの分解能は5.0Åであった．この構造に対して，すでに決定されているサブユニットやサブ複合体などの部分構造をUCSF Chimeraという可視化ソフトウェアを用いて当てはめ，その後，分子動力学シミュレーションによるモデルフィッティング（MDFF）により全体構造の原子モデルを最適化した[18]．他の2種類の構造に対してもMDFFによる原子モデルの最適化を行い，3種類の回転構造に対応する原子モデルを得ることができた．これにより，今までわからなかった回転に伴う外周固定子の動きや，回転を生み出すV_1ドメインの構造変化の実態が明らかになった．このように，機能中の複数の構造を分類して解析できることが単粒子解析の一つの強みである．今後，この特徴を活かして，動くことで機能するタンパク質の動的構造解析が進むと考えている．

また，膜貫通部分はLMNGに対応すると考えられる密度にとり囲まれており，その密度中にプロトンが通る経路と考えられる孔を観察することができた．このように，結晶作製が必要ない単粒子解析は，膜タンパク質の構造決定に有効であり，ナノディスクなどを用いることで，天然に近い環境での膜タンパク質の構造解析が進むと考えられる．

おわりに

われわれのV-ATPaseの構造解析を例に，膜タンパク質複合体のクライオ電顕試料作製法などを示した．今後，クライオ電顕に興味をもつ研究者が増え，また実際にクライオ電顕を用いた研究に取り組んでもらえることを期待している．日本でのクライオ電顕を用いた構造研究は，世界的にもこの分野を牽引してきたと考えているが，単粒子解析については遅れをとっている．最近やっと原子モデルが得られるクライオ電顕を共用する支援プラットフォームが国内に整備されつつある．大阪大学超高圧電子顕微鏡センターでは，ナノテクノロジープラットフォームと先端バイオイメージング支援プラットフォームにより，クライオ電顕の共用を進めている．このようなプラットフォーム事業を通して，ハイエンドのクライオ電顕を利用することができる．しかし，ここで紹介したように，高分解能の構造解析に適した試料作製には試行錯誤が必要であり，そのスクリーニング用の電顕は十分に整備されているとは言えない．今後，そのような基礎的な部分のしくみの構築も重要となると思われる．

文献

1) Merk A, et al : Cell, 165 : 1698-1707, 2016
2) Nakanishi A, et al : Nat Commun, 9 : 89, 2018
3) Cotter K, et al : Trends Biochem Sci, 40 : 611-622, 2015
4) Imamura H, et al : Proc Natl Acad Sci U S A, 102 : 17929-17933, 2005
5) Abe K & Fujiyoshi Y : Curr Opin Struct Biol, 39 : 71-78, 2016
6) Toei M, et al : Proc Natl Acad Sci U S A, 104 : 20256-20261, 2007
7) Miyazawa A, et al : Nature, 423 : 949-955, 2003
8) Fitzpatrick AWP, et al : Nature, 547 : 185-190, 2017
9) Rodriguez JA, et al : Curr Opin Struct Biol, 46 : 79-86, 2017
10) Ohi M, et al : Biol Proced Online, 6 : 23-34, 2004
11) Kastner B, et al : Nat Methods, 5 : 53-55, 2008
12) Paulsen CE, et al : Nature, 520 : 511-517, 2015
13) Hauer F, et al : Structure, 23 : 1769-1775, 2015
14) Gao Y, et al : Nature, 534 : 347-351, 2016
15) Grassucci RA, et al : Nat Protoc, 2 : 3239-3246, 2007
16) Scheres SH : J Struct Biol, 180 : 519-530, 2012
17) Punjani A, et al : Nat Methods, 14 : 290-296, 2017
18) Trabuco LG, et al : Structure, 16 : 673-683, 2008

Profile 筆頭著者プロフィール

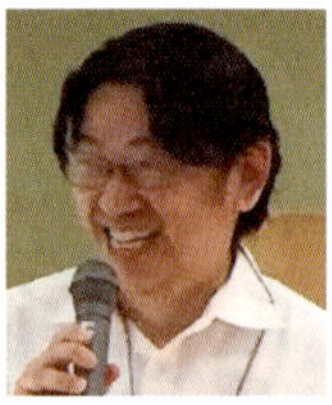

光岡　薫：大阪大学超高圧電子顕微鏡センター教授．1994年，東京大学大学院理学系研究科博士課程修了，博士（理学）．松下電器国際研リサーチアソシエイト，京都大学大学院理学研究科助手，低温物質科学研究センター助教授，産業技術総合研究所チームリーダーを経て，2015年より現職．クライオ電子顕微鏡を用いた高分解能構造解析技術の開発・改良を取り組み，主に膜タンパク質への応用研究を行っている．

column

電子顕微鏡と要素技術開発

最近のクライオ電子顕微鏡を用いた単粒子解析の分解能向上は，電子直接検出カメラの開発により実現した．電子顕微鏡法の進展は，このような要素技術の開発が担ってきた部分が大きいと感じている．もちろん，開発された技術を利用して成果を得ることも重要だが，主に電子顕微鏡を使用して研究してきた身としては，そのような要素技術の開発にも憧れている．例えば，ノーベル化学賞を受賞したRichard Henderson博士は，電子直接検出カメラの開発に長い間取り組んできた．短期的な応用研究のみでなく，そのような基礎的な要素技術開発にも，長期的に取り組んでいける研究環境を望みたい．

（光岡　薫）

クライオ単粒子解析法における ハード面での進歩

岩崎憲治

クライオ電子顕微鏡による近原子分解能解析が相次ぐようになった大きな要因は，ハードウェアの急激な進歩にある．特に分解能の劇的な改善は電子直接検出器の登場によるものである．加えて，データの量産が可能になったのは，クライオ電子顕微鏡に特化したハイエンドのマシンの登場によるところが大きい．本稿では，ハードウェアに焦点を当て，最も解析の容易な正二十面体ウイルスカプシドの解析がそれによってどう改善されてきたか，一方，最も扱いの難しい膜タンパク質についてはどのような成果を出してきたかを解説する．

キーワード　電子直接検出器，カウンティングモード，自動撮影，ウイルス，膜タンパク質

はじめに

2017年のノーベル化学賞はクライオ電子顕微鏡（以下，クライオ電顕）の構造生物学への展開に与えられた．結晶をつくることなく，ターゲット分子の原子モデルを得る手法である．Jacques Dubochet，Joachim Frank，Richard Hendersonによってその基礎が確立されたわけであるが，しかし，この受賞理由に昨今の近原子分解能解析のテクノロジーに触れた文章はそれほど明確には見当たらない．そこで2つのキーテクノロジーの発展をとりあげてクライオ電顕がどのようにして単粒子解析法を推し進めてきたかを解説する．一つは，なんと言っても新型のカメラである．もう一つはハイエンドのクライオ電子顕微鏡に特化した電子顕微鏡（以下，電顕）の登場である．もちろん単粒子解析用のソフトウェアの発達がほぼ時を同じくしてあったことは大きい．もっと具体的に言うならRELIONの登場である．この説明は**安永・荒牧の稿**に詳しく述べてあるので参照いただきたい．

1 ハードウェアの進歩

❶ 新型カメラ＝電子直接検出器（DDD）の登場

1）電子直接検出器が登場するまで

新型カメラとは電子直接検出器（direct detection device，DDD）のことである．しかし市場価格が高い．それゆえ国内においても導入事例はまだ多くない．では，他の電顕はどのようなカメラを使っているのか．筆者は学生からポスドク時代，写真フィルムを使っていた．銀化合物を感光剤として使ったもので，若者は知らぬ死語となりつつある．その後に登場したのがシンチレーターを使用したレンズカップル型もしくは光ファイバーカップル型のCCD（charge coupled device，電荷結合素子）カメラである（**図1A**）．生体分子の高分解能撮影には後者が使われる．撮像素子としてCCDはいわゆる民生用のデジカメに今でも使われている．しかし，加速された電子がCCDに直接衝突すると素子が破壊されてしまう．そこで，電子をシンチレーターでいったん光子に変換し，それを光ファイバーでCCDまで伝達するカメラが使われはじめた．現像・

Recent progress of electron cryo-microscopy（cryo-EM）for structural analysis of virus particles and membrane proteins from the point of view of hardware development
Kenji Iwasaki：Institute for Protein Research, Osaka University（大阪大学蛋白質研究所）

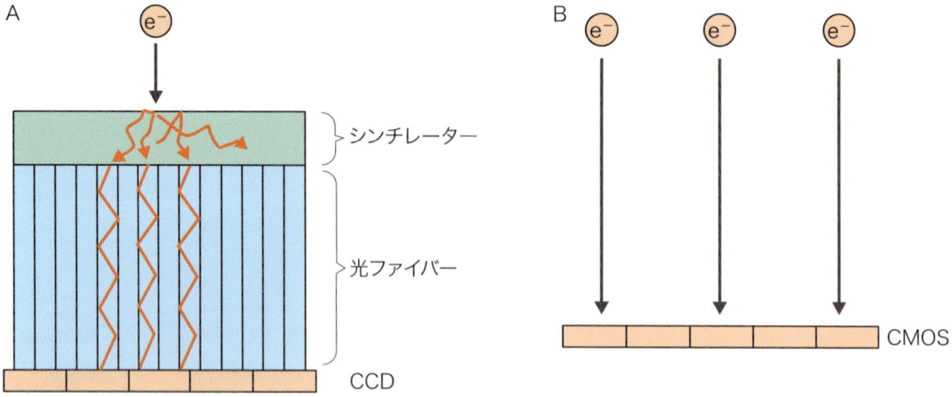
A
e⁻
シンチレーター
光ファイバー
CCD
B
e⁻
e⁻
e⁻
CMOS

図1 高分解能用カメラの発達

A）シンチレーター－光ファイバー－CCDカメラ．電子がシンチレーターにヒットすることで，蛍光が生じる．あちらこちらに光子が広がっていき，ときには全反射する．そうして広がった光子が光ファイバーのなかを伝わっていく．CCDには，この光ファイバー構造体自身も写る．B）CMOSを使用した電子直接検出器．電子はそのまま素子で検出される．

定着という手間のかかる化学反応操作が必要な写真フィルムと違い，すぐに撮影した像を確認でき，デジタル画像として簡単に保存できるので一挙に広まった．しかしである．シンチレーターでは電子の突入と光子の発生は1：1ではない．しかも，電子の投入位置から広がって光子が発生し，時にはシンチレーター内部を全反射して移動する．こうして記録画像がボケてしまう．光ファイバーもボケの要因の一つである．さらに悪いことには，読み出しスピードが非常に遅い．これはCCDの機構によるもので，光子の入射によって生じた電荷を隣のピクセル（素子）にバケツリレーのように受け渡して，端っこまで届いたら読み出すというしくみが原因である（図2A）．像がボケるということは，写真フィルムと同程度の詳細な情報を得ようとしたら，より大きな倍率で撮影しないといけないことになる．その結果，単位面積当たりの電子線照射量が増加し，試料へのダメージが増加する．普通の可視光の顕微鏡でも倍率を大きくすると，暗くなって照射量を増やすのと同じである．さらには，記録画像に写っているターゲット分子の数が減る．これはどちらも単粒子解析法による高分解能解析では致命的なことである．そこで，試料を通過した電子をそのまま記録するためのカメラつまり，電子直接検出器（図1B）が切望されていた．

2）電子直接検出器の登場

電子を直接検出するためのセンサー素子は，active pixel sensor（APS）技術に基づいている[1]．APSとは，ピクセル一つひとつに独立に信号電荷の増幅機能がついているセンサーである．現在，電顕用はどれもCMOS（complementary metal oxide semiconductor，相補性金属酸化膜半導体）イメージセンサーを使ってAPSを実現している（図2B）．イメージセンサーとしてのCCDとCMOSの大きな違いは，信号の読み出し方法である．CCDは，素子から信号電荷を転送して，最後に増幅する（図2A）．その増幅器までの道のりが長いため，途中でノイズの影響を受けやすい．一方，CMOSは信号を増幅してから転送するのでこうした影響を受けにくい．これがAPS開発の目的である．スマートフォンのカメラなど多くの民生用のカメラに使われているので，ご存知の方も多いだろう．さて，電顕用としてのCMOSであるが，試料を通過した電子がヒットすると，電荷が生じるため，直接電子を検出することが可能である．CCDよりも電子に対して耐久性があるために実現できた．シンチレーターによる光－電子の変換がないためボケが抑えられることはすぐにわかると思う．それだけでなく，シンチレーター－光ファイバー－CCDカメラの光学系に存在する歪みや，光ファイバー自身の形が写し出すパターンがなくなったことも実際上は非常に重要である．

そもそも検出器の性能は，DQEという指標であらわせられる．detective quantum efficiencyの略で，

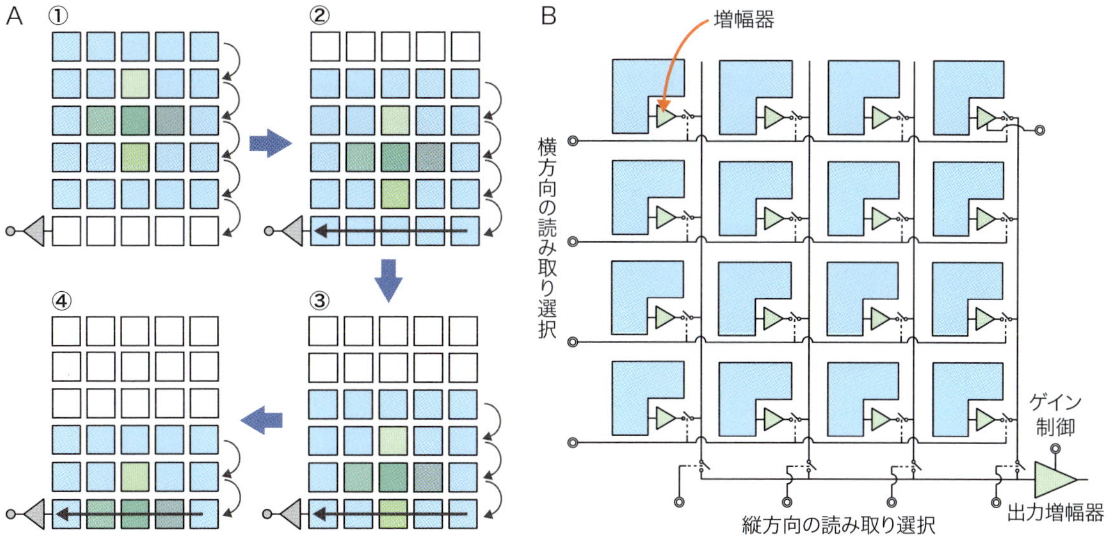
A
①
②
③
④
B
増幅器
横方向の読み取り選択
ゲイン制御
縦方向の読み取り選択
出力増幅器

図2 CCDとCMOSの構造

A）イメージセンサーとしてのCCDのアーキテクチャー．いろいろなタイプがあるが，これはfull frame CCDとよばれるもの．一番下段のピクセルに，一つ上の電荷が移動し，左の増幅器（三角の記号）に運ばれる．そうして空いた下段のピクセルにまた順々に運ばれてきた電荷が移されて，読み出される．こうして①から④のような流れができて，画像全体がようやく読み出される．B）CMOSアクティブピクセルセンサー．各ピクセルに増幅器がついているので，電荷信号を各ピクセルごとに増幅して一挙に読み出すことができる．

$$DQE = \frac{\left(\frac{S}{N}\right)^2_{OUT}}{\left(\frac{S}{N}\right)^2_{IN}} \quad \cdots\cdots (1)$$

というごくごく簡単な定義である．検出器に入ってきた信号とノイズの比 $(S/N)_{IN}$ と検出器から出力された信号とノイズの比 $(S/N)_{OUT}$ を比べているということは，要するに，“この検出器が本来あるべき信号にどれだけノイズをのせて，劣化した信号を出力するか”ということである．これが電子直接検出器の登場によって劇的に改善された．低周波から高周波まで周波数全体にわたって改善された．クライオ電顕では，シェルツァー理論により，フォーカスをずらす（“デフォーカス”という）ことでコントラストを得る．大きくするとコントラストが大きくなり，人の目には認識しやすいが，じつは詳細な構造情報，つまり高周波数（＝高分解能）の情報を失っている．反対にデフォーカスを小さくすると高分解能の情報が得られるがコントラストが小さくなり，画像解析が困難になる．しかし，このDQEの改善で，小さめのデフォーカスでも十分なコントラストが得られるようになった．

3）電子カウント機能の実現

このようにいいことづくめの電子直接検出器であるが，一つ問題があった．電子がセンサーに入射することでエネルギーが付与されるが，その大きさが変動するため電流信号が不規則になるのである．ここでAPS技術のもう一つの非常に重要な利点が登場する．信号の読み出しが高速で可能ということである．APSであるので，素子一つひとつにアンプがついているということは，独立して信号を読み込めるために非常に高速で読み出しが可能である．そこで，高速読みとりを利用して，電子の入射をデジタル化，つまり1個，2個と数えるようにすることでこの変動の影響をなくしたのである．クライオ電顕では，試料にダメージを与えないようわずかな電子線しか照射しない．ザーザー雨でなく，五月雨のポツポツ雨である．それならば高速度カメラで撮影すれば雨粒，一粒一粒が数えられるのと同じである．GATAN社が400 fps（frame per second；一秒当たりの撮影コマ数）という高速撮影を実装することでこのことを可能にした．いわゆる“カウンティング機能”とよばれるものである．その次に

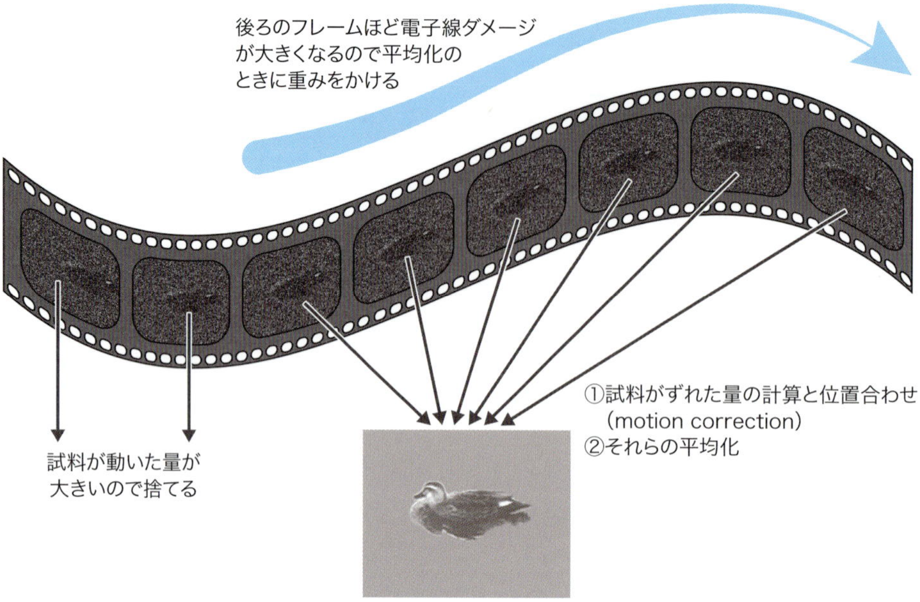
後ろのフレームほど電子線ダメージ
が大きくなるので平均化の
ときに重みをかける
①試料がずれた量の計算と位置合わせ
（motion correction）
②それらの平均化
試料が動いた量が
大きいので捨てる

図3　dose fractionationを用いた動画撮影とmotion correction
電子線が照射されたことによる試料の微動は，一番最初が一番大きい．このため，最初の一コマ（サブフレーム），あるいは二コマは捨てる．そして，残りのコマを集めて，試料が微動した量を計算し（motion correction），平均化する．後ろの方ほど，電子線によるダメージが大きいので重みをかけるのが一般的になっている．一コマごとの照射量は非常に少なく（dose fractionation），これで微動量が計算できるのかと疑いたくなるほどである．

FEI社（現 サーモフィッシャー・サイエンティフィック社）がFlacon3というカメラに実装した．こうすることで検出器の読みとりノイズも削減された．よってさらにDQEが改善された．

4) dose fractionation動画撮影とmotion correction

高速撮影，高DQEという性能を備えた電子直接検出器はクライオ電顕における深刻な問題を解決した．凍結した試料を撮影する際に試料が動く，試料微動とよばれる問題である．この微動には2つの要因がある．1つは試料を支持しているステージそのものが，メカニカルな安定性や熱輸送等で動いてしまうことである．これは，後に述べる高性能のクライオ電子顕微鏡が登場してきて深刻な問題ではなくなった．もう1つは，電子が凍結した試料に当たったとたんに試料が動く現象である．クライオ電顕屋の間ではよく囁かれていた現象である．2012年にブランダイス大学のNikolaus Grigorieff博士が論文として詳細を報告した[2]．特に照射した直後に大きく動く．読みとりスピードの遅いシンチレーター–光ファーバー–CCDカメラでは，1秒や2秒の露光時間中にこの動く試料が一枚の画像となって記録される．強いて言うならば，夜走る車のヘッドライトの光をカメラで撮影するようなものである．当然，流れた像になる．その動く量に応じて，高分解能の構造情報，つまり原子の座標から順に失われていく．こんなブレた画像をいくら解析しても原子モデルを構築できるような高分解能の構造情報は得られないわけである．そこでCMOSの電子直接検出器である．高速で撮影できるので，動画で撮影する．このとき一回の露光で得られる動画はサブフレームとよばれる静止画像がたくさん連なってできたものからなる．そのサブフレームには試料が動いていく様子が写っている．サブフレーム間の位置合わせを行い，それらを平均化して，一枚の画像として単粒子解析すればよい（図3）．このアイデアは，2017年ノーベル化学賞受賞者Richard Henderson博士が1985年の論文のdiscussion内ですでに言及している[3]．まだ写真フィルムの時代で電顕が構造生物学の道具としては全く考えられていなかった時代であろう．そのような時代に驚くべき先見性で

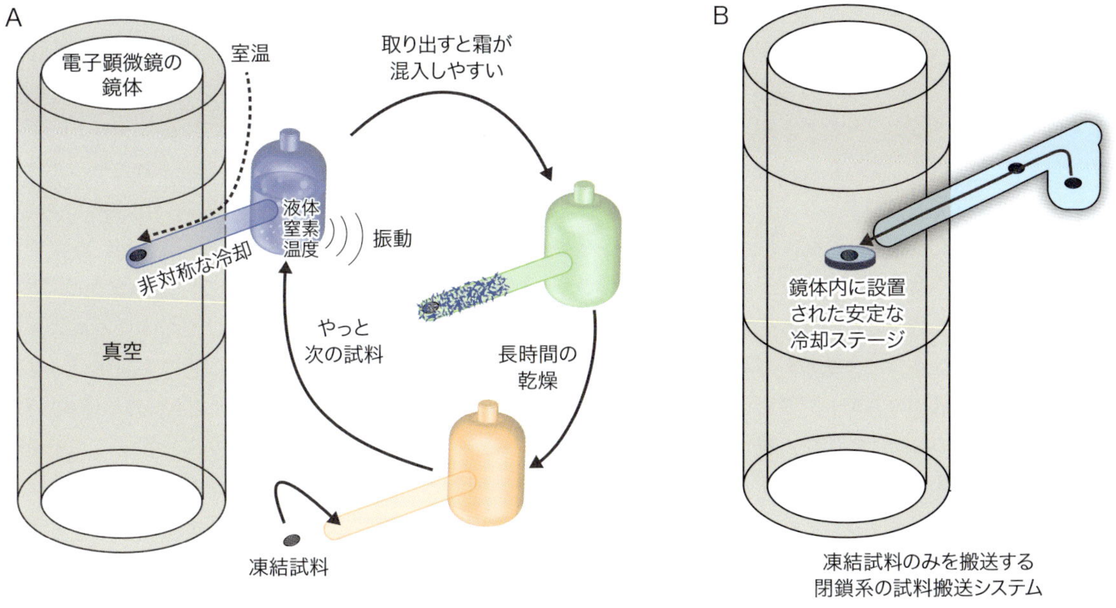
A
電子顕微鏡の
鏡体
室温
取り出すと霜が
混入しやすい
液体
窒素
温度
振動
非対称な冷却
真空
やっと
次の試料
長時間の
乾燥
凍結試料
B
鏡体内に設置
された安定な
冷却ステージ
凍結試料のみを搬送する
閉鎖系の試料搬送システム

図4 クライオステージおよび凍結試料の装填法の違い

A）サイドエントリー方式とよばれる最もポピュラーなしくみ．小さなデュワーに液体窒素が入っており，そこから伸びているロッドの先に固定した凍結試料を熱伝導で冷却する．外気からの熱の輸入によるホルダーの微動や，デュワー内の液体窒素のバブリングによる振動，非対称な冷却がゆえの熱勾配など，試料が動く原因がたくさん存在する．さらに，いったん取り出せば，霜が混入するため，よほどの熟練者でないと，2度，3度と連続して試料装填するのは難しい．試料の回収は非常に難しく，取り外しのときに間違いなく損傷を受ける．B）一方ハイエンドのクライオ電子顕微鏡では，顕微鏡内にあらかじめ冷却されたステージがあり，ここに冷却された試料のみを装填する．試料は非常に小さいため，すぐに熱的に安定する．さらにその装填のしくみから外気からの水分の混入の機会が非常に少ない．このしくみは，はじめに日本電子社が開発した．後にFEI社（現 サーモフィッシャーサイエンティフィック社）が開発したオートローダーというシステムによって，複数の試料をすばやく交換できるようになった．さらに同社は液体窒素自動供給のシステムもつくった．最も都合がよいのは凍結試料を回収して再利用できるしくみである．

ある．30年弱経ってから，Grigorieff博士が2012年に[4]，そして2013年にはYifan Cheng博士が報告した[5]．特にCheng博士はサブフレーム間の位置合わせを行う処理にmotion correctionという名称をつけて，ソフトウェアも配布し，今日広く使われる礎を築いた．実現できたもう一つのポイントは，わずかな照射量しかないサブフレーム一コマでも位置合わせができるほどの情報量をもっていたということである．原子分解能解析を狙うためには，照射できる電子線量を制限せねばならず，一般的に1Å^{2}あたり20～30個の電子である．これを撮影するサブフレーム数で割り算すると，1サブフレーム数あたりの照射量が出る．例えば0.5個/Å^2/サブフレームと極端に少ない電子数である．このように照射する全電子数を分けて連続撮影することをdose fractionationという．もう気づいているかもしれないが，動画撮影だから長めに撮影して，つまり全電子照射量を多めにとって，後ろの方の電子線照射でダメージを受けたサブフレームは最終的に捨てればよい．非常に便利な撮影方法ができたわけである．

❷ ハイエンドクライオ電子顕微鏡の登場

今日，クライオ電顕とは，「ガラス状氷に包埋した試料を液体窒素温度に冷却して観察する電子顕微鏡」とほぼ同義である．現在でもそうであるが，「ハイエンド」でない，ポピュラーなクライオ電顕は図4Aのように非常に簡単なしくみで試料を冷却している．大きく3つの問題がある．まず，その機構からステージが，メカニカルに安定しにくい．次に，一度ホルダーをとり出すと，霜だらけになるため，完全に乾燥させるのに2，3時間かかる．よって次から次に試料を観察することができない（器用な人は，ステーションという作業台にうまく戻すことで2，3度の出し入れは連続してこなすことができるが，それでもその度に外気から氷のコンタミネーションがある）．3つ目に液体窒素デュワーが空になって温度が上昇してしまわないよう，2，3時間おきに液体窒素を足さないといけない．いったん注ぐと，液体窒素のバブリングがあり，振動がなくなるまでしばらく待つ必要がある．たくさんの画像を取得するためにはクライオ電顕から離れられない上に時間もかかる．最初のステージの安定性は，分解能に直結するが，後の2つは操作性，観察効率の問題である．では，熟練すればよいかというと，それではごく一部の人間が既得権を守ることはできても，今日の近原子分解能量産には絶対につながらなかっただろう．このあたりのニュアンスは実際に操作していただかないと本当に伝わりにくい．FEI社（現 サーモフィシャー・サイエンティフィック社）のTitan Kriosがそれらを飛躍的に改善した装置であり，今日のクライオ電顕の普及に一役かったのは，データ登録数から疑いようがない．特筆すべきは自動画像取得機能である．筆者のところでは，この自動画像取得機能によって，一晩で1,000～2,000枚の画像を取得している．手動では1日100枚撮ればいい方だろう．単粒子解析法の原理から，その分解能改善を求めて多くの画像を集めることはクライオ電顕屋の悲願でもあった．それだけでなく，桁違いの画像数はコンフォメーション変化のアンサンブルも扱えるようになるのである．ターゲット分子のことを電顕屋は粒子とよぶが，この粒子の画像数が，以前は，1万枚，多くて3万枚といったものだったが，今は100万枚も扱っている．クライオ電顕による単粒子解析は新たなる段階に入ったといえる．

2 ウイルスカプシドの構造解析とクライオ電顕の発達

❶ 正二十面体ウイルス

大きく（30 nm～60 nm程度の大きさのものがよく扱われている），生の画像でもその形が認めやすい正二十面体ウイルスのカプシドは，クライオ電顕解析で高分解能の技術開発をめざしてよく使われてきた．実際，1997年にはじめてαヘリックス構造の可視化に成功したときにはB型肝炎ウイルスのカプシドが使われた[6)7)]．それから13年後の2010年，ついに*de novo*で原子モデル構築された結果がCell誌に報告された[8)]．クライオ電顕による単粒子解析では世界初の出来事である．ターゲットはアクアレオウイルスという海に存在するレオウイルス科のウイルスである．このようにして，単粒子解析法の進展はすべて正二十面体ウイルスカプシドによって進められていった．正二十面体は，点群でいうところの532という対称性をもつために60の冗長性がデータにある．このことが高分解能に到達しやすい理由としてよくあげられるが，筆者はそれだけでなく，構造にゆらぎが少ないためではないかと考えている．

❷ エンベロープをもつウイルスのクライオ電子線トモグラフィー解析

均一で大きく，固い正二十面体の構造タンパク質による高分解能解析から進んで，エンベロープをもった不均一な形状のウイルス解析も挑まれるようになった．前述のハードウェアの進展により，2016年に大きな成果が報告された．John Briggs博士のグループによるHIVの構造解析である[9)]．単粒子解析法は適応が難しいため，電子線トモグラフィー法とサブトモグラム平均化法を組合わせた方法がとられた．トモグラフィーだから，同一領域の傾斜像シリーズを取得するわけだが，それだけでなく，そこから構造の同じ部分を抽出して平均化するという方法である．これによって，電子線ダメージやデータ欠損領域のために分解能の低い電子線トモグラフィー法の欠点を補うわけである．Briggs博士はそれだけではなく，傾斜像取得のシークエンスに独自の工夫を加えているが，その説明は本稿を超えるのでぜひ原著にあたっていただきたい．Gagのプロセッシングを抑制するHIV成長阻害剤を加え，その試料からGagタンパク質のカプシドであるCA領域と続くspacer peptide 1であるSP1領域の原子モデル構築に成功したのである．電子線損傷の激しい本撮影方法において驚くべき進歩だったといえるだろう．

3 膜タンパク質の構造解析

単粒子解析法の歴史を変えた論文は，Yifan Cheng博士の2013年に2報並んでNature誌に掲載されたものであったことは間違いないだろう[10)11)]．ハードウェアの革新とRELIONに代表されるソフトウェアの発達，自身の開発したmotion correctionを背景に小さな膜タンパク質TRPV1の原子モデル構築に成功したのである．むろん近原子分解能解析という意味では，先に述べた2010年のアクアレオウイルスのようにそれまでの伏線はあった．だが，クライオ電顕が苦手とする小さい分子であるということ，発現・精製が難しく，よい凍結試料の作製も困難で，しかし医学・生物学的には重要な膜タンパク質に成功したことは，センセーショナルな出来事であった．単粒子解析法が“使いものになる”構造解析手法になったことを示したのである．その後，彼らは，ナノディスクに再構成したTRPV1の構造を報告した[12)]．これも驚きだった．脂質二重膜中にある領域は，脂質の密度のために詳細な構造は可視化できないと思われていたのだが見事に成功したのである．この他にも膜タンパク質は多く構造解析できるようになり，わが国でも大嶋篤典博士のイネキシンや横山謙博士のV-ATPase解析等報告されている．さらなる進展としては，Radostin Danev博士が開発したボルタ位相板を使用してのGタンパク質共役型受容体全長の構造解析があげられるだろう[13)]．これからも膜タンパク質の単粒子解析は相次ぐと思われる．

おわりに

単粒子解析法が生まれて40年近く経ってこのような世界が突如開けてきたように思える．単粒子解析法をダメな方法と批判し，または落胆し，諦め，離れていった人も見てきた．技術は，科学とは違って，不可能だ，ダメだと思われていることを克服する．この先さらにどんな世界が待ち受けているのかどきどきである．

文献

1）Milazzo AC, et al：Ultramicroscopy, 104：152-159, 2005
2）Brilot AF, et al：J Struct Biol, 177：630-637, 2012
3）Henderson R & Glaeser RM：Ultramicroscopy, 16：139-150, 1985
4）Campbell MG, et al：Structure, 20：1823-1828, 2012
5）Li X, et al：Nat Methods, 10：584-590, 2013
6）Conway JF, et al：Nature, 386：91-94, 1997
7）Böttcher B, et al：Nature, 386：88-91, 1997
8）Zhang X, et al：Cell, 141：472-482, 2010
9）Schur FK, et al：Science, 353：506-508, 2016
10）Liao M, et al：Nature, 504：107-112, 2013
11）Cao E, et al：Nature, 504：113-118, 2013
12）Gao Y, et al：Nature, 534：347-351, 2016
13）Liang YL, et al：Nature, 546：118-123, 2017

Profile　著者プロフィール

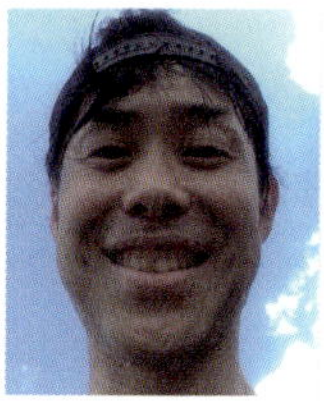

岩崎憲治：1992年京都大学理学部卒業．'94年同大学院理学研究科修士課程卒業．'98年大阪大学大学院基礎工学研究科にて博士（理学）取得後，米国国立衛生研究所（NIH）にてポスドク．帰国後，理化学研究所・播磨研究所，大阪大学・超高圧電子顕微鏡センターを経て2005年同大学・蛋白質研究所助教授．'07年同准教授．現在に至る．こんなに多くの人が単粒子解析を利用するようになると，別の新しいことがしたくなる．

column

ダメだと言われたときがチャンス?!

単粒子解析が日本ではまだ誰も手をつけていない頃，米国NIHにわたり，その手法を学びました．本文に出てくるB型肝炎ウイルスのαヘリックスをはじめて可視化した研究室の一つです．私がはじめに与えられたテーマは，80個程度しか粒子画像がないファージカプシドの三次元構造を出すことでした．これだけで1年近くかかったと思います．それが今では，100万個の粒子画像も扱えるようになりました．今私のグループでは2.3Å分解能も達成し水分子も可視化できました．この発展を支えたのは欧米の研究者や技術者です．あれはダメだと言われても，はやりのものに流されず，自分の頭で考えてコツコツと息の長い研究を続ける姿勢には本当に脱帽です．（岩崎憲治）

クライオ電子顕微鏡法を支える画像解析と三次元像構築

その原理と最近のソフトウェアの発展

安永卓生，荒牧慎二

クライオ電子顕微鏡法は，水和した状態で急速凍結した生体試料を，そのまま電子顕微鏡で観察する方法である．得られた電子顕微鏡像は，それぞれの試料の投影像であるが，さまざまな方位からの撮影により，「中央断面定理」に従い，三次元像を再構築できる．その方法には，主として3つの方法があり，それぞれ単粒子解析法，電子線結晶法，電子線トモグラフィー法，とよばれる．いずれも一長一短はあり，得られる構造の分解能や画像の特性にも違いがある．本稿ではそれらを支える画像処理法の原理と最近のソフトウェアの現状について報告する．

キーワード　単粒子解析法，二次元結晶法，電子線トモグラフィー法，中央断面定理，コントラスト伝達関数

はじめに

地球上の生命は70％が水からなり，30％がタンパク質，核酸，リン脂質などの生体高分子や代謝物からなっている．逆に言えば，すべての生命現象は，水和した状態あるいはリン脂質等により細胞膜内での化学反応と物理現象からなっているといえる．クライオ電子顕微鏡法は，水和したままの状態で急速凍結したタンパク質やその複合体，また，ウイルスや細胞などの試料を，そのまま電子顕微鏡で観察する方法である[1)～5)]．

クライオ電子顕微鏡像は試料の投影像[※1]である．単なる二次元画像だけでも多くの情報を得ることはできるが，情報は限定的であり，誤解を生む場合もある．図1はわれわれが報告した培養神経細胞の糸状仮足の電子顕微鏡画像である[5)]．非破壊の細胞をそのまま観察することができ，クライオ電子顕微鏡法の強みを活かした撮影といえる．しかし，図1B，Dの糸状仮足の内部にアクチン繊維像が確認できるが，その一部が途切れているようにもみえる．これはアクチン繊維束が若干ねじれており，繊維が重なるために起こる．連続傾斜像の動画はそのことをよく示しており，±60度の傾斜をかけていくなかで，2度ほど非常によくアクチン繊維束が観察できる方位がある．このことは繊維束が6方格子をつくっていることを示すものである（図1E，F）が，三次元化することでこの誤解は解ける．

※1　投影像
透過型電子顕微鏡による画像は試料の電子線照射方向に透過するなかで，その奥行方向の情報が積分された像であり，投影像となる．クライオ試料は20～200 nm程度の薄い試料である場合が多く，ほぼ同一のフォーカスを示す．

無染色であることから，その投影像は純粋にタンパク質などの生体高分子と水との密度の違いに起因したコントラストとして観察できる．そこで，クライオ電子顕微鏡法を最も活かす方法は，投影像から三次元像を再構成することである．したがって，画像処理・三次元再構成法の発展は現在のクライオ電子顕微鏡法の発展を支える大きな技術である．

本稿では，大きく3種の三次元再構成法の原理・必要性とそのソフトウェアを紹介する．すこし専門的な

Image analysis and three-dimensional reconstruction for cryo electron microscopy: The principles and development of recent softwares

Takuo Yasunaga/Shinji Armaki：Department of Bioscience and Bioinformatics, School of Computer Science and Systems Engineering, Kyushu Institute of Technology（九州工業大学大学院情報工学研究院生命情報工学研究系／九州工業大学大学院情報工学府学際情報工学専攻生命情報工学分野）

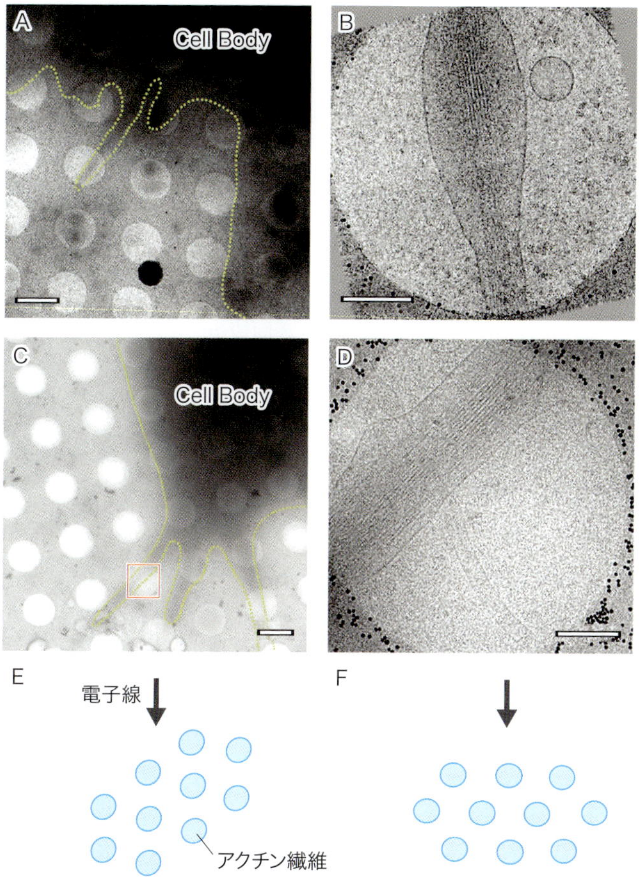
A
Cell Body
B
C
Cell Body
D
E
電子線
アクチン繊維
F

図1　クライオ電子顕微鏡像が示す神経細胞の糸状仮足

A，Cは低倍での細胞と糸状仮足の状況を示した像である．Bはその拡大像の1つであり，動画で示した連続傾斜像（±60度，2度刻み）の無傾斜像である．Dは，Cで示した赤い四角の拡大像である．E，Fは，糸状仮足断面方向のアクチン繊維の繊維束の模式図．アクチン繊維が6方格子をつくっている．矢印の方向から電子線が透過し，投影像を得た場合，Eの向きでの投影像ではアクチン繊維が観察できるが，Fの方向ではアクチン繊維の間にアクチン繊維が重なるため観察できない．（写真は文献5より転載）

実験医学online上で関連動画をご覧いただけます

語彙や理解が難しい部分も含むが，これからクライオ電子顕微鏡を利用してみたい方，また，クライオ電子顕微鏡の論文の示すことを理解したい方への一助となれば幸いである．

1　三次元再構成とその原理

❶ クライオ電子顕微鏡像の意味

クライオ電子顕微鏡法で撮影される画像は，タンパク質や試料の投影像である．水とタンパク質ではその構成元素がいずれも軽元素（水素，酸素，炭素，窒素等）であることから，元素種の違いによるコントラストではなく，そのわずかな密度差（水：1，タンパク質；1.35）により生じる電子線の波面のズレ（位相ズレ）を，フォーカスを外す（デフォーカスする）ことで干渉させてコントラスト（位相コントラスト）をつくり出している[6]．近年，電子顕微鏡法でも，光学顕微鏡の位相差顕微鏡と類似して，位相板が開発・実用化されている[7]．

ここで，クライオ電子顕微鏡像を観る際の注意点を述べておきたい．位相板の有無によらず，コントラストは大きく変調を受けており，その画像は必ずしも密度差そのものを表現しない．このコントラストの変調は，contrast transfer function（CTF）として表現され，このCTFの推定（実際には，デフォーカス量の推定）と補正（CTF補正）のための画像処理が必要である．補正のためのソフトウェア（CTFFIND[8]など）も開発が進み，電子顕微鏡用カメラの開発と相まって，ほぼ自動で決定できる．しかし，CTFの推定に失敗する場合もあり，また，位相板が正常でない場合もある．その場合，異常な画像が得られるので注意はしておく必要がある．

❷ クライオ電子顕微鏡の画質を向上した動画処理・超解像処理

最近のクライオ電子顕微鏡では，高感度・高速・高分解能化の3つの革新を果たしたCMOSカメラ（ダイレクト・ディテクター）により撮影される．以下でこの3つの革新について述べる．

第1に，高感度化により，電子一つひとつを検出することができ，理想的なカメラとなった．クライオ電子顕微鏡撮影では，生体分子や氷が電子に弱く，試料の損傷が激しいため，1 nm辺り1,000～2,000個以上の電子を当てることができない．結果として，1ピクセル辺り10個程度の電子で画像を作成することになる．

第2に，高速処理により，1秒間に数枚から数百枚の画像を撮影できるようになった．これにより，動画処理法を用いて，クライオ電子顕微鏡法のボケの最大の理由であった試料ドリフトの補正が可能となり（**岩崎の稿**参照），ボケが補正された．この補正にはZhengらによるMotionCor2[9]がよく利用されている．

第3に超解像処理により，ピクセル以下の分解能の画像を得られるようになった．ピクセル間隔（ナイキスト周波数）以上の信号が得られるが，そのことは逆に，画像にモアレを生み出す可能性があることには注意が必要である．そのため，超解像化した画像を取得後，フーリエ空間で高周波信号を落とす画像処理を行うのがよいだろう．

❸ 二次元画像から三次元画像を生み出す原理

投影像から三次元像を生み出す技術は，X線CT※2と同じ「中央断面定理」がその数学的基盤（**図2A**）である[10,11]．これにより，フーリエ変換・逆フーリエ変換という画像を正弦波で分解・合成する数学演算（物理現象としては，光や電子などの波の散乱現象に対応）により，その三次元再構成方法が記述できる．

図2Bは，中央断面定理が保障する三次元再構成の原理が示されている．ここで重要なことは，クライオ電子顕微鏡法で得られる投影像は走査型電子顕微鏡や原子間力顕微鏡のように表面情報が得られるのではなく，内部の密度情報を含めた情報であることである．また，同じ透過型電子顕微鏡法でも，染色法や負染色法では，表面情報しか得られず，内部構造が得られない．

最終的に，**図2B**で示すように，多数のさまざまな方位からの投影像を得ることができれば，三次元フーリエ空間の原点を通るそれぞれの中央断面をもとめることができる．その結果，三次元フーリエ空間の情報をすべて求めることができるので，それを逆フーリエ変換することで三次元像を再構成できる．

しかし，後に紹介するRELION[12]が登場するまでは，フーリエ空間は用いず，実空間（通常の空間）での演算である（重み付き，あるいは，フィルタ型）逆投影法（**図2C**）やSIRT法という方法が用いられてきた[6,10,11]．この方法は，現在でも，投影角度の少ない電子線トモグラフィー法では利用されいている．その理由は，実空間に比べて，フーリエ空間の隣接するボクセル（三次元画像における画素のこと．二次元画像のピクセルに対応している．volume cellの略）が似ている保障がないからである．投影角が少ない電子線トモグラフィー法ではフーリエ空間を十分に埋めることが困難であるので，留意しておこう．

さて，次項で示す3種の三次元再構成法は，その前提条件から，さまざまな方位からの「投影像の取得方法」，また，そのフーリエ空間の「中央断面の取得方法」が異なっている．

2 三次元再構成法とソフトウェア

❶ 三次元再構成法の特徴

三次元再構成法には，主として3つの方法がある．

※2　CT

computed tomogram（計算された断層写真）の略．実際に断層を作製するわけではなく，投影像の集合から，コンピューターを利用して三次元像を再構成し，その結果として断層像が得られる．

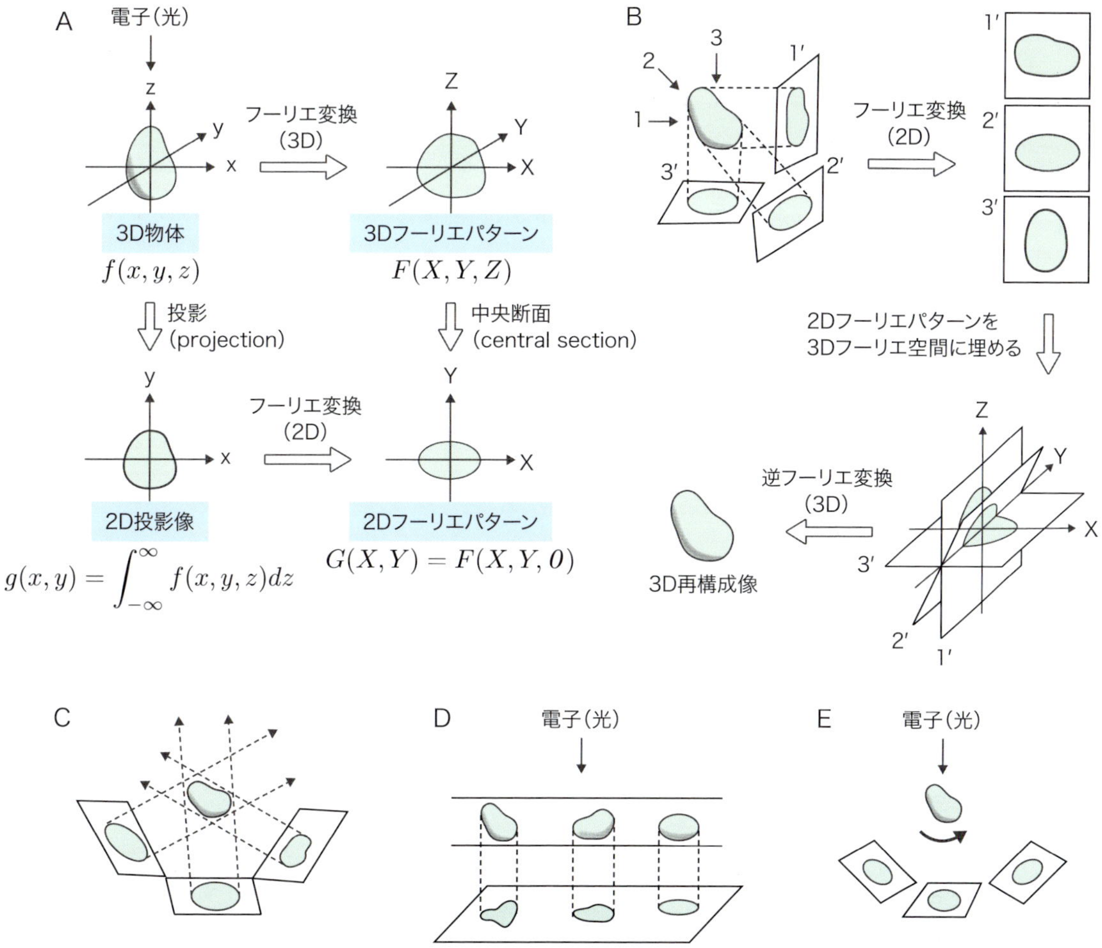
A
電子(光)
z
y
x
フーリエ変換
(3D)
Z
Y
X
3D物体
$f(x,y,z)$
3Dフーリエパターン
$F(X,Y,Z)$
投影
(projection)
中央断面
(central section)
y
x
フーリエ変換
(2D)
Y
X
2D投影像
$g(x,y)=\int_{-\infty}^{\infty} f(x,y,z)dz$
2Dフーリエパターン
$G(X,Y)=F(X,Y,0)$
B
1
2
3
1′
2′
3′
フーリエ変換
(2D)
2Dフーリエパターンを
3Dフーリエ空間に埋める
逆フーリエ変換
(3D)
3D再構成像
Z
Y
X
C
D
電子(光)
E
電子(光)

図2　三次元再構成法の原理と撮影方法

A）中央断面定理．三次元物体の，ある方向からの投影像のフーリエ変換は，その三次元物体のフーリエ変換のその投影方向に垂直な原点を通る面（中央断面）と同じことを示す．図ではz軸方向の投影像の場合を示しているが，投影方向に垂直な中央断面となる．B）三次元再構成の原理．その三次元物体のさまざまな方位からの投影像が得られれば，三次元フーリエ空間を中央断面の集合として表現することができるので，結果として，三次元フーリエ空間をすべて埋めることができる．三次元フーリエ空間を手に入れることができれば，それを逆フーリエ変換（フーリエ合成ともいう）という画像の波の加算演算をおこなうことで，三次元像を再構成することができる．C）逆投影法．実空間で投影像から逆に三次元空間に投影することで，三次元空間内で対象となる三次元物体を浮かび上がらせる．D）単粒子解析法では，同一粒子が溶媒内でさまざまな向きで回転しており，それを撮影することでさまざまな向きの投影像をえる．しかし，投影方向はわからない．E）電子線トモグラフィー法では試料を回転させながら，連続傾斜像を撮影する．どれだけ傾斜させたかは機械的に同定できる．マーカー等を使ってさらに角度を精密に決定できる．

それぞれ単粒子解析法[13]，電子線散乱・結晶法[2]，電子線トモグラフィー法[3)5)]とおよび，一長一短はある（**表**），最近の5年間では単粒子解析法を用いて大量の原子モデルが報告されるになった[4]．Henderson博士が見積もった電子顕微鏡法の分解能の限界予測[14]は，現在，位相板の出現により限界を超えつつある[15]．また，電子線トモグラフィー法では細胞や細胞内小器官の詳細構造が報告されている[3)5)]．

ここでは，三次元再構成法を概説する．アルゴリズム等の詳細は参考文献[16]をもとに原著論文にあたってもらいたい．また，ソフトウェアのリストについては，Wikibooks[17]にまとめられている．われわれも，Eos-

表　クライオ電子顕微鏡法で主に用いられる三種の三次元再構成法の比較

	単粒子解析法	電子線散乱・結晶法	電子線トモグラフィー法
対象	可溶性タンパク質，もしくは，可溶化した膜タンパク質等	膜タンパク質が主体	細胞，組織
長所	・異なる視野を撮影できるので電線損傷を避けられる． ・高・中分解能（0.2〜2 nm）の構造が得られる．	・異なる視野を撮影できるので電線損傷を避けられる． ・CTFやドリフトによる画像変調の影響を受けにくい． ・高・中分解能（0.3〜1 nm）の構造が得られる	・細胞や組織や不定型なタンパク質複合体などに対して，それぞれの三次元像を得ることができる． ・対象タンパク質意外の周辺の構造を観察できる．
短所	・投影角を決定する必要がある． ・CTFによる画像変調の影響を受ける． ・少数の決まった構造をもった粒子として精製する必要がある． ・高分解能のためにはS/N比をあげるために薄い水層のなかに分子を捉える必要がある．	・二次元結晶，もしくは，薄い三次元結晶を得る必要がある．	・同一視野を撮影するために，電子線損傷の影響を受けやすく，高分解能の情報が得られにくい． ・傾斜角の制限から，三次元像のボケ方に異方性が生じ，三次元像が変形する可能性がある．

pedia[18]として，われわれ自身が開発を続けているEos[19]に加えて，各種ソフトウェアの使い方の日本語化を続けている．また，顕微鏡学会でも，ワークショップを年に数回開催しているので，ウェブページ等を参考にしてもらいたい．

❷ 単粒子解析法

1）対象となる試料の条件：単粒子とは

タンパク質やタンパク質複合体を単粒子として取り扱う画像処理法である．単粒子とは，2つの要件をみたす試料を指す．第1に，1種，もしくは，数種の三次元構造のアンサンブル（集合）に分類することが保障できることである．第2に対象分子もしくは分子複合体が溶媒内に分散し，対象粒子の周辺を溶媒として取り扱うことができることである．

前者は，結晶化せず，熱により構造が揺らいでいるタンパク質および複合体においては必ずしもいつも成立しない．しかし，クライオ電子顕微鏡法では，1マイクロ秒程度以下で急速凍結する際に，エネルギーの極小値へと落ち込み，結果として，ある一定の局所安定構造を採るので，この条件をみたしうる．

一方，後者の要件は，周辺領域が溶媒として接続できるので，デジタルフーリエ変換の要件を満たす．これにより，フーリエ空間のボクセル間の冗長性，補間可能性を保障できる．また，実空間で溶媒部分に0領域を付加する（padding：パッドとよぶ）こと，もしくは，溶媒部分をマスクして0とする（solvent flattening：溶媒平滑化とよぶ）などの画像処理と組合わせ，冗長性を高め，ノイズを落とせる．

2）最大の課題：投影方向の決定

単粒子解析法の最大の問題は，粒子の向きの決定である．図2Dに示したように溶液内で自由に分散し，さまざまな方位を向いた粒子の投影像が得られる．しかし，投影像から粒子の向きを決定することは困難である．

図2Bに示したように，それぞれの投影像のフーリエ変換である中央断面は，共通の原点を通る直線（コモンライン）をもつ．理想的には，これを利用して，角度を決定できる（コモンライン相関法）が，ノイズにより困難が残っている．それでも多くの研究者が開発を進めている[20]．

現時点では，分解能を落とした三次元像をモデル（参照像）から投影像をコンピューターでつくり出し，それを実際の電子顕微鏡像と比較する方法が主流である．従来は，一番似ている画像から投影方向を見出す手法が採られてきた．しかし，三次元構造そのものが複数構造や多型を示すことから，高分解能構造が決定できない場合が多かった．

3）デファクトスタンダードとなったRELION[18]

現在の主流ソフトウェアであるRELIONは，従来の問題点を解決し，次の4つの観点を実装することで，1つの階段を登ったソフトウェアである．

第1に，電子顕微鏡画像と三次元構造と投影角度から計算された投影像との相違を，フーリエ空間で尤度（尤もらしさ）として定義し，最大尤度の投影角度だけでなく，くり返し計算のなかで，以前の尤度を事前確率，新しい三次元像との尤度を事後確率として求めることで少しずつ投影角の尤度を精密化している．これはベイズ推計※3としての考え方であり，自動的に探索範囲を絞り込むことで高速かつ，従来問題となった局所解に陥りにくく，堅牢に三次元像を求められるようになった．

第2に，構造が複数（例えば，10個）あると仮定し，個々の電子顕微鏡画像がどの構造の投影像であるかを尤度として表現した点である．最初は，ランダムに粒子を分けるが，その後，それぞれの画像がどの構造に由来するかを尤度として求める．従来は，特定の構造がある，もしくは，複数の決まった構造があるとして求めた．そのため，異なる構造をもつ画像が画像を劣化させていた．

第3に，空間周波数ごとにS/N比を求めることとしたことである．多数の粒子からはじめることを前提とすることで，それぞれの空間周波数ごとに複数の粒子からの情報が現れるので，空間周波数ごとにS/N比を決定することができた．

最後に，劣化画像を修復するウィナーフィルタとよばれる理想的な画像修復法を再構成法に組み込んだことである．従来，本来以上の分解能があると判断し，局所解に陥る可能性が高かった．しかし，第3の観点から求めたS/N比を使って，S/N比の高い空間周波数は重みを上げ，再構成に用い，その後の投影方向の角度決定にも利用し，高分解能構造が，しかも，確からしい構造情報のみを使って，自動的に精細化できる．

前述のアルゴリズムにより自動的に最適なパラメータを見出すので，設定するべきパラメータが減り，ユーザに優しいインターフェースを提供できた．このことも拡がりを生むことにつながった．

> **※3　ベイズ推計**
> 通常，母集団を前提として，頻度から母集団の確率を推定する．それに対して，ベイズ推計では，尤度（尤もらしさ）を定義し，観測結果に応じて，その確率分布を推定し直す．今回，2D画像ごとに複数の3D画像に対する確率を推定し直すことで三次元分類・再構成とし，ベイズ推計・最尤法といった手法で三次元像を求めている．

❸ 電子線散乱・結晶法

電子線散乱・結晶法は，フーリエ空間の強度を結晶の電子線散乱から直接得る方法である．フーリエ空間の位相は画像から求める．前者の強度がCTFやドリフトに依存しないことから，低分解能から高分解能情報まで正しい強度値の構造が得られることに特徴がある．詳細は他に譲る．

❹ 電子線トモグラフィー法

細胞や組織の三次元構造を観察するには，試料の単粒子条件をみたすことはできない．そのために，同一視野を電子顕微鏡内で傾斜しながら撮影する．そのため，電子線損傷による構造変化が免れないので，傾斜枚数に制限が生じる．また，傾斜角に限界がある（通常±70度程度）．これらのことは分解能の限界を生じさせる原因である．しかし，細胞内のタンパク質が動作している現場（試料の多型）を除くことができる．ETomo/IMOD[22) 23)]がデファクトスタンダートとして使われている．

三次元画像のなかで，ウイルスやリボソームのような多数の粒子が単粒子として抽出できれば，三次元構造を平均する（サブトモ平均化法）ことで分解能をあげることができる．われわれも糸状仮足内の細胞骨格の架橋構造を可視化した[5)]．いまやウイルスでは，原子モデルを求めることにも成功している．

おわりに

クライオ電子顕微鏡法では，前述したように，まだまだ未解決の問題（参照構造の必要ない単粒子解析など）も多い．単粒子解析には計算機資源が必要であり，以前は，100台以上のクラスターマシンが必要であった．現在では，GPGPUなどによる並列化が進み，比較的安価に計算機環境を整えることができるようになってきた．

さらに，電子線トモグラフィー法による細胞や組織の三次元再構成像の解釈には，人工知能技術等を駆使した分割法も必要である．さらにそれらを観察するためのVR/AR技術の進展も不可欠である．

しだいに自動化が進み，構造の解釈に時間をかけてよい時代が近づいている．Google Earthでは仮想的に地球上を自由に旅行できる．電子顕微鏡のハードウェアと解析・分析するソフトウェアの開発がさらに進んでいけば，タンパク質の内部，細胞や組織の内部で動作している現場を眺めながら，なにが起きているのかに思いを馳せることができる時代がもうすぐ来るのではないだろうか．自分自身もソフトウェア開発にもかかわりながら，その時代を愉しみに待ちたい．

文献

1）Dubochet J, et al：Ultramicroscopy, 10：55-62, 1982
2）Henderson R, et al：J Mol Biol, 213：899-929, 1990
3）Medalia O, et al：Science, 298：1209-1213, 2002
4）Liao M, et al：Nature, 504：107-112, 2013
5）Aramaki S, et al：Cytoskeleton (Hoboken), 73：365-374, 2016
6）安永卓生，我妻竜三：顕微鏡, 47, 2012
7）Danev R, et al：Proc Natl Acad Sci U S A, 111：15635-15640, 2014
8）Rohou A & Grigorieff N：J Struct Biol, 192：216-221, 2015
9）Zheng SQ, et al：Nat Methods, 14：331-332, 2017
10）「Three-Dimensional Electron Microscopy of Macromolecular Assemblies: Visualization of Biological Molecules in Their Native State 2nd Edition」（Frank J, ed），Oxford University Press, 2006
11）「Computational Methods for Three-Dimensional Microscopy Reconstruction」（Herman TG, Frank J, eds), Birkhaeuser, 2014
12）Scheres SH：J Mol Biol, 415：406-418, 2012
13）Frank J, et al：Science, 214：1353-1355, 1981
14）Henderson R：Q Rev Biophys, 28：171-193, 1995
15）Khoshouei M, et al：Nat Commun, 8：16099, 2017
16）「The Resolution Revolution: Recent Advances In cryoEM, Volume 579 (Methods in Enzymology)」（Crowther R, ed），Academic Press, 2016
17）Wiki books-Software Tools For Molecular Microscopy（https://en.wikibooks.org/wiki/Software_Tools_For_Molecular_Microscopy
18）Eospedia:（http://www.yasunaga-lab.bio.kyutech.ac.jp/EosJ/）
19）Yasunaga T & Wakabayashi T：J Struct Biol, 116：155-160, 1996
20）Reboul F, et al：Protein Sci, 27：51-61, 2018
21）Jiang W & Tang L：Curr Opin Struct Biol, 46：122-129, 2017
22）Mastronarde D：Microscopy and Microanalysis, 12：178-179, 2006
23）The IMOD Home Page（http://bio3d.colorado.edu/imod/）

参考図書

「タンパク質をみる―構造と挙動（やさしい原理からはいるタンパク質科学実験法）」（長谷俊治，高木淳一，高尾敏文／編），化学同人，2009

Profile 筆頭著者プロフィール

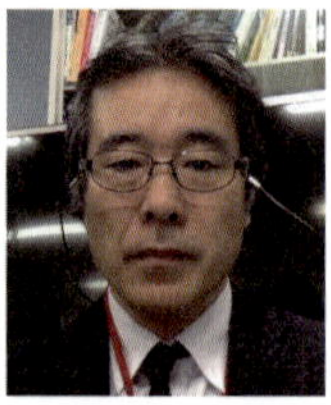

安永卓生：東京大学・理学部・物理学科の卒業，修士，博士（中退）を経て，1992年9月より，同大学・助手．その後，2001年より九州工業大学・情報工学部に助教授，'08年より現職（教授）．生命現象のなかでも「動き」を産みだす分子モーターや細胞骨格に興味をもつ．「みえにくいものをみえる」ようにする技術である顕微鏡と画像処理法の魅力にとりつかれた．Google Mapが世界を可視化するがごとく，細胞が動く姿を描き出したい．

column

クライオ電子顕微鏡の進化の歴史を目のあたりにして

2017年，ノーベル化学賞はHenderson博士をはじめとする3名のクライオ電子顕微鏡の創始者達に手渡された．ちょうど日欧の共同セミナーを英国・レスターにて開催中．目の前の出来事であった．筆者がクライオ電子顕微鏡へと足を踏み入れたのは1980年代末．ノイズだらけで，なにが映っているかを理解することさえ難しかった時代である．しかし，そのタンパク質像を平均すればするだけその姿が明らかになり，詳細が観察できる過程に驚きと可能性を感じた．時も折り，前述のヘンダーソン博士（QRB, 1995）が将来の原子モデル構築の可能性を示唆したときには震えを覚えた．その後，約20年間，クライオ電子顕微鏡の格闘が続くなか，時は満ちたり．2013年，Cheng博士のグループが，Nature誌に単粒子解析法による原子モデルを提案した．そして，今回のノーベル化学賞受賞．私自身の貢献はそこにあまりないことは残念だが，信じた可能性は間違いではなく，ともに同じ道を歩めたことに感謝した．

（安永卓生）

クライオ電顕でリボソームの構造と動きを解き明かす

横山武司

歴史的に，タンパク質合成工場であるリボソームの「かたち」は，透過型電子顕微鏡を用いた観察によってもたらされた．その後，クライオ電子顕微鏡法の開発と，画像分類技術を駆使した単粒子解析法の発展に伴って，リボソームが構造を変化させながら機能する際の，「動き」を解析できるようになった．本稿では，リボソームの電子顕微鏡による構造解析の歴史と近年の進展，構造解析の実際を紹介する．

キーワード　リボソーム，翻訳，単粒子解析，クライオ電子顕微鏡，超分子複合体

はじめに

リボソームは，核酸の配列としてコードされた遺伝情報を，アミノ酸の配列へと変換するタンパク質合成工場として，翻訳過程において中心的な役割を果たしている．その全体構造は，大小2つのサブユニットによって構成され，原核生物のもので直径約28 nm，分子量約2.5 MDaのRNAタンパク質複合体である（図1）．リボソームは，機能する際に構造を変化させながらさまざまな翻訳因子と作用し，また，tRNAやmRNAはリボソーム内部を移動することから，その構造と機能の相関を明らかにすることは，リボソームの理解において重要である[1]．本稿では，これまでリボソーム複合体の構造と機能の解明に大きく貢献してきた，電子顕微鏡による構造解析の歴史に着目すると同時に，われわれが行っている構造解析の実際を紹介したい．

1 電子顕微鏡によるリボソーム構造解析の歴史

電子顕微鏡による観察は，最も直接的にリボソームの「かたち」を捉えることができる手法である．1970年代から80年代の前半にかけて，Lakeらをはじめとした複数のグループにより，負染色法（詳細は後述）を用いたリボソーム観察が行われ，その観察結果からリボソームの三次元モデルが構築され発表された[2]．これらの恣意的に構築された複数のモデルは，リボソームを俯瞰で見た際の特徴，例えばラージサブユニットは王冠型の外形をもっているなどの特徴においては，コンセンサスがあったものの，構造の詳細については研究者間で異なっていた．原因となる技術的な問題点は2点あった．1点目は，電子顕微鏡によって得られた像から系統的にモデル構築する方法が確立していないこと．2点目は，電子線照射による試料損傷を回避するために用いられた負染色法の技術的な限界である．そのようななかで，1980年代に，ニューヨーク州保健局のJ. Frankらのグループは，Spiderプログラム（System for Processing of Image Data in Electron microscopy and Related fieldsの頭文字をとった略語，構造解析に必要なさまざまなプログラムによって構成されたパッケージ）の開発を行い，画像処理技術を駆使して，50Sリボソームの三次元再構成を行った[3]．Spiderプログラムのなかに，粒子像を大量に集めて平均化を行い，二次元像の方位を決め，三次元構造を再

Revealing the structure and motion of ribosomes using cryo-electron microscopy
Takeshi Yokoyama：RIKEN Center for Biosystems Dynamics Research（BDR）（理化学研究所生命機能科学研究センター）

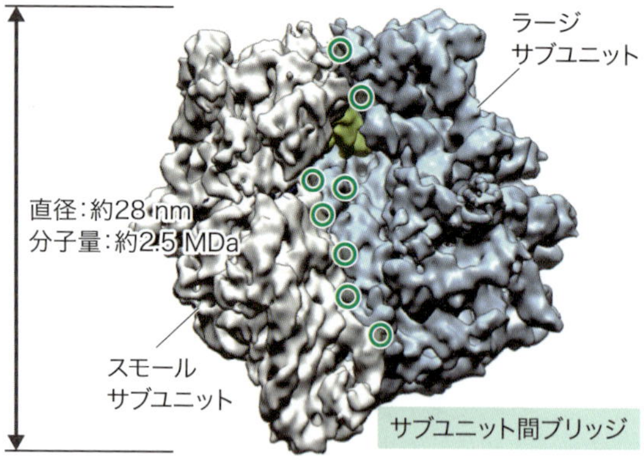
ラージ
サブユニット
直径：約28 nm
分子量：約2.5 MDa
スモール
サブユニット
サブユニット間ブリッジ

図1　リボソームの構造

構築するという今日の単粒子解析技術の礎となる画像処理技術を盛り込んでおり，1点目の問題の解決への道がひらかれた．2点目の解決策は，J. Dubochetらによってもたらされた．電子顕微鏡による生体試料の観察における障害は，電子線照射による試料損傷と，真空状態に置かれた試料の蒸発である．これらを回避するため，重原子染色剤で試料の外側を染色し，鋳型を観察することで試料のかたちを見るのが負染色法である．しかし，試料を染色することによる影響，また輪郭を捉えることができるが内部構造情報を得ることができない，また染色剤の粒度による分解能の制限など，技術的な限界が存在する．J. Dubochetらは，試料液を急速凍結することで，試料を非晶質，つまりガラス状の氷の薄膜に包埋させることに成功し，生体試料を低温に保つことで，電子顕微鏡内で直接観察することに成功した[4)5)]．J. Frankらのグループは，1991年にこの技術をリボソーム試料に応用し，自身らによる単粒子解析技術と組合わせることで，最初のリボソームのクライオ電子顕微鏡による単粒子解析に成功した[6)]．その後，順調に到達分解能を伸ばしていったものの[7)]，2000年にX線結晶構造解析によるリボソームの衝撃的な高分解能構造[8)9)]が示され，到達分解能という側面においては，クライオ電子顕微鏡は後塵を拝することとなる．結晶構造解析においては，結晶化できるか否かが，構造解析につながるかの境目となるが，クライオ電顕は結晶化を必要としない技術的なアドバンテージを生かし，結晶化の難しい，生物学的に意味のある翻訳因子との複合体や真核生物のリボソームへと標的を移し進展していった．そしてついには，クライオ電子顕微鏡に起きた，2つの技術革新 ①検出器の技術向上，②画像処理技術のさらなる発展により，2013年頃から，リボソーム構造の到達分解能に飛躍的な向上がもたらされている[10)〜12)]．現在，リボソームの構造解析においてクライオ電子顕微鏡単粒子解析は中心的な役割を担っている．

2 リボソームの氷包埋試料の作製の実際

われわれの研究チームでは，日常的にクライオ電子顕微鏡による単粒子解析を用いてリボソームの構造解析を行っている．リボソームのクライオ試料作製法はJ. Frankらによって確立されたが[13)]，伝統的にカーボン膜に試料を物理吸着させ，クライオ電子顕微鏡観察用グリッドを作製することが多い（**図2**）．データ取得の効率化においては粒子密度，データの質を向上させるためには，氷の厚みの最適化が必要となる．氷が厚すぎる場合，溶液由来のノイズレベルが上がり，粒子像のコントラストも低下する（**図2左**）．一方，氷を薄くしすぎると，氷の表面からリボソームが露出し，試料が乾燥することによって，変形してしまう（**図2右**）．そのような粒子は，リボソームが本来持っている細かな特徴を失った形状になり，クライオグリッドのホール全体を見渡せる拡大率で観察すると，粒子のコントラストが高く，ドット状のものとして観察される（**図2右**）．リボソーム粒子は氷の厚みの違いでこのようにふるまうことから，氷が薄すぎる領域から，厚い領域に向かって粒子の様子を観察し，最適な領域を見つけ出すこと（**図2中央**）が，高分解能構造を取得するために重要な要素となる．

取得された大量の粒子像データは，画像処理によって，三次元再構成される．これまでの機能解析および構造解析による知見から，リボソームのそれぞれのサブユニットは機能的に役割分担していることが知られている．ラージサブユニットは，基本的にペプチド転移反応を行うため，一枚岩構造をもっているものの，スモールサブユニットは，翻訳の精度を調節しているため，柔軟に構造を変化させる（**図3A**）[8)9)]．このよう

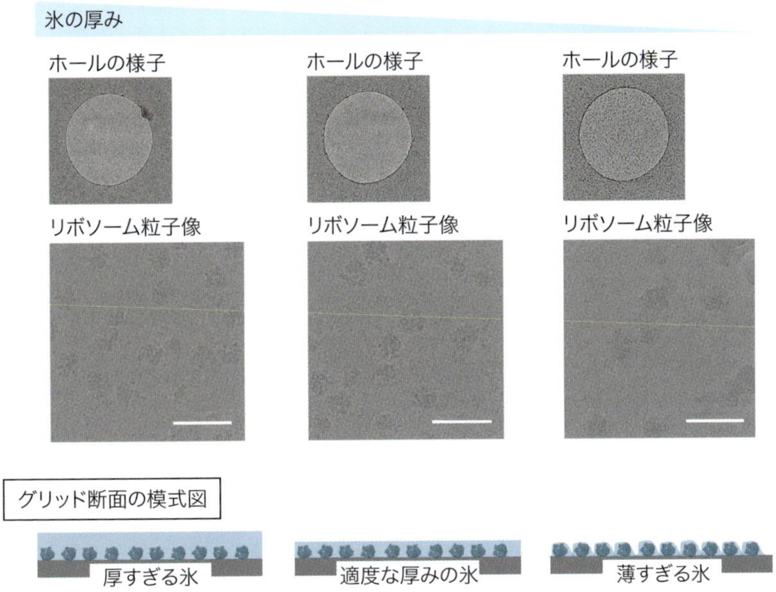
氷の厚み
ホールの様子
ホールの様子
ホールの様子
リボソーム粒子像
リボソーム粒子像
リボソーム粒子像
グリッド断面の模式図
厚すぎる氷
適度な厚みの氷
薄すぎる氷

図2　リボソーム試料における氷の厚みの違いと，粒子の見た目
スケールバー＝50 nm.

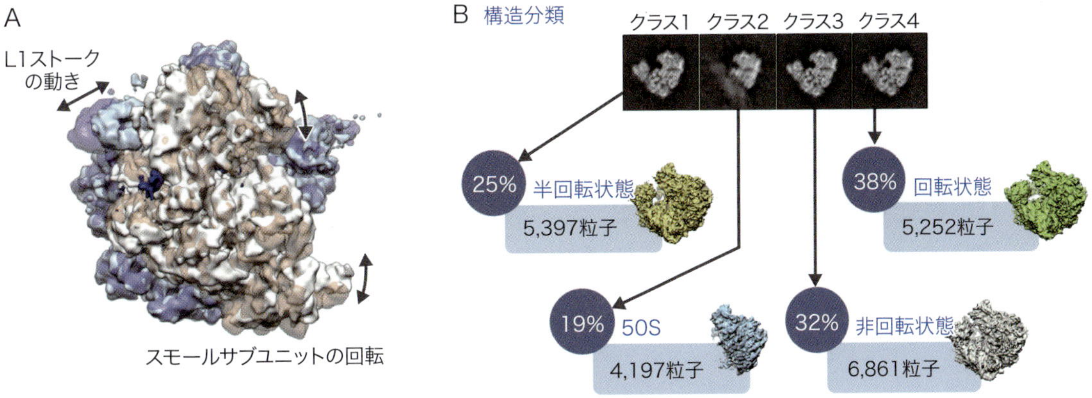
A
L1ストーク
の動き
スモールサブユニットの回転
B　構造分類
クラス1
クラス2
クラス3
クラス4
25%
半回転状態
5,397粒子
38%
回転状態
5,252粒子
19%
50S
4,197粒子
32%
非回転状態
6,861粒子

図3　リボソームの全体構造の変化と構造分類の一例

に，リボソームは本質的に構造多型を含むため，画像振り分けによって，異なった構造をもつグループへ分類する必要がある．画像処理プログラムであるRELIONを用いると，構造的に不均一な試料のなかから，共通の構造をもつグループへの分類が可能である[14)15)]．一例を示すと，リボソーム試料中に含まれる，スモールサブユニットの回転角の違いによって，それぞれの構造を三次元再構成することが可能である（図3B）．リボソームは翻訳過程において，翻訳因子等のさまざまなリガンドと相互作用し機能している．リガンドを添加した試料において，このような構造多型解析を行うことで，リガンド結合によるリボソームの構造変化を捉え「動き」を解析できることも，単粒子解析が得意とする点である．また，このような画像振り分けが，高分解能構造解析においても重要な役割を担っている．

おわりに

近年の技術革新によって，リボソームの構造解析はさらなる高分解能化へと進んでいる．大腸菌のリボソームの解析では，RNAの修飾塩基をも区別し，モデル構築できるレベルへと到達している[16]．また，真核生物のリボソームは結晶化が難しいとされているが，クライオ電子顕微鏡による単粒子解析によって，寄生虫のターゲットとなる抗生物質との複合体の構造が高分解能で解かれ[17]，リボソームをターゲットとした低分子化合物の可視化など，創薬につながる技術へと進展を遂げている．また，生物学的な命題としては，より複雑で大きなリボソーム複合体の構造解析によって，細胞内でのリボソームの機能を解明できることが期待される．われわれのチームでも，最新の電子顕微鏡技術と画像処理技術を駆使し，さまざまなリボソーム複合体の構造解析に取り組んで行きたいと考えている．

文献

1）Schmeing TM & Ramakrishnan V：Nature, 461：1234-1242, 2009
2）Wittmann HG：Annu Rev Biochem, 52：35-65, 1983
3）Radermacher M, et al：EMBO J, 6：1107-1114, 1987
4）Adrian M, et al：Nature, 308：32-36, 1984
5）Dubochet J, et al：Q Rev Biophys, 21：129-228, 1988
6）Frank J, et al：J Cell Biol, 3：597-605, 1991
7）Gabashvili IS, et al：Cell, 100：537-549, 2000
8）Ban N, et al：Science, 289：905-920, 2000
9）Wimberly BT, et al：Nature, 407：327-339, 2000
10）Amunts A, et al：Science, 343：1485-1489, 2014
11）Brown A, et al：Science, 346：718-722, 2014
12）Greber BJ, et al：Nature, 515：283-286, 2014
13）Grassucci RA, et al：Nat Protoc, 2：3239-3246, 2007
14）Bai XC, et al：Elife, 2（doi:10.7554/eLife.00461），2013
15）Kimanius D, et al：Elife, 5（doi:10.7554/eLife.18722），2016
16）Fischer N, et al：Nature, 520：567-570, 2015
17）Wong W, et al：Elife, 3（doi:10.7554/eLife.03080），2014

Profile　著者プロフィール

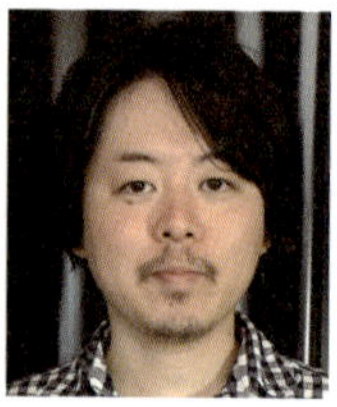

横山武司：東京大学大学院工学系研究科修了．クライオ電子顕微鏡を使って，リボソームを見てみたいという動機から，2008年より，米国ニューヨーク州保健局Wadsworth Centerで，クライオ電子顕微鏡による単粒子解析を用いたリボソームの構造解析に取り組む．'12年に帰国後，産業技術総合研究所バイオメディシナル研究センターを経て，'13年より現職．

column

10年での解析技術の変化

構造解析のスピードの変化．筆者が2008年にクライオ電子顕微鏡をはじめた頃は，まだ検出器としてはフィルムが主流であった，フィルムは現像作業とスキャナーで取り込む作業に多くの時間を費やした．また，凍結試料を電子顕微鏡内に挿入する作業はマニュアルで行われ，ある程度の熟練を要し「修行」が必要とされた．ここ数年で状況は様変わりした．検出器は電子をカウントできるものが一般化し，試料の出し入れは自動で行われる．これまで，一つの構造を出すのに数カ月程度かかっていたものが，数日での解析が可能となった．これまで構造解析に至らなかった試料の解析によって，リボソームの詳細な機能が明らかにされることを期待したい．　（横山武司）

X線とクライオ電顕で 微小管モーターの動きに迫る

仁田 亮

分子モーターキネシンは，細胞骨格である微小管上を能動的に動き，細胞内物質輸送を司る．われわれはX線結晶解析法およびクライオ電子顕微鏡法を併用し，その分子機構解明をめざして来た．これら構造生物学的手法は，試料を急速凍結することにより時間を止め，高分解能立体構造，つまり精密な「静止画」を得ることが可能である．われわれは，この静止画のコマ数を増やして行くことにより，連続写真のようなナノモーターの精密な「動画」を捉えることに成功した．それによりキネシンは分子のゆらぎを巧みに利用し，ブラウン・ラチェット機構により確率的に前進するモデルを示した．

キーワード　キネシン，微小管，クライオ電子顕微鏡，X線結晶構造解析

はじめに

キネシンスーパーファミリータンパク質（KIFs，以降はキネシンと記載）は，細胞内に張り巡らされた細胞骨格である微小管の上を能動的に動く分子モーターであり，いわば細胞内の宅配便として，核酸・タンパク質・細胞内小器官などの積荷を適切な場所へと送り届けている．1985年のキネシンの発見以来[1)]，数多くの研究者がその動作機構解明をめざして鎬を削り，キネシンの「かたち」がはじめて映し出されたのも電子顕微鏡によるものであった[2)3)]．そして，キネシンと微小管との複合体の低分解能クライオ電子顕微鏡構造がはじめて報告されたのが1995年[4)～6)]，X線結晶構造解析法※によってキネシンの原子構造が世界ではじめて明らかになったのが，その翌年である[7)8)]．それ以降，キネシンの動作機構解明をめざした構造解析は，クライオ電子顕微鏡構造解析法およびX線結晶構造解析法を両輪として利用することで，加速度的に進んで行くことになる．

> **※　X線結晶解析法**
> タンパク質の高分解能立体構造解析法の一つで，核磁気共鳴分光法（NMR）と並んで構造生物学を牽引してきた方法．X線回折を利用した手法であり，粒子が規則正しく並んだ結晶の作製がボトルネックとなっている．

1 分子モーターキネシンと微小管の構造解析：ハイブリッド法

筆者がキネシンおよび微小管の構造解析を開始したのは2000年頃であり，微小管のクライオ電子顕微鏡構造解析の到達分解能は2 nm程度がせいぜいであった．**図1A**に2000年代初頭に撮影したキネシン–微小管複合体のクライオ電子顕微鏡写真とそこから得られた三次元構造，**図1B**には2015年に解析を行った同複合体の写真と三次元構造を示す．最近5年間のクライオ電子顕微鏡の分解能の進歩はめざましく，画像のコントラストの違いやそこから得られる立体構造の精密度の違いは一目瞭然である．しかし**図1A**からもわかる通り，2000年初頭の2 nm程度の分解能では，複合

X-ray and cryo-EM visualize the motility of microtubule-based motors
Ryo Nitta：Division of Structural Medicine and Anatomy, Kobe University Graduate School of Medicine（神戸大学大学院医学研究科生体構造解剖学分野）

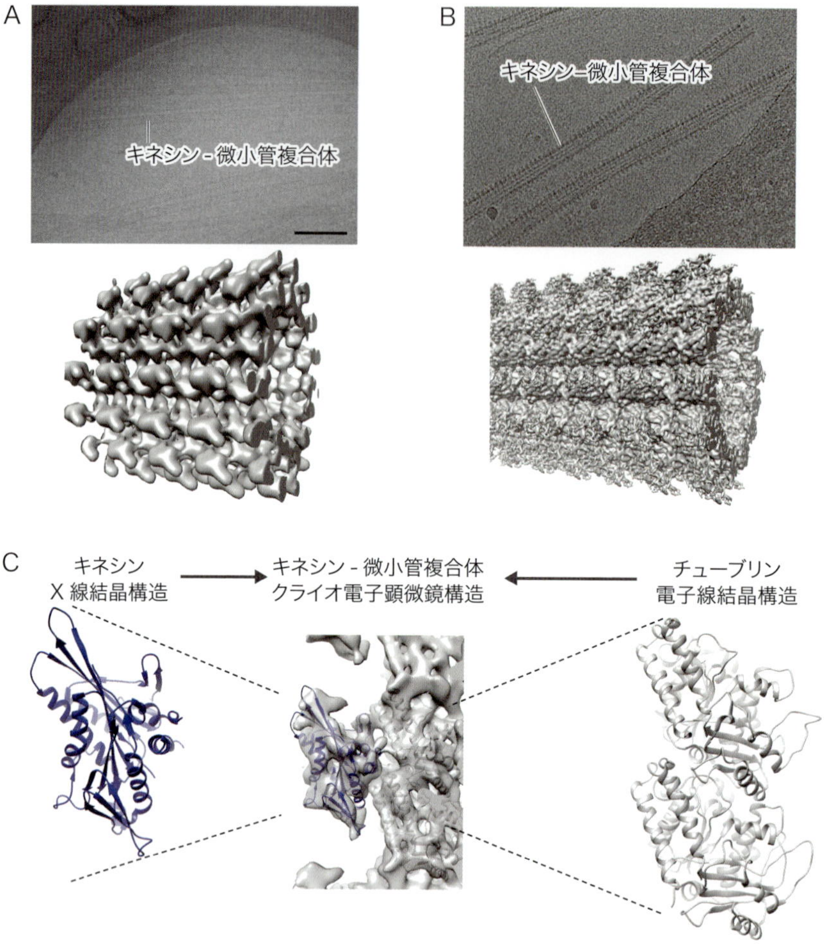
A
キネシン‐微小管複合体
B
キネシン–微小管複合体
C
キネシン
X線結晶構造
キネシン‐微小管複合体
クライオ電子顕微鏡構造
チューブリン
電子線結晶構造

図1 キネシン－微小管複合体のクライオ電子顕微鏡構造解析
A）2000年代初頭に撮影したキネシン－微小管複合体のクライオ電子顕微鏡写真（上）とクライオ電子顕微鏡構造（下）．スケールバー＝50 nm．B）2015年に撮影したキネシン－微小管複合体のクライオ電子顕微鏡写真（上）とクライオ電子顕微鏡構造（下）．C）ハイブリッド法．キネシンやチューブリンの高分解能結晶構造を，キネシン－微小管複合体のクライオ電子顕微鏡構造にコンピューター上でフィッティングさせることにより，複合体の擬似原子構造を算出する．

体の全体構造（外観）を捉えるのが限界であり，内部構造を精細に解析することは不可能であった．そこで当時は，クライオ電子顕微鏡を利用して大きな超分子複合体の外観の構造を捉え，その部分構造をX線結晶解析法で原子レベルの高分解能構造として解明し，両者をコンピュータ上でフィッティングさせることで複合体の擬似原子構造を算出していた．これを「ハイブリッド法」という．例えば，キネシン–微小管複合体では，その部品であるキネシンやチューブリン（微小管の構成分子）の結晶構造と，複合体全体のクライオ電子顕微鏡構造を別々に解析し，それらをコンピュータ上でフィッティングさせることによりキネシン–微小管複合体の擬似原子構造を明らかにする（図1C）．われわれは，このハイブリッド法を活用して，キネシンの動作機構解明に取り組んできた．

2 「動き」のあるものを「高分解能」で観察する

さて，われわれが題材にした分子モーターキネシンは，毎秒1 μmで進む高速分子モーターである．モー

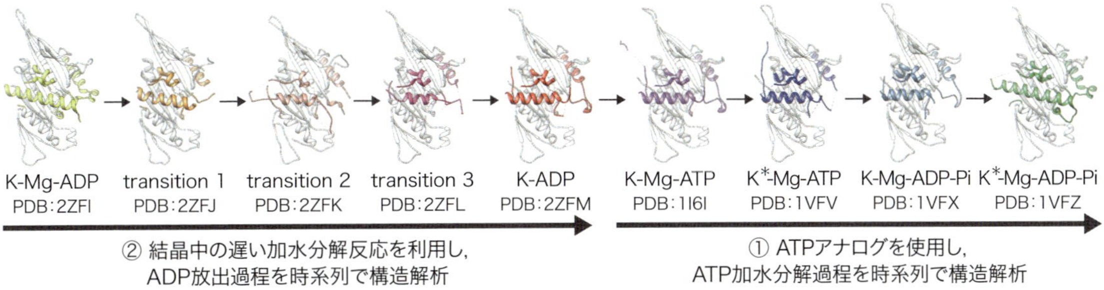
K-Mg-ADP
PDB:2ZFI
transition 1
PDB:2ZFJ
transition 2
PDB:2ZFK
transition 3
PDB:2ZFL
K-ADP
PDB:2ZFM
K-Mg-ATP
PDB:1I6I
K*-Mg-ATP
PDB:1VFV
K-Mg-ADP-Pi
PDB:1VFX
K*-Mg-ADP-Pi
PDB:1VFZ
② 結晶中の遅い加水分解反応を利用し,
ADP放出過程を時系列で構造解析
① ATPアナログを使用し,
ATP加水分解過程を時系列で構造解析

図2　キネシンの高分解能連続構造
ATP加水分解過程のキネシンの構造変化を精彩に観察することができる.

ターという「動き」のあるものをいかに「高分解能」で見るかという両立の難しい問いに対してどのように応えるかが，最重要課題であった．分子モーターの大きさ（モータードメインは5 nm程度）は光の回折限界（100 nm程度）を下回る大きさであり，これらの「かたち」（三次元立体構造）を解明できる手法は，前述のX線結晶構造解析法かクライオ電子顕微鏡構造解析法に絞られる．しかし，これらの手法では，分子を液体窒素温度に急速凍結し，時間を止めて高分解能構造を解析する．つまり「動画」を得ることは不可能で，得られるのはある定常状態における「静止画」のみである．そこでわれわれは，分子モーターキネシンがATP加水分解酵素であることを利用し，① ATPアナログなどを利用して加水分解途上で反応を止める，② 結晶中のキネシンは加水分解反応が非常に遅いので，結晶中でキネシンの加水分解反応を誘導し，時系列に急速凍結して時間を止める，などの工夫をして，最終的に9枚の連続写真を高分解能撮影することに成功した（図2）．そして，この9枚をつなぎ合わせることで，高分解能で動きを観察する四次元構造解析を実現した．

3 キネシンの微小管上運動の分子機構

このATP加水分解サイクル途上の9種類のキネシンの構造および生化学的・生物物理学的解析データ[9)～11)]を総合して，われわれはキネシンの動作機構を提唱した[12)～15)]．キネシンは，Gタンパク質や低分子量GTPアーゼとも相同性のある加水分解酵素であり，ATPの加水分解は基質との脱着を制御するために使われる．この際のキネシンの基質とは，直径24 nmの管状構造である微小管である．微小管は，片方の端をプラス端，もう一方の端をマイナス端といい，前後方向に非対称な形状をしている．一方でキネシンは，ATP加水分解過程で構造変化を起こし，前後方向に対称性の高い形状から低い形状へと遷移する（図3A）．この過程で，高い確率で前方向にある結合部位に結合するため，結果的に一つの方向へ前進する（ブラウン・ラチェット機構）．つまり，キネシンがATP加水分解サイクルで微小管との脱着をくり返すたびに一歩ずつ前進する．これがキネシンに従来備わった前進機構であり，キネシン全般を通じた共通のメカニズムである．細胞内では，より効率よく前進するための機構を獲得していることも報告されている[11)16)]．

図3Bにハイブリッド法により提唱したキネシンの動作機構を示す．キネシンはATP結合状態では微小管と強く結合している（strong-binding state）．そしてATP加水分解反応に伴ってリン酸基が放出されるが，これと同期してキネシンは微小管から能動的に解離し（actively detaching state），ADP結合状態へと移行する（weak-binding state）．この能動的解離には方向性は伴わず，加水分解のエネルギーはキネシンと微小管との強い結合を解放するために使われる．続いてADP結合状態では，キネシンの正電荷に富むフレキシブルなK-loopと微小管の負電荷に富むフレキシブルなC末端E-hookとの静電的相互作用により，レールから外れることなく，方向性も伴わない一次元ブラウン運動を行う．キネシンは，この一次元ブラウン運動により次の結合部位を探索し，引き続き起こる微小管

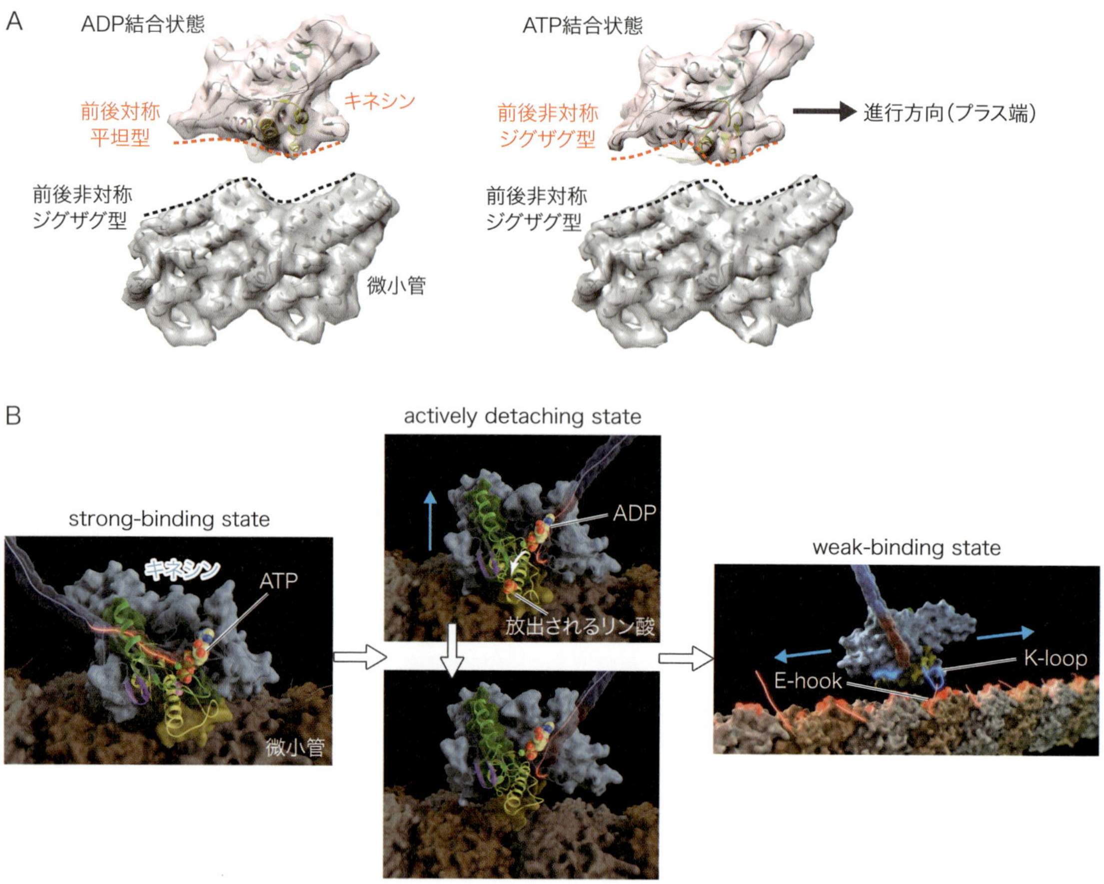
A
ADP結合状態
前後対称
平坦型
キネシン
前後非対称
ジグザグ型
微小管
ATP結合状態
前後非対称
ジグザグ型
進行方向（プラス端）
前後非対称
ジグザグ型
B
strong-binding state
キネシン
ATP
微小管
actively detaching state
ADP
放出されるリン酸
weak-binding state
K-loop
E-hook

図3　キネシンの微小管上動作機構

A）キネシンの構造変化により，その結合面が平坦型からジグザグ型へ移行する．ジグザグ型は前後非対称な形状で，微小管の結合面のジグザグとよく適合する．B）キネシンの微小管上動作モデル．微小管に強く結合するstrong-binding state，能動的に微小管から解離するactively detaching state，微小管の長軸に沿った一次元ブラウン運動をするweak-binding stateをくり返す．weak-binding stateからstrong-binding stateへ移行する過程で，キネシンは確率的に前進する（ブラウン・ラチェット機構）．http://www.med.kobe-u.ac.jp/anato1/Anat1_home.htmlの動画を参照．

との強い結合によりキネシンの構造変化が誘導され，ADPが放出される．ADP放出過程において，ブラウン・ラチェット機構により確率的に前進する．そしてATP結合により一周し，これをくり返すことで微小管上を一方向性に進むことができる．

おわりに

クライオ電子顕微鏡技術の進歩により，微小管のクライオ電子顕微鏡構造解析においても分解能革命が起こり，3～5Å台の分解能の構造解析が世界標準となってきている[17)～20)]．われわれも，電子線直接検出器を使った高分解能構造解析を導入し，染色体分裂や繊毛の長さを調節する分子モーターの動作機構解明に成功している[21)22)]．これらの高分解能構造解析では，いかに微小管を安定化し，ゆらぎの少ない硬い構造体をつくれるかが到達分解能に大きく影響する．しかし，微小管は元来ゆらぎの大きい構造体であり，また重合・脱重合をくり返すダイナミックな細胞骨格である．今後は，このようなゆらぎの大きい構造体を高分解能で解析するための技術革新，また細胞内の構造体をあるがまま高分解能で捉えるための技術革新に焦点が移ってくることが予想される．今後，単粒子解析によるクラス分け技術はもちろんのこと，電子線トモグラフィー技術の活用・応用の重要性がさらに増してくるであろう．

文献

1）Vale RD, et al：Cell, 42：39–50, 1985
2）Hirokawa N：J Cell Biol, 94：129–142, 1982
3）Hirokawa N：Science, 279：519–526, 1998
4）Hoenger A, et al：Nature, 376：271–274, 1995
5）Hirose K, et al：Nature, 376：277–279, 1995
6）Kikkawa M, et al：Nature, 376：274–277, 1995
7）Kull FJ, et al：Nature, 380：550–555, 1996
8）Sablin EP, et al：Nature, 380：555–559, 1996
9）Okada Y & Hirokawa N：Science, 283：1152–1157, 1999
10）Okada Y & Hirokawa N：Proc Natl Acad Sci U S A, 97：640–645, 2000
11）Okada Y, et al：Nature, 424：574–577, 2003
12）Kikkawa M, et al：Nature, 411：439–445, 2001
13）Nitta R, et al：Science, 305：678–683, 2004
14）Nitta R, et al：Nat Struct Mol Biol, 15：1067–1075, 2008
15）Hirokawa N, et al：Nat Rev Mol Cell Biol, 10：877–884, 2009
16）Vale RD & Milligan RA：Science, 288：88–95, 2000
17）Alushin GM, et al：Cell, 157：1117–1129, 2014
18）Atherton J, et al：Elife, 3：e03680, 2014
19）Shang Z, et al：Elife, 3：e04686, 2014
20）Zhang R, et al：Cell, 162：849–859, 2015
21）Wang D, et al：Elife, 5：e18101, 2016
22）Yamagishi M, et al：Structure, 24：1322–1334, 2016

Profile 著者プロフィール

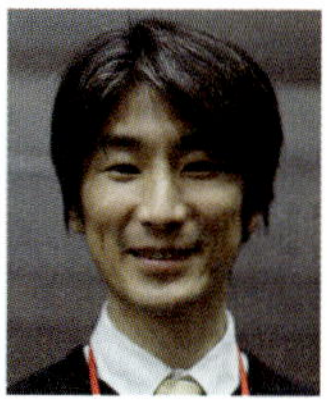

仁田　亮：1997年横浜市立大学医学部卒業後，東京女子医大循環器内科医師として勤務．2000年より東京大学大学院医学系研究科（廣川信隆教授）助手，助教，特任講師，'14年より理化学研究所上級研究員を経て，'17年より神戸大学大学院医学研究科教授．X線やクライオ電顕などの構造生物学的手法を用い，分子の動きを精細に捉えることをめざしてきた．今後は細胞内の分子の「かたち」を捉えることを通じて，生理・病理機構の解明をめざす．大学院生募集中！

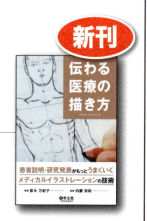

アクチン線維の構造解析の歴史とこれから

成田哲博

アクチンは真核細胞のなかで細胞運動，細胞分裂，細胞骨格など非常に多彩で重要な役割を担っている多機能線維である．アクチン線維の構造解析は60年の長きにわたって続けられており，その歴史は電子顕微鏡による構造解析法の歴史とともにある．本稿では，この歴史を概観するとともに，得られた分解能ごとにわかってきたこと，アクチン線維の構造解析の現状についてまとめたい．

キーワード　アクチン，電子顕微鏡，細胞骨格，X線線維回析法

はじめに

アクチンは1942年ハンガリーの研究者によって発見されて以来，60年以上にわたって無数の研究者によって精力的に研究されてきた．すべての真核生物のすべての細胞に存在するタンパク質で，多くの細胞内において，最も量の多いタンパク質でもある．量が多いだけでなく，細胞運動，細胞分裂，細胞骨格など非常に多彩で重要な役割を担っている．アクチンは，分子量約4万の分子が一つひとつ溶液中に浮いている単量体状態と，それが数珠繋ぎになった線維状態をとることができる（**図1**）．このアクチンの線維構造は細胞内で動的に構築，分解されており，この動態はアクチンがさまざまな役割を果たすために重要である．

タンパク質の構造解析にはX線結晶解析※1とNMR法※2，電子顕微鏡法の3つが主に使われているが，アクチン線維のような線維構造をもつものは結晶をつくることが難しく，分子量が大きいためNMR法も向かない．そのため，このような線維状構造においては古くから電子顕微鏡による構造解析が行われてきた．本稿では電子顕微鏡法によるアクチン線維構造解析を概観し，各分解能でわかってきたことをまとめたい．

1 アクチンの線維構造解析の歴史

アクチン線維の電子顕微鏡による構造解析の歴史は長い．1950年代には，筋肉のなかの細い線維としてアクチン線維が観察されている．1963年には負染色法※3

※1　X線結晶解析
タンパク質分子が周期的に並んだ結晶を作製し，それにX線を当て，その回折パターンからタンパク質構造を明らかにする手法．回折パターンは非常に多くの分子からのシグナルの重ね合わせであり，きわめてシグナル/ノイズ（S/N）比が高い．結晶の周期性がよければ容易に高分解能を達成できる．現在の構造生物学の主流である．

※2　NMR法
核磁気共鳴法．強い磁場のなかに試料溶液を置くと，スピンをもつ原子核のスピンは磁場方向に配向する．スピンが磁場に平行な場合と反平行な場合の2つの状態の間にエネルギー差が生じ，その差に応じたエネルギーをもつラジオ波に共鳴する．このエネルギー差は隣接する原子核との相互作用情報をもち，ラジオ波の共鳴スペクトルをとることによってタンパク質構造を決定できる．

※3　負染色法
酢酸ウランなど重原子を含む染色剤で溶媒を置換し，乾燥して電子顕微鏡観察する手法．タンパク質構造は染色剤にあいた空洞として観察される．分解能2 nm程度が限界で，乾燥による試料の変形の可能性もあるが簡便で，電子顕微鏡を選ばず特殊な装置も必要ない．現在のクライオ電子顕微鏡法でも試料条件検討にほぼ必須の技術である．

History of structural analysis of the actin filament
Akihiro Narita : Structural Biology Research Center, Graduate School of Science, Nagoya University（名古屋大学理学研究科構造生物学研究センター）

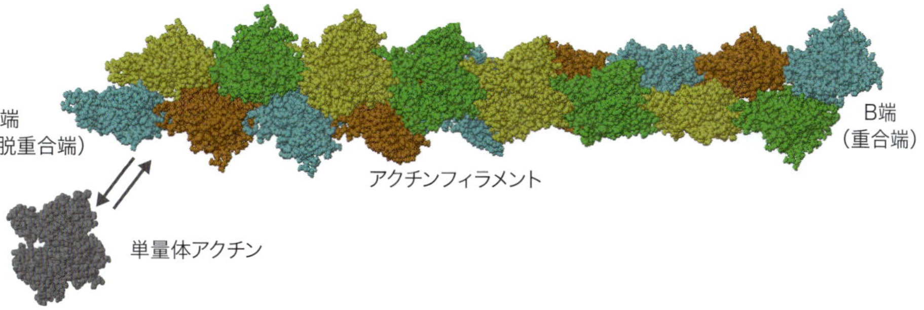
P端
(脱重合端)
B端
(重合端)
アクチンフィラメント
単量体アクチン

図1　アクチン単量体状態と線維状態
アクチン線維は２本のストランドから成る．水色と橙色が１本のストランド，緑と黄色がもう１本のストランドを形成する．

を用いてアクチン線維のなかの分子の並びが特定され[1)]，1970年には三次元構造[2)]が報告されている．クライオ電子顕微鏡がはじまって間もない1987年には，アクチンとミオシンS1が結合した状態の三次元構造解析が行われており[3)]，1990年には，アクチンのサブドメイン構造もはっきりと可視化されている[4)]．しかし，ここまでの構造解析は20Å程度の分解能に留まっていて（図2），アクチン分子内部の構造まで理解できるものではなかった．この時代X線線維回折法[※4]の方が高分解能情報を得るためには向いていると考えられていた．

1990年にはアクチン単量体の分子構造が結晶構造解析から明らかになった[5)]．アクチンは2つのドメインからなる．一分子のヌクレオチド（ATPまたはADP），一分子の二価イオン（マグネシウムまたはカルシウム）と結合し，構造が変化する．われわれはこの構造をG-formとよんでいる．同年X線線維回折法から最初のアクチン線維の分子構造モデルが発表された[6)]．しかし，この報告では当時の技術的限界から，単量体状態から線維状態へのアクチンの分子内構造変化を捉えることはできなかった．アクチン線維のクライオ電子顕微鏡での分解能は2009年まで20Å程度の分解能で停滞する．これはクライオ電子顕微鏡法による単粒子解析全体に言えることで，ダイレクトディテクターが登場するまで分解能の向上はゆるやかで，ウイルスやGroEL（バクテリアのシャペロン）のような大きな複合体においては10Åを越える分解能が得られるようになってきていたが，その対象は限られていた．2006年にわれわれはアクチン線維端の三次元構造を明らかにし[7)8)]，アクチン線維の動態の解明に寄与したが，やはり分解能は23Å程度であった（図2C）．

2009年になって，われわれはX線線維回折法とクライオ電子顕微鏡構造を用いてアクチン分子の内部構造変化をはじめて明らかにした[9)]（図3）．線維状態になると，単量体状態と比べて2つのドメインの相互位置が変化し，全体に分子が平板化する．この状態をわれわれはF-formとよんでいる．F-formは単量体状態では不安定であり，線維状態においては他のアクチン分子との結合によって安定化している．2010年，分解能6.6Åのアクチン線維構造がクライオ電子顕微鏡法によって決定され[10)]，アクチン線維内部の二次構造がはじめてクライオ電子顕微鏡法によって可視化された．

ダイレクトディテクターの登場によって，アクチン線維の構造解析も飛躍的に分解能が向上する．3.7Å分解能のアクチン－トロポミオシン複合体構造，3.9Å分解能のアクチン－ミオシン複合体構造が発表された．2つの構造のなかでアクチン分子の構造はほとんど変わらず，それまで知られていた構造ともよく一致したが，主鎖の位置が完全に精度よく決定された意義は大きい[11)12)]．

われわれもアクチン線維にアクチン線維結合タンパク質が結合した状態の高分解能構造を決定し，現在投

※4　X線線維回折法
線維を磁場や液体の流れなどで一方向に配向させ，X線を当て，その回折パターンを解析して構造解析を行う方法．線維構造内部の周期構造が層線パターンとして現れる．よい配向を得られれば高い分解能情報を得られる一方，データが二次元の層線パターンだけなのでモデル構築は容易ではない．

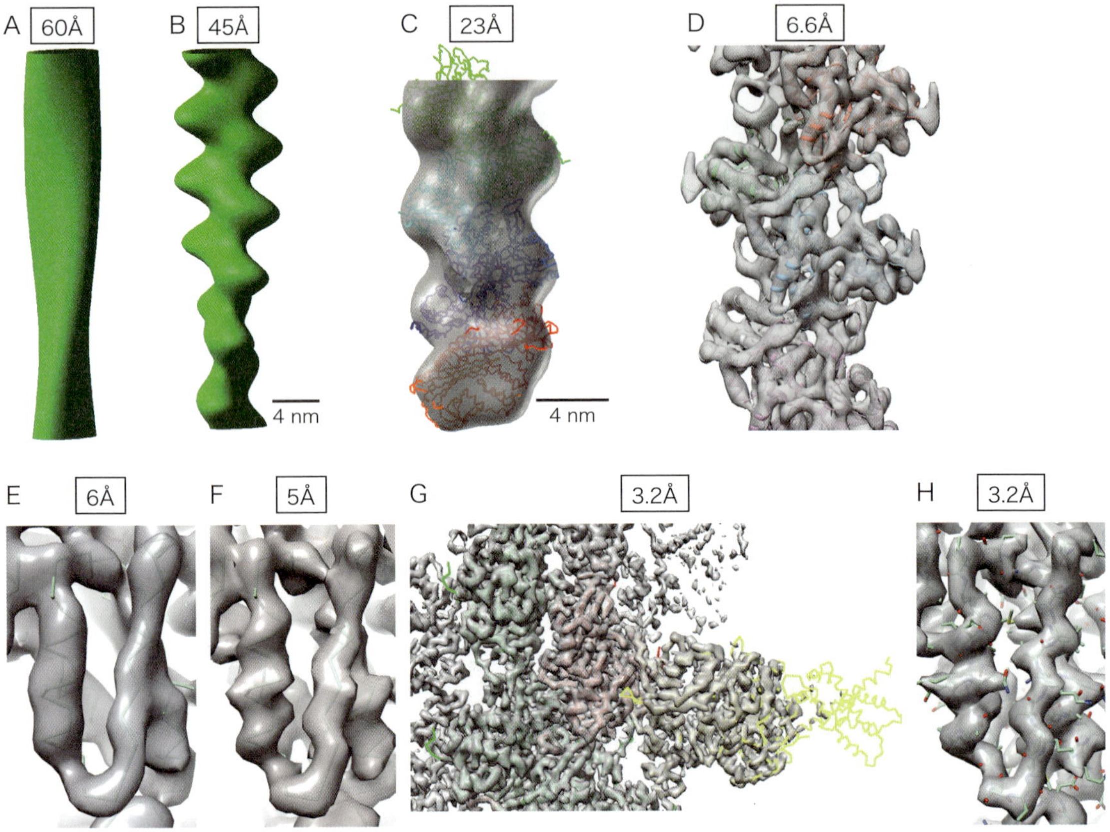
A
60Å
B
45Å
4 nm
C
23Å
4 nm
D
6.6Å
E
6Å
F
5Å
G
3.2Å
H
3.2Å

図2 各分解能でわかること
各像の上にある四角のなかの数字が分解能．A，B）アクチン線維構造[9]にローパスフィルタをかけたもの．C）アクチン線維端にキャッピングタンパク質が結合した構造[7]．D）2010年に発表されたアクチン線維構造[10]．E，F）ミオシン結合アクチン線維構造[13]にローパスフィルタをかけたもの．G）3.2Åミオシン結合アクチン線維構造[13]．H）ミオシン結合アクチン線維構造の一部の拡大．

稿中である．現在のアクチン線維の最高分解能構造は，ごく最近発表された3.2Å分解能のミオシン結合アクチン線維構造（図2G，H）[13]である．

2 分解能とわかること

ここまで，アクチン線維構造のクライオ電子顕微鏡法による解析の歴史を概観してきたが，それぞれの分解能で何が見えたのかまとめてみたい．図2に各分解能のアクチン線維構造を並べてみた．まず分解能60Å以下ではアクチン線維はただの棒である．分解能40Å程度になると，分子の配置が見えてくる．これはHanson & Lowyが1963年に見たものに相当する．分解能20Å程度になるとアクチンのサブドメイン構造が観察され，アクチン結合タンパク質がどこにどの向きで結合しているのかが（もし結合タンパク質の構造がわかっていれば）わかる．分解能8Å程度になると二次構造が観察されるようになるが，二次構造の内部はまだ見えない．α-ヘリックスのピッチである5.5Åを越える分解能になると，α-ヘリックスのらせん構造が観察できるようになり，主鎖の正確なトレースが可能になる．分解能4Åを越えると，多くの側鎖が観察できる．結合しているヌクレオチドの違いや，マグネシウムイオンの直接観察も可能である．60年かけてここまできたことは感慨深いが，まだすべての側鎖が見えるわけではなく，側鎖の方向については確定できな

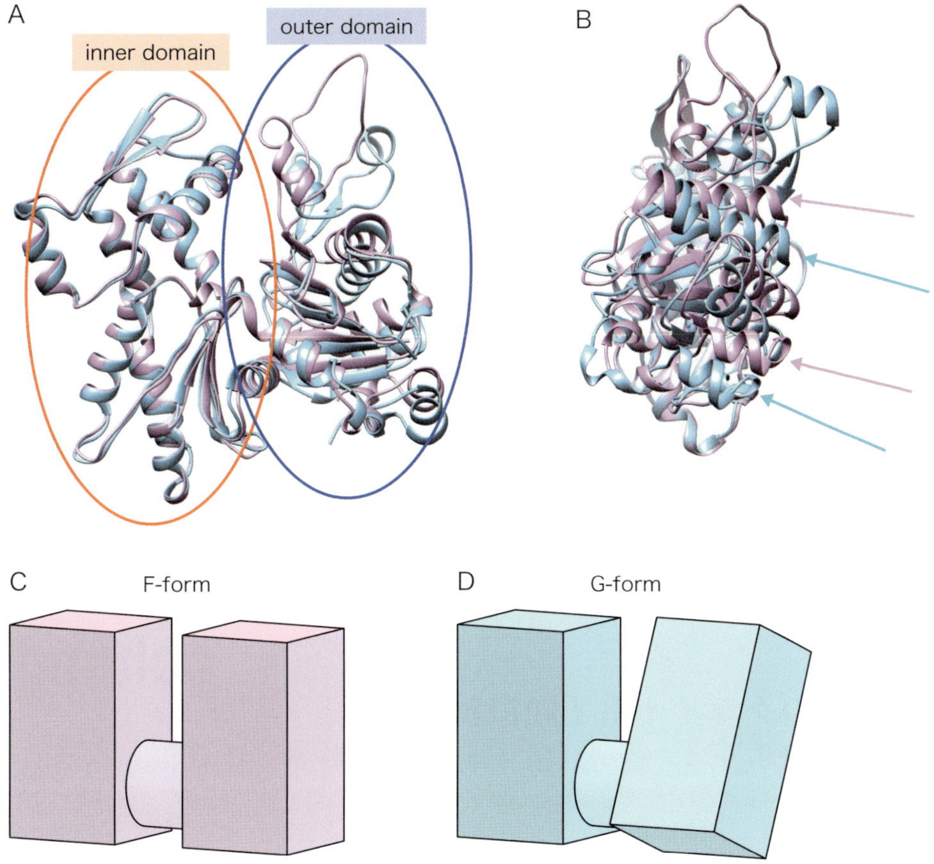
A
inner domain
outer domain
B
C
F-form
D
G-form

図3 アクチン分子の構造変化

A）アクチン線維構造（F-form，マゼンタ[11)]）と単量体構造（G-form，シアン[13)]）を重ねたもの．アクチンはinner domain（赤楕円）とouter domain（青楕円）の2つのドメインをもつ．inner domainで位置合わせを行った．B）Aを90度回転させたもの．矢印は2本のα-ヘリックスの方向をそれぞれのformに対応する色（マゼンタとシアン）で示している．inner domainに対するouter domainの角度が2つのformで異なることがわかる．C）F-formの模式図．D）G-formの模式図．

いことも多い．3Åを越えると側鎖の位置，方向がほぼ確定する．この段階まで行ければ，結晶構造と同等の精度をもった分子構造モデルを構築できる．アクチン線維についてはまだ残念ながらこのレベルまでは到達しておらず，もう一歩高分解能構造解析の追求が必要とされている．アクチン線維は柔軟性が高く，おそらくこの柔軟性が高分解能構造解析を妨げている．この柔軟性はアクチン結合タンパク質によってかなり押さえ込むことができ，そのため，トロポミオシン，ミオシン，コフィリンとの結合状態では4Å以上の分解能の構造解析が可能になっている．アクチン線維の柔軟性をさらに押さえ込むアクチン結合タンパク質や薬剤の探索が必要であろう．

おわりに

アクチン線維の電子顕微鏡による60年の構造解析を駆け足で見てきた．アクチン線維については，ATP分解機構や結合ヌクレオチドによる安定性の変化などまだ構造から説明できていないことは多く，その情報はアクチンの重合，脱重合動態の理解に直結している．アクチンの重合，脱重合動態は細胞分裂，細胞運動，細胞形態形成，多くの細胞接着形成に必須であり，神経回路ネットワークの形成，がん細胞の浸潤，動物の発生を含む非常に多様な生命現象にもつながっている．もう一段高分解能の構造が求められているが，アクチン線維構造の長年にわたる構造解析はおそらく最終段階に入っている．アクチン線維の構造からのより深い理解はわれわれの真核生物理解を一段引き上げるであろう．

文献

1）Hanson J & Lowy J：J Mol Biol, 6：46-60, 1963
2）Moore PB, et al：J Mol Biol, 50：279-295, 1970
3）Milligan RA & Flicker PF：J Cell Biol, 105：29-39, 1987
4）Milligan RA, et al：Nature, 348：217-221, 1990
5）Kabsch W, et al：Nature, 347：37-44, 1990
6）Holmes KC, et al：Nature, 347：44-49, 1990
7）Narita A, et al：EMBO J, 25：5626-5633, 2006
8）Narita A, et al：EMBO J, 30：1230-1237, 2011
9）Oda T, et al：Nature, 457：441-445, 2009
10）Fujii T, et al：Nature, 467：724-728, 2010
11）von der Ecken J, et al：Nature, 519：114-117, 2015
12）von der Ecken J, et al：Nature, 534：724-728, 2016
13）Mentes A, et al：Proc Natl Acad Sci U S A, 115：1292-1297, 2018
14）Otterbein LR, et al：Science, 293：708-711, 2001

Profile 著者プロフィール

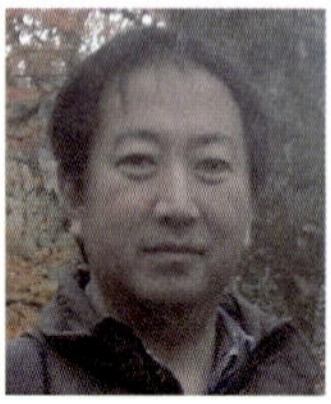

成田哲博：東京大学理学研究科物理学専攻博士課程卒業，理学博士．若林健之教授（当時），安永卓生助手（当時）のもとで電子顕微鏡法を学ぶ．実像が直接観察できる電子顕微鏡法の魅力に取り憑かれ，理化学研究所基礎科学特別研究員，ERATO前田プロジェクト研究員などを経て現職に至るまでずっと電子顕微鏡を用いたタンパク質構造解析を行っている．

column

我が国のクライオ電子顕微鏡法は遅れています！

私が若林先生や安永さんから電子顕微鏡を習っていたころは，まずはフォーカスの感覚をつかむために，試料が載っていないグリッドの写真を100枚撮れなどと言われ，とにかく習得に時間がかかり，特にクライオ電子顕微鏡法は職人技だと言われていました．最近は留学生にいちから電子顕微鏡を教えるときでも，試料作製も含め2カ月くらいでまともなクライオ電子顕微鏡写真を撮影できるようになります．習得のハードルはずいぶんと下がったのですが，日本ではクライオ電子顕微鏡法を習得しても使える電子顕微鏡が多くなく，あまり研究者人口が増えていません．最近ようやくダイレクトディテクターを導入したクライオ電子顕微鏡が日本にも増えつつありますが，海外に大きく差をつけられている現状をかんがみると，試料条件検討用の安価なものも含め，もう少しクライオ電子顕微鏡に予算を割く必要があるのではないかと思います．（成田哲博）

三次元結晶，単粒子複合解析による膜タンパク質の構造
荷電・プロトン化状態，構造変化・多型を可視化する

米倉功治，眞木さおり

電子線はX線に比べて，10万倍も強く試料と相互作用する．このことは，X線回折では信号を得ることができない微小な結晶からのデータ測定や，タンパク質一分子の実像の取得に繋がる．また，同じ原子でも電荷を持ったものと中性のものからの散乱は大きく異なるため，試料の荷電状態を反映する構造情報が得られる．以上の特徴を活かして，われわれは，膜タンパク質の膜内機能部位の電荷やプロトン化状態の可視化に成功した．さらに，構造解析が難しかった分子量の大きくないイオンチャネルの構造を，結晶解析と単粒子解析を組み合わせ決定することができた．この解析では，このチャネルタンパク質が採る異なるコンフォメーションの構造も明らかになった．

キーワード　電子線三次元結晶構造解析，電荷・プロトン化分布，単粒子解析，構造変化・多型

はじめに

電子顕微鏡がタンパク質の高分解能構造研究に利用できることは，Richard Hendersonらによる好塩性古細菌のプロトンポンプ，バクテリオロドプシンの二次元結晶構造解析によって示された[1)2)]．Hendersonは，パイオニアとなるこの画期的な成果に加え，単粒子解析構造検証の理論の構築[3)4)]等，長年に渡りクライオ電子顕微鏡法の発展に貢献し続けており，2017年度のノーベル化学賞の受賞者の一人となったことは必然であった．本稿では，クライオ電子顕微鏡法で，これまで取り扱いが難しかったタンパク質の三次元結晶からの構造解析（電子線三次元結晶構造解析）とその応用について，前半で概説する．後半では，構造生物学に革命を起こしている単粒子解析と結晶解析の複合的な利用等に関するわれわれの研究について紹介する．

1 電子線三次元結晶構造解析による荷電・プロトン化状態の可視化

結晶試料からの回折パターンには，その結晶性を反映して格子点上に構造情報が集中するため，高い信号対雑音比の情報が得られる．Hendersonのバクテリオロドプシンの解析では，膜タンパク質が脂質平面に一層にのみ並んだ二次元の結晶という特殊な試料が用いられた．この成功を受け，膜タンパク質を中心にいろいろな試料で二次元結晶を作製する試みが続けられてきたが，例外を除いて，それは簡単ではないことが分かってきた．一方，数百nm以下の厚さの非常に薄い三次元結晶が得られることは経験上多い．しかし，長い間，これらの試料を構造解析に用いることはできなかった．重要な生命機能を担う膜タンパク質や生体超分子複合体の結晶作成は難しく，微小な結晶やごく薄い三次元結晶でも構造解析に使用できれば，その利点は大きい．特に，膜タンパク質結晶は二次元的には大

Membrane protein structures revealed by a hybrid approach of electron 3D crystallography and single particle cryo-EM: Visualization of charges, structural changes and multi-conformational states
Koji Yonekura/Saori Maki-Yonekura：RIKEN SPring-8 Center, Biostructural Mechanism Laboratory（理化学研究所放射光科学研究センター米倉生体機構研究室）

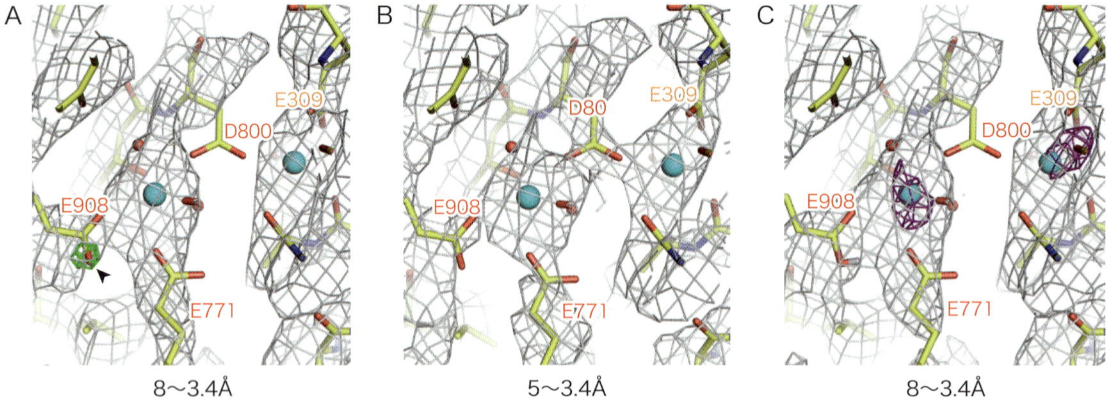
A
E309
D800
E908
E771
8〜3.4Å
B
D80
E309
E908
E771
5〜3.4Å
C
E309
D800
E908
E771
8〜3.4Å

図1　Ca^{2+}-ATPaseのCa結合部位の構造[8)]

計算では，定性的な取り扱いとなるが，原子モデルのすべての荷電アミノ酸側鎖に部分電荷を与えた．**A**）8〜3.4Å分解能の回折点を用いて得られた密度マップ（図中の灰色の網目）に原子モデルを重ねて表示．負電荷をもつ原子の散乱因子が低分解能側で小さな値または負になることを反映して，800番目のアスパラギン酸（D800）側鎖に相当する網目が欠失する．また，部分電荷を仮定したモデルからのずれを示す差フーリエマップでは，908の番目のグルタミン酸（E908）側鎖にプロトン化を示す有意な差（矢頭で示した緑色の網目）が現れる．このプロトン化により，隣接するE771と水素結合が形成でき，Ca結合部位全体の構造が安定化される．**B**）5〜3.4Å分解能の回折点を用いて得られたマップ．低分解能のデータを除くことで，D800の側鎖に相当する網目が現れる．部分電荷を仮定したモデルからの有意な差はみられない．**C**）中性のCaの散乱因子をモデルに与えたマップ．Ca原子上に，イオンの正電荷に相当する紫色の網目で示す差が現れる．8〜3.4Å分解能の回折点を用いて計算．Dはアスパラギン酸，Eはグルタミン酸，2つの水色の球はCaイオンをあらわす．分子全体の灰色の網目の表示レベルは1σ，Aの矢印で示した緑色の網目は3.5σ，Cの紫色の網目は3.5σの有意水準に相当する．文献8より引用．グルタミン酸とアスパラギン酸の側鎖は放射線損傷を特に受け安く[22) 23)]，この例のように，複数の分解能範囲から計算した三次元マップを比較する等の工夫が解析には必要となる[8)]．

きく成長するが，数層の重なりにしかならないこともある．

強力なシンクロトロン放射光やX線自由電子レーザーを使用しても，数μm〜100μm程度の大きさの良質なタンパク質結晶が必要である[5) 6)]．一方，X線と比べて電子線は10万倍も強く物質と相互作用するため（**コラム**）[7)]，X線回折で利用できない微小で薄い結晶からでも，その結晶性によって1Å台の回折点が観測できることがある．逆に，この強い相互作用は試料の厚みを著しく制限するため，タンパク質の三次元結晶からの構造解析は難しいと考えられてきた．最近，われわれのグループ[8)]とアメリカのグループ[9)]は，薄い三次元の結晶から電子線結晶構造解析が可能なことをそれぞれ示した．われわれの解析では，電子線計測の最大の利点とも言える荷電に関する情報を得ることに成功している[8)]．

負電荷を持つ電子線では同じ原子でもイオンと中性のもので，散乱のされ方が，特に，低分解能側で大きく異なる．この特性を，試料の荷電状態に関する情報の実験的な解析に利用することができる[8) 10)]．アミノ酸や金属イオンの荷電状態は，生体分子の機能に直接かかわるため，非常に重要な情報である．われわれは，三次元の微小結晶構造解析のシステムを開発し，これをウサギ筋小胞体Ca^{2+}-ATPaseと牛肝臓カタラーゼの微小結晶の構造解析に適用した．これらの結晶は厚さ150 nm以下で，十から数層の厚みしかない薄い三次元結晶である．その結果，機能部位にあるアミノ酸の側鎖の荷電やプロトン化状態，金属イオンの荷電状態の可視化に成功した（**図1**）[8) 11) 12)]．また，単粒子解析においても，荷電情報を反映する情報が含まれることを示す結果を得ている[13) 12)]．

2 単粒子解析との複合的な応用

クライオ電子顕微鏡による単粒子解析は，試料溶液を急速凍結しその分子像から三次元構造を再構成する

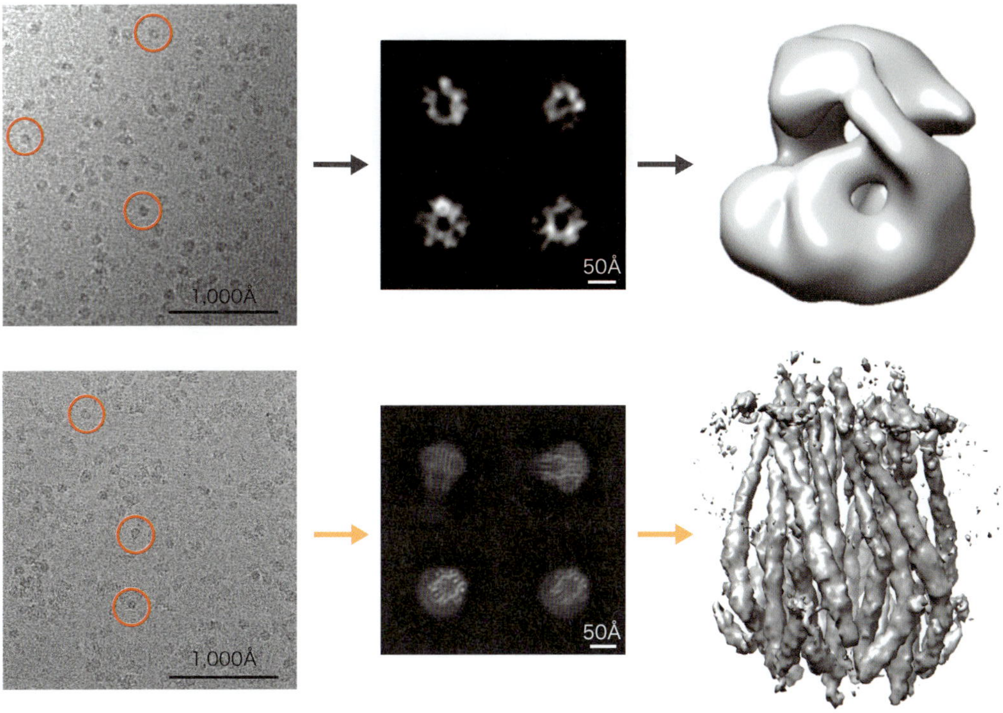
1,000Å
50Å
1,000Å
50Å

図2　クライオ電子顕微鏡による単粒子解析の比較

タンパク質やその複合体を含む溶液を急速凍結し，アモルファスな薄い氷に包埋する．液体窒素で冷却した状態の試料を電子顕微鏡で撮影する（左）．得られた顕微鏡像から，多くの分子像（丸）を集め電子線の投影方向の似た分子像を分類することで，二次元のクラス平均像を得る（中央）．さまざまな向きの二次元像を基に，三次元構造を再構成する（右）．上段は従来型のカメラを使用，下段は電子線直接検出型のカメラを使用したイオンチャネルの解析例（眞木ら論文受理）．左上段の分子像が滲んでいるようにみえるのに対して，下段ではシャープである．これを反映して二次元平均（中央）と三次元再構成（右）で，格段に精細な構造が可視化できる．

手法で，電子線直接検出型の量子検出効率のよい高速カメラの開発と，統計に基づく画像解析ソフトウェアによる革新で，到達分解能が大きく向上した（文献14～16等）．その詳細は，別稿やコラムに譲るが，可溶性タンパク質の理想的な試料では，2.2～1.8Åの分解能が主張されており（**コラム**）[15)16)]，試料によっては，X線結晶構造解析に匹敵する，もしくはそれに勝る空間分解能での構造解析も可能になってきた．一方で，氷と試料との散乱強度の差から生じる分子像のコントラストは低く，分子量の小さなタンパク質への適用は難しくなる．分子量10万以下のタンパク質の構造解析例もあるが[16)]，一般的に，数十万以上の分子量の試料が解析に適している．

新しい撮像装置を用いてもクライオ電子顕微鏡で得られる画像にはノイズが多く含まれるため，信頼性の高い分子構造を得るには，多くの分子像の平均が必要となる．われわれは，2003年にクライオ電顕微鏡像の画像解析から，べん毛繊維の構造を4Å分解能で決定したが，この時，必要な分子像の数は約4万であった（**コラム**）[17)]．現在，続々と報告されている高い分解能の構造でも最終的に使われた分子像の数は，このオーダーであることが多く，この値が必要な数の目安といえるだろう．

最近，われわれは，分子量の大きくないイオンチャネルの構造決定を行った（眞木ら論文受理）．このような膜タンパク質の試料は，単粒子解析の適用が最も難しいものの一つである．単粒子解析でも，結晶化と同様に純度の高い試料を調製することが求められるが，0.1～0.5 mg/mL程度の濃度のタンパク質溶液数十μLからクライオ電子顕微鏡観察を開始できる．結晶化と

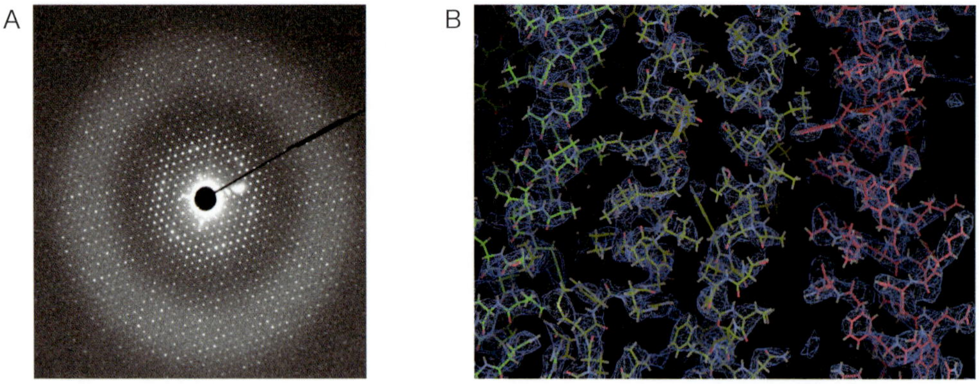
A
B

図3　電子線回折と単粒子解析（図2）を組み合わせて得たイオンチャネルの高分解能構造
電子線回折（A）は，X線回折実験に使用できない微小かつ厚さ100 nm以下の薄い結晶から測定．2Å分解能を超える回折点が確認できる．結晶・単粒子複合解析（B）により，アミノ酸側鎖が解像できる（眞木ら未発表データ）．青い網目の密度マップに原子モデルを重ねて表示．

大きく異なる点は，グリセロール，ショ糖等の使用をできるだけ避けること，また，臨界ミセル濃度の低い界面活性剤を用いることが必要になることであろう．これらの添加物は，溶液の散乱能を増加させ，質量比にして数%含まれるだけでもタンパク質の像のコントラストを低下させる．われわれは，lauryl maltose neopentyl glycol（LMNG）を用いた．LMNGの臨界ミセル濃度は，膜タンパク質の結晶化によく用いられるdodecyl-β-D-maltoside（DDM）の約1/10の0.0001%である．

解析の成功のカギとなるのは，アモルファスな薄い氷に多くの分子を凝集させずに単分散した状態で凍結することである．試料サポート（1 μm程度の均一な穴の空いたカーボンフィルムを貼った直径3 mm金属メッシュ）上の多くの場所でこの状態に調製できれば，像取得の効率を大幅に向上させることができる．氷包埋は試料によって非常に難しいことがあり，結晶解析での試料の結晶化にも相当する重要な工程といえるであろう．温度，湿度や溶液の吸いとりを制御する自動凍結装置が市販され広く使われているが，われわれは自作した装置を用いることが多い．後者の方が，いろいろな条件を試せ，試料と試料サポート（一つ数百円から千円で，条件検討に大量に消費する）を無駄にせず，再現性よく試料を作製できる．図2左の氷包埋像はこのようにして調製した試料であるが，単粒子解析に理想的な画像が得られた．

電子線直接検出型カメラを使用しない場合と使用したときの比較を図2上段と下段に示すが，その差は歴然である．三次元マップを構成するそれぞれの部位にどのくらい細かい三次元の波が含まれるかで評価する局所分解能[18]は，下段右の三次元再構造では4〜5.5Åを示すが，残念ながらアミノ酸側鎖の解像には至っていない．この試料が，多型性を示すことと，フレキシブルなドメインを含むことが，分解能が制限された要因と考えている．しかし，単粒子解析より得られた構造と電子線回折データを組合わせることで，図3に示すように側鎖の識別が可能になってきた．

結晶解析では，分子の構造は同一であることが前提となり，フレキシブルなドメインに相当する電子密度は欠損する．一方，クライオ電子顕微鏡の画像には，そのタンパク質がとりうるいろいろなコンフォメーションの分子像が混在する．単粒子解析でそれらの画像を分類しそれぞれ三次元再構成することができれば，分子の機能発現に伴ういろいろな構造，構造変化を実験的に明らかにすることが可能になる．実際，リボソーム[19]やF型，V型-ATPase[20][21]等の巨大分子で，このような解析がなされている．図2，3に示したイオンチャネルでは，予想できなかった大きく異なる2つの構造が得られた．今後，ここに示したあまり大きくない膜タンパク質等のより難しいターゲットで構造多型や分子の動きを可視化する可能性を追求していきたい．

おわりに

単粒子解析の進展は目覚ましい．単粒子解析に向けた氷包埋条件と結晶化条件を同時に探索していくことが，構造生物学の標準的な手順となっていくであろう．筆者の研究室でもその方針を採っている．このとき，これまで利用できなかった微小で薄い三次元結晶からの構造決定や，荷電・プロトン化状態の可視化が実現すれば，その有用性は大きいと考えられる．しかし，電子線三次元結晶構造解析には，本稿では紹介できなかったが，位相問題，試料の高傾斜角度からの情報を集めることができなくなるいわゆるミッシングコーン，適切な電子線散乱因子の取り扱い等，克服すべき課題も多い[12]．前2つの問題は単粒子解析と組合わせることで，問題解決につながる可能性は高い．氷包埋像の自動測定とGPUコンピューティングによる解析の効率化により，単粒子解析のハードルは大幅に下がっている．クライオ電子顕微鏡のハードについては，現在，電子線三次元結晶構造解析とより高い分解能の単粒子解析の両者に適した電子顕微鏡をデザインし導入を進めている．

謝辞
紹介した研究開発は，JST先端計測分析技術・機器開発プログラム，科研費挑戦的萌芽研究（24657111），同基盤研究C（15K06986），基盤研究B（16H04757）等の支援を得て行いました．ここに記し謝意を表します．

文献

1）Henderson R & Unwin PN：Nature, 257：28-32, 1975
2）Henderson R, et al：J Mol Biol, 213：899-929, 1990
3）Rosenthal PB & Henderson R：J Mol Biol, 333：721-745, 2003
4）Chen S, et al：Ultramicroscopy, 135：24-35, 2013
5）Chapman HN, et al：Nature, 470：73-77, 2011
6）Pedrini B, et al：Philos Trans R Soc Lond B Biol Sci, 369：20130500, 2014
7）Henderson R：Q Rev Biophys, 28：171-193, 1995
8）Yonekura K, et al：Proc Natl Acad Sci U S A, 112：3368-3373, 2015
9）Nannenga BL, et al：Nat Methods, 11：927-930, 2014
10）Mitsuoka K, et al：J Mol Biol, 286：861-882, 1999
11）米倉功治, 他：顕微鏡, 50：201-204, 2015
12）米倉功治, 眞木さおり：日本結晶学会誌, 59：88-95, 2017
13）Yonekura K & Yonekura SM：J Appl Crystallogr, 49：1517-1523, 2016
14）Liao M, et al：Nature, 504：107-112, 2013

column

構造検証，結像等に関するお勧めの論文，解説

Hendersonの古典的な総説[7]は，X線，中性子線，電子線のそれぞれの特徴の比較が非常におもしろく現在でも参考になる．また，高分解能構造解析に必要と予測された分子数も見積もられている．この予測は，われわれの2003年の論文[17]の最終章で，当時非常に少ないとされた分子数から高分解能の構造解析に成功したことの理論的な裏付けにも引用した．X線結晶学者からよく質問を受けたのは，単粒子解析構造の分解能の決め方である．これは，分子像群をランダムに2つのグループに分けそれぞれ独立に三次元再構成した後，2つの構造間で計算した空間周波数に対する相関係数Fourier shell correlation（FSC）から見積もる[24]．FSCはvan Heelにより最初に提唱され，位相誤差60°に相当する0.5まで下がる点を分解能とするのが一般的であった．RosenthalとHendersonは，2つに分けたデータ間での相関0.5の基準は過小評価であり，全データに対しては0.143が妥当であることを提案した[3]（この論文のAppendixは必読です）．この基準は後にgold standard FSCとよばれるようになり，単粒子解析の分解能の見積もりの標準法となっている．この考え方は，X線結晶回折データの評価にも取り込まれ，$CC_{1/2}$，CC*として定着している[25]．また，文献4では，FSCの計算の際，分子構造の周囲に設定するマスクの分解能の見積もりに及ぼす影響についての議論がなされ，一読の価値がある．ソフトウェアの発展で単粒子解析でも原理を知らずに進めることができるようになったが，結像と構造解析の基になる弱位相弱振幅近似（weak-phase-weak-amplitude approximation）とCTFの関係を解説したわれわれの日本語の総説[26]も参考になると思います．

（米倉功治）

15) Bartesaghi A, et al：Science, 348：1147-1151, 2015
16) Merk A, et al：Cell, 165：1698-1707, 2016
17) Yonekura K, et al：Nature, 424：643-650, 2003
18) Kucukelbir A, et al：Nat Methods, 11：63-65, 2014
19) Dashti A, et al：Proc Natl Acad Sci U S A, 111：17492-17497, 2014
20) Zhao J, et al：Nature, 521：241-245, 2015
21) Zhou A, et al：Elife, 4：e10180, 2015
22) Weik M, et al：Proc Natl Acad Sci U S A, 97：623-628, 2000
23) Fioravanti E, et al：J Synchrotron Radiat, 14：84-91, 2007
24) Van Heel M：Ultramicroscopy, 21：111-123, 1987
25) Karplus PA & Diederichs K：Science, 336：1030-1033, 2012
26) 米倉功治，眞木さおり：顕微鏡，42：29-34, 2007

Profile　著者プロフィール

米倉功治：理化学研究所放射光科学総合研究センター米倉生体機構研究室．東京工業大学大学院バイオサイエンス研究科，博士（理学）．専門分野は生物物理学，構造生物学．現在の研究テーマはクライオ電子顕微鏡，X線による膜タンパク質，生体超分子の構造解析，および解析法の開発．趣味は登山，観猫．

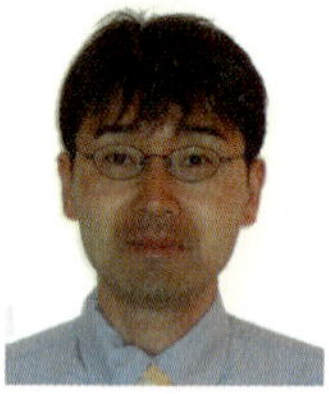

眞木さおり：理化学研究所放射光科学総合研究センター．千葉大学大学院理学研究科，修士課程修了．名古屋大学大学院理学研究科，理学博士（論文）．専門分野は生物物理学，構造生物学．現在の研究テーマはX線と電子線による膜タンパク質の構造解析．趣味は猫の生態観察，登山．

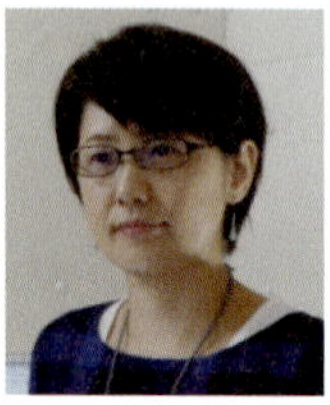

細胞運動を電顕でとらえる

クライオトモグラフィー法による運動性繊毛の構造解析

石川　尚

クライオトモグラフィー法では無染色・氷包埋状態の細胞や小器官を2 nm程度の空間分解能で三次元可視化することができる．われわれは真核細胞の繊毛の三次元構造をこの手法で再構成し，微小管二量体上のくり返し構造とサマリーでは対称性を利用して平均化（サブトモグラム平均）することでダイニン・モータータンパク質や調節タンパク質の局在を明らかにした．さらにサブトモグラムの三次元画像分類を用いてATP加水分解によるダイニンの構造変化を明らかにした．本稿ではクライオトモグラフィー法の技術的背景を解説し，将来の展望も概観する．

キーワード　クライオトモグラフィー法，三次元画像解析，繊毛，ダイニン，微小管

はじめに―なぜクライオトモグラフィーか？

クライオ電子顕微鏡法による単粒子解析法の進歩で複雑なタンパク質や核酸複合体の原子モデルを結晶化を経ずに解明できるようになったこと，画像分類によって分子構造の多型，さらにはダイナミクスも議論できるようになったことは分子生物学における革命的な進歩であった．では，さらに複雑な系である細胞の生物学にもクライオ電子顕微鏡（電顕）は貢献できるのだろうか．クライオトモグラフィー法はその鍵となる手法である．単粒子解析法では精製・抽出された多数の分子・分子複合体が非晶質の氷中で同一の三次元構造をとりつつランダムに配向していることを利用して一回の電子線照射で多方向からの構造情報を収集し三次元構造を再構成する．一方クライオトモグラフィー法は唯一の対象物を電顕内で連続傾斜することによって，さまざまな角度から電子線照射し三次元構造情報を得る．クライオトモグラフィー法では粒子間の平均がないので，平均化が不可能な対象物に対して強みを発揮する．例えば多くのウイルスのカプシド（殻）は頑丈で均一な構造をもっており昔から単粒子解析の理想的な対象であったが，エンベロープや核酸はより柔軟で多くの場合粒子ごとに異なる構造をとっており，これらを含んだ構造解析はトモグラフィー法によってはじめて可能となった．さらにトモグラフィー法は細胞内の分子の三次元配置や構造の解析も可能にした．本稿ではクライオトモグラフィー法の技術上の背景を解説し，筆者の専門である繊毛の構造解析[1)2)]を例にこの手法が分子細胞生物学に与えたインパクトを説明し，また将来の可能性について議論したい．

1 クライオトモグラフィー法による細胞内器官の可視化を可能とした各種技術

氷包埋の生物試料を傾斜して電顕撮像し，三次元構造を再構成するというアイディアはすでに1960年代に発表されている[3)]．しかし，液体窒素温度に冷却した試料を傾斜撮像する安定なステージや，電子線損傷

Cellular motion observed by cryo-EM: Structural analysis of motile cilia by cryo-electron tomography
Takashi Ishikawa：Laboratory of Biomolecular Research, Paul Scherrer Institute, and Department of Biology, ETH Zurich, Switzerland（パウル・シェラー研究所，スイス連邦工科大学チューリッヒ校）

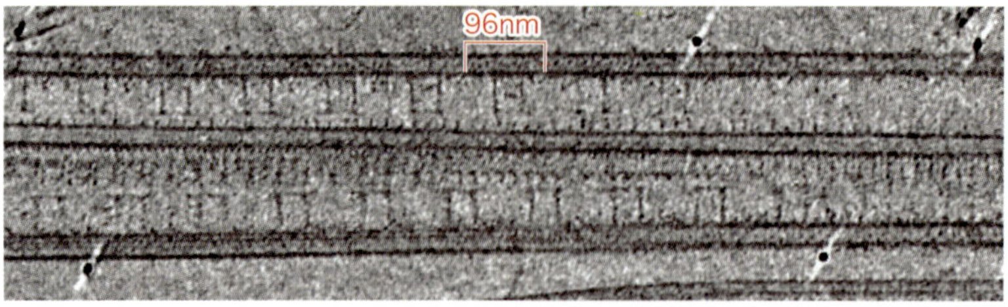
96nm

図1 クライオトモグラフィー法で見た運動性繊毛
緑藻クラミドモナスの繊毛を急速凍結し，クライオトモグラフィー法で撮像・三次元再構成した．図は三次元マップから微小管に平行にコンピューター上で切り出した切片の像．微小管二量体から中心微小管に向かってのびるT字型のラディアルスポーク（カルシウムによる波形制御を担うと考えられている）等，繊毛の96 nmくり返し構造（1ユニットを赤で示した）が明確に見える．

を最低限に抑えつつ解析可能な画像情報を得られる電子線光学系やカメラ，各数百万ピクセルの数十枚の画像を解析する計算能力が揃い，実際に氷包埋の細胞の三次元像がはじめて得られたのは今世紀初頭のことであった[4)]．

2 サブトモグラム解析で *in vivo* 分子構造を明らかにする

クライオトモグラフィー法は細胞や細胞内器官を俯瞰する非常にインパクトの強い三次元マップ（トモグラム）を与えてくれるが（図1），トモグラムは低電子線量で撮像したタンパク質と水の間の低いコントラストに依拠しているためにノイズレベルが高くそのまま分子構造を観察するわけにはいかない．構成分子の構造解析にはその分子を含む小マップ（サブトモグラムとよばれる）を三次元的に抽出して平均する必要がある．平均の際まず対象分子の位置を知らねばならないし，平均前に三次元的に向きを揃えなければならない（アラインメント）．さらには同種の分子でも異なる三次元構造をとっている場合もあり，統計的手法で複数構造を識別しなければいけない（三次元画像分類）．しかし，この複数構造は分子の溶液内での揺らぎやアロステリックに存在する複数の状態など，結晶構造解析では得られなかった情報を与えてくれることもある．

3 運動性繊毛の構造解析

クライオ電顕で細胞試料を観察する時，試料は電子線透過を妨げない程度に薄くなければならないが，運動性繊毛[※1]は直径250 nmと十分薄いうえ，細胞体から単離された繊毛もATPを加えることで屈曲運動を駆動することができるという利点がある．400種あまりのタンパク質からなるこの細胞内器官は屈曲運動とその調節機能という点に関しては完全に閉じたシステムとよぶことができ，クライオトモグラフィー法で機能・構造相関を調べるのにうってつけの試料である．

運動性繊毛は9本の微小管二量体が2本の微小管を車軸のようにとり囲む構造をとっている．約40度の回転関係にある9本の微小管二量体はおよその角度を推測できサブトモグラムのアラインメントを容易にする[5)]．また，それぞれの微小管二量体は96 nmのくり返し構造をもっており（くり返し周期はコイルドコイルタンパク質によって決まっていることが遺伝子工学とクライオトモグラフィーを用いた研究で明らかになった[6)]），これも解析の助けになる．われわれのグループでは微小管二量体でのチューブリン二量体の配置を単粒子解

※1 運動性繊毛
真核細胞にあって屈曲や回転運動を行い，細胞の泳動を駆動したり細胞外液の流動を引き起こしたりする細胞内器官．緑藻からヒトの精子・気管・脳・卵管まで広く存在し，繊毛異常が原因で起きる疾病はprimary ciliary dyskinesiaと総称される．なお，真核生物において鞭毛と運動性繊毛は歴史的経緯で異なる名称を与えられているが同一器官である（バクテリアの鞭毛は全く別物）．

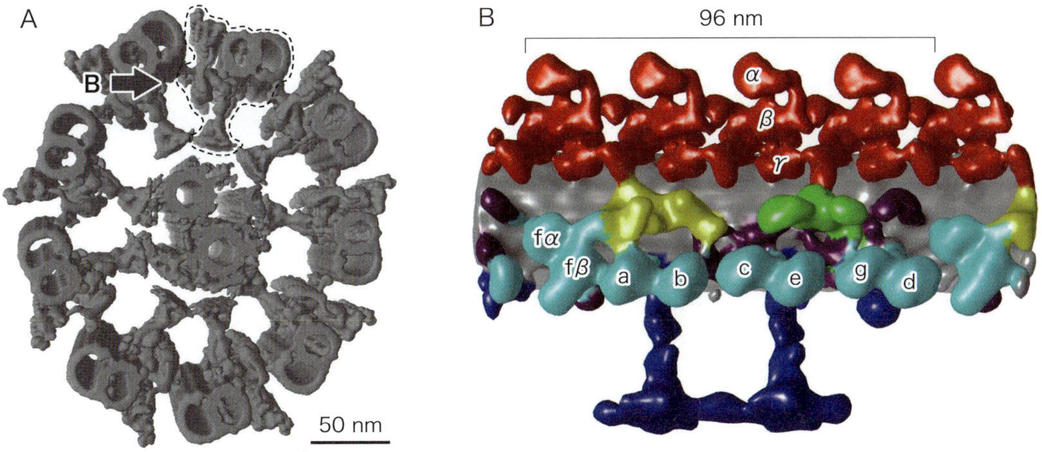
A
B
50 nm
B
96 nm
α
β
γ
fα
fβ
a
b
c
e
g
d

図2 クライオトモグラフィー法で三次元再構成した繊毛の構造
A）運動性繊毛の屈曲を担う軸糸部分の全体像．図1のトモグラムより，くり返し構造をサブトモグラムとして三次元的に切り出してアラインメントと平均化を行い，元のトモグラムの「9＋2構造」にはめ込んだ．繊毛の先端方向から見た．B）Aから1本の微小管二量体をとり出し，隣り合う微小管二量体の方向から見た図．ダイニン外腕（赤），内腕（水色），ラディアルスポーク（青），微小管二量体（灰色）を彩色して示している．96 nmのくり返しユニットを示した．（画像は文献1より転載）

析とトモグラフィーを併用して明らかにした[7]．隣り合う微小管二量体は軸糸ダイニンという巨大（約4,500残基）なモータータンパク質で結ばれている（図2A，図3A）．軸糸ダイニン（ダイニンファミリー構成分子のうち繊毛運動にかかわるタンパク質の総称）はモータードメインとよばれ環状に配置する6つのAAAドメイン※2（種間で高度に保存されている）と2本のコイルドコイル，および約1,500残基のN端からなり，ストークとよばれる長いコイルドコイルは隣の微小管二量体に延びていて，ATP加水分解サイクルに応じて結合・解離をくり返している（図3B）．N端ドメインとモータードメインはαヘリックスに富んだリンカーによって結ばれている．軸糸ダイニンは多数のアイソフォームをもち，特にN端ドメインはバラエティに富んでいる．繊毛内においてこれらアイソフォームが外腕（2または3分子のダイニンからなる）と内腕（8分子のダイニン）という2つの複合体を形成して隣あう微小管二量体を結んでいることは以前から知られていた[8)〜10)]．

※2 AAAドメイン
ダイニンの他，プロテオソームの調節タンパク質をはじめとする種々のシャペロンやSNARE結合タンパク質，クランプローダーなどに広く存在するATP加水分解モチーフである．

われわれは緑藻クラミドモナスの各種変異体を用いて，外腕・内腕を構成する11種類の軸糸ダイニンの微小管二量体における局在を明らかにした[11)12)]（図2B）．軸糸ダイニンのアイソフォームはATP加水分解の周期，微小管駆動の速度，トルクの生成などの性質が異なっている[13)]．定位置に精密に配置された11種のアイソフォームが波形等の屈曲運動の性質とどう関係しているかは今後の研究を待たねばならないが，生物物理学的に異なる性質をもつダイニン分子らが微小管二量体のくり返し周期内に配列している秩序形成は驚くほどであり，何らか機能上の必然性があってのことと思われる．

軸糸ダイニンはすべてモータードメインを細胞体側，N端ドメインを繊毛の先端側に向けて配置し，ATP加水分解に伴ってモータードメインを先端方向に8 nmスライドさせる[14)]（図3B）．かつて軸糸のダイニンの力発生のモデルとして提唱されていたようなモータードメインの大きな回転はみられず，むしろ微小管に対して平行なスライドが繊毛内における力発生のメカニズムだと判明した．ダイニン分子内部での力発生に関してはリンカーがリング状のモータードメイン上で方

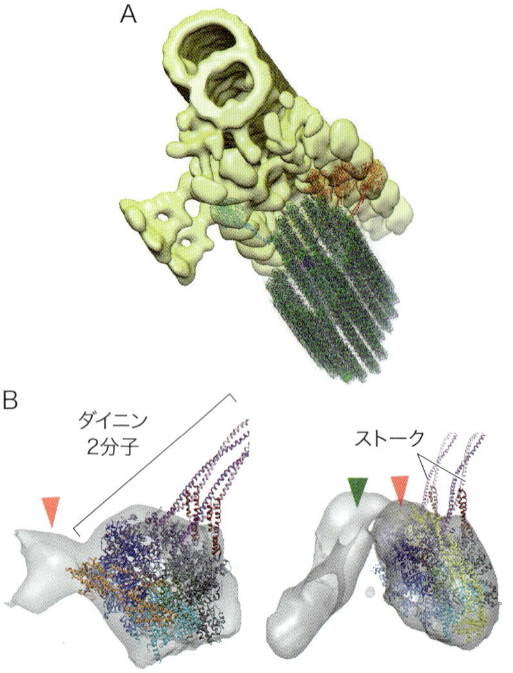
A
B
ダイニン
2分子
ストーク

図3　軸糸ダイニンのクライオトモグラフィー法に基づいた原子モデルの構築

A）図2Bのサブトモグラム平均にダイニンのモータードメイン[18]とチューブリン[26]の原子構造をフィットした．赤が外腕ダイニン3分子．水色が1分子の内腕ダイニン．緑と青がチューブリン．B）マウス気管繊毛のサブトモグラム平均像の外腕（ダイニン2分子からなる）にATP非存在下のダイニンモータードメインの原子構造をフィットし（右図），ATP存在下のトモグラム像（左図）に一致するようにリンカー（右図で黄色．左図でオレンジ色）を移動させた．この構造変化がダイニンモータードメインを微小管二量体にそって8 nm移動させ，ストークを介して隣の微小管二量体とのスライド運動を引き起こす．（Bは文献15より転載）

向転換することによって起きるということで，軸糸のトモグラフィー[15)16)]，単離したダイニンの単粒子解析[17)]，X線結晶構造解析[18)〜20)]で一致を見ている．トモグラフィー法のユニークな強みは分子の構造変化をより高次の文脈で記述することにある．外腕を構成する2分子の軸糸ダイニンが「歩く」様子[15)]や，微小管二量体上に24 nm周期で配列する外腕のダイニンが，ATPを加えた場合協同性をもって構造変化すること[14)]がわかってきた．これはダイニンが単なるモーターなのではなく，近隣のダイニンの動きを受けて変化するセンサー付きモーターであることを示唆している．

さらに今まで9本の微小管上に9回対称に配置していると思われていたダイニンに非対称性があること，クラミドモナスの2本の繊毛の場合対称性が破れているのは2本の繊毛が向かい合っている微小管上であることがわかった[21)]．クラミドモナス繊毛の非対称な波形（動き）は分子配置の非対称性から来ている可能性もある．同様に繊毛の根元の部分でもいくつかのダイニンが失われていたり他のダイニンに置き換わっていたりすることも知られている[12)22)]．今までの電顕技術だとダイニンの可視化のためにはサブトモグラムの平均化が必要だったため，ダイニンの局在の記述には限界があった．しかし近年位相板を用いてコントラストを圧倒的に高めることが可能になり[23)]，ダイニンの局在についてもより精密な記述が期待される．

おわりに—クライオトモグラフィー法の将来展望

direct electron detectorの開発は単粒子解析法における空間分解能の飛躍的な向上をもたらしたが，同様の進歩はクライオトモグラフィー法でも起きつつある．不安定な試料ステージや電子線照射で引き起こされた氷内での分子の移動によって低下していた分解能が，電顕像を数十ミリ秒単位のフレームに分割して解析できるdirect electron detectorの登場で大幅に改善された．ウイルスなど数十nm厚さの試料では原子分解能に迫るトモグラフィーも報告されている[24)]．しかし，細胞や細胞内器官のような数百nm厚さの試料の場合，電子の非弾性散乱や多重散乱によるノイズのせいで分解能はいまだ2 nm程度にとどまっている．エネルギーフィルターが非弾性散乱電子を除くのに用いられているが，電顕対物レンズの色収差（Cc）補正が進捗すれば非弾性散乱電子も解析の対象となり電顕像の大幅なクオリティ向上が期待できる．多重散乱電子の方は現在のところ対処法はなく新たなアイディアが求められるところである．凍結試料のFIB（focused ion beam）で作製した薄い切片を用いることも考えられる[25)]．この方法はダイヤモンドナイフによる超薄凍結切片に比べてアーティファクトが少ないメリットがあるが，連続切片が作製できない（1細胞から1枚の切片しかとれない）というデメリットがある．原子座標の細胞イメージングにはいまだいくつものブレークスルーが必要なゆえんである．

文献

1）Ishikawa T：Cilia, 4：3, 2015
2）Ishikawa T：Cold Spring Harb Perspect Biol, 9, 2017
3）Hart RG：Science, 159：1464-1467, 1968
4）Medalia O, et al：Science, 298：1209-1213, 2002
5）Bui KH & Ishikawa T：Methods Enzymol, 524：305-323, 2013
6）Oda T, et al：Science, 346：857-860, 2014
7）Maheshwari A, et al：Structure, 23：1584-1595, 2015
8）Mastronarde DN, et al：J Cell Biol, 118：1145-1162, 1992
9）Goodenough UW & Heuser JE：Cell, 41：341-342, 1985
10）Yagi T：Methods Cell Biol, 92：1-9, 2009
11）Bui KH, et al：J Cell Biol, 183：923-932, 2008
12）Bui KH, et al：J Cell Biol, 198：913-925, 2012
13）Kamiya R：Int Rev Cytol, 219：115-155, 2002
14）Movassagh T, et al：Nat Struct Mol Biol, 17：761-767, 2010
15）Ueno H, et al：Cytoskeleton (Hoboken), 71：412-422, 2014
16）Lin J, et al：Nat Cell Biol, 16：479-485, 2014
17）Roberts AJ, et al：Structure, 20：1670-1680, 2012
18）Kon T, et al：Nature, 484：345-350, 2012
19）Schmidt H, et al：Nat Struct Mol Biol, 19：492-7, S1, 2012
20）Schmidt H, et al：Nature, 518：435-438, 2015
21）Bui KH, et al：J Cell Biol, 186：437-446, 2009
22）Yagi T, et al：J Cell Sci, 122：1306-1314, 2009
23）Danev R, et al：Proc Natl Acad Sci U S A, 111：15635-15640, 2014
24）Yagi T, et al：J Biol Chem, 280：41412-41420, 2005
25）Villa E, et al：Curr Opin Struct Biol, 23：771-777, 2013
26）Alushin GM, et al：Cell, 157：1117-1129, 2014

参考図書・ウェブサイト

- **「岩波科学ライブラリー 189：太古からの9＋2構造－繊毛のふしぎ」**（神谷　律／著），岩波書店，2012年
- 石川　尚：**クライオトモグラフィー法による真核生物鞭毛の立体構造解析．**生物物理，52：190-193, 2012
- Swissinfo **「スイス－日本共同で鞭毛の動きを解明」**，2010（https://www.swissinfo.ch/jpn/sci-tech/スイス－日本共同で鞭毛の動きを解明/9009800）

Profile　著者プロフィール

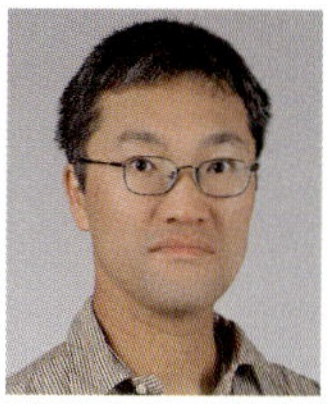

石川　尚：1990年東京大学理学部物理学科卒業．'95年同理学系大学院にてクライオ電顕による筋収縮制御機構の研究により博士（理学）．'95年理化学研究所基礎科学特別研究員．'98年から米国NIHで博士研究員としてClpプロテアーゼのクライオ電顕単粒子解析に従事した後，2004年にスイス連邦工科大学チューリッヒ校（ETH Zurich）にてグループリーダーとして繊毛・鞭毛のクライオトモグラフィー法による構造解析をはじめる．'10年スイスPaul Scherrer研究所シニアサイエンティスト，'14年からグループリーダー，'16年からETH Zurich教授兼任．細胞内での多数の分子の協同現象を可視化することをめざしている．

column

古典的アプローチへの回帰？

現代の分子細胞生物学者の一般的な研究スタイルは，ある生体現象に興味をもち，それを担う分子（遺伝子）を同定し解析するというものであろう．精製・抽出した分子の配列・構造・*in vitro*での機能を解析するか，細胞・組織内での局在や*in vivo*機能を研究するか，はたまた細胞・組織を分子の集合体として捉えるかの違いこそあれ，メカニズムを解明したい現象にかかわる分子を研究するという還元主義的ワークフローは共通である．クライオトモグラフィー法はもちろんダイニンの*in vivo*構造を解析して屈曲運動を説明すると言った還元主義的problem-driven型研究にとっても強い武器になるのだが，一方トモグラムのなかにはそれ以外の分子の膨大な情報も含まれている．残念ながらクライオトモグラフィー法は*in vivo*構造情報だけで分子同定できる分解能には達していない．分子種の同定をもたらしてくれるわけではないが，膨大な分子構造情報を含む三次元マップからどのようにして有意義な生物情報を得られるのかトモグラムを眺めつつ模索中である．ある意味百科全書的生物学にも通じる，discovery-driven型研究は現代において成り立つのだろうか．（石川　尚）

巨大ウイルスの構造解析
クライオ電子顕微鏡の新たな挑戦

岡本健太，村田和義

今世紀に入り巨大ウイルスの発見が相次いでいる．全長が数μmにも達するこれらウイルスは，細胞性生物の特徴をも併せもち，われわれがこれまで経験のしたことのない生命群が存在することが明らかになってきた．しかし，その大きさは光学顕微鏡的には小さく電子顕微鏡的には大きいため，これまで正確な構造研究はほとんど行われてこなかった．われわれはクライオ電子顕微鏡の新たな挑戦として巨大ウイルスのより精密な構造解析を行っている．本稿ではその研究の一端を解説し，クライオ電子顕微鏡技術のさらなる可能性を展望する．

キーワード　クライオ電子顕微鏡法，巨大ウイルス，トモグラフィー解析，単粒子解析，氷包埋法

はじめに

クライオ電子顕微鏡法の一つの特徴として，構造解析できるタンパク質複合体の分子量の範囲が桁違いに広いことがあげられる．これまで小さいものでは数十kの酵素タンパク質から大きなものでは数百Mのウイルス粒子までが原子分解能で構造解析されている[1)2)]．ところが昨今相次いで発見される巨大ウイルス※は，その大きさをはるかに超えて全長が数百nmから数μmに及ぶものまで存在する[3)]．ただし，これら巨大ウイルスの大きさは，光学顕微鏡的には小さく電子顕微鏡（電顕）的には大きい．

これまで巨大ウイルスの構造研究では，主として厚さ100 nm以下の超薄切片を用いた電顕観察が行われてきた[4)]．しかし，このようなスライス像の観察では，正確なウイルス粒子の全体構造を把握することは難しい．例えば，切片の染色汚れや，伸縮，シワなどもアーティファクトとして構造を誤解釈する危険性がある．

※　巨大ウイルス
一般に最小の細胞性生物であるマイコプラズマ（直径約200 nm）よりも大きなウイルスで，共通の特徴として膜に覆われたDNAをもつことから巨大核質DNAウイルスとして分類される．

そこで，われわれは急速凍結による氷包埋試料を用いた巨大ウイルスのクライオ電顕観察に挑戦している．ただ，現在のクライオ電顕技術はそのような超巨大分子の構造解析には完全に対応していない．本稿では，巨大ウイルスのクライオ電顕構造解析を紹介するとともに，その困難や新たな応用例にも言及し，クライオ電子顕微鏡のさらなる可能性について展望する．

1 超高圧電子顕微鏡，位相差電子顕微鏡による巨大ウイルス内部構造の解析

巨大ウイルスにおける興味の一つは，その内部構造にある．その細菌に匹敵する巨大な粒子内にどのような小器官が存在し，ウイルスゲノムがどのように格納されているかという疑問が起こる．最初に紹介するピソウイルスは2014年にシベリアの2万年前の氷床コアから発見された世界最大の巨大ウイルスである[5)]．アンフォラ型とよばれる壷状の構造をし，壷の開口部は「コルク」とよばれる構造体でまさに栓がされている．

Structural analysis of giant viruses: a new challenge in cryo-electron microscopy
Kenta Okamoto[1)]/Kazuyoshi Murata[2)] : BMC, Uppsala University[1)]/National Institute for Physiological Sciences（ウプサラ大学BMC[1)]/自然科学研究機構生理学研究所[2)]）

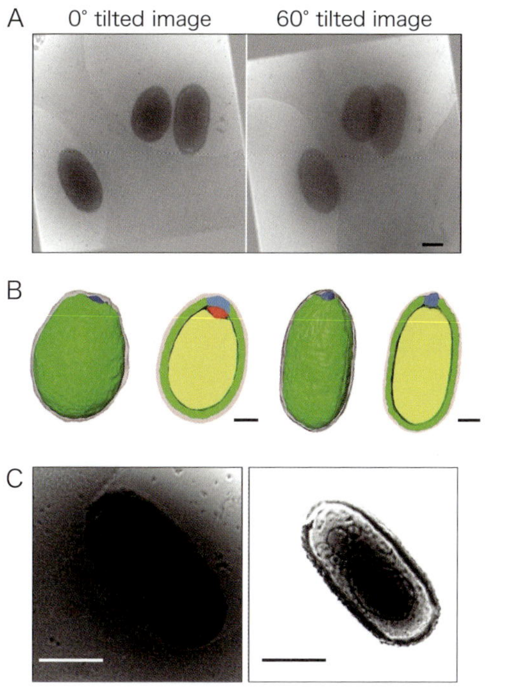
A
0° tilted image
60° tilted image
B
C

図1 ピソウイルスのクライオ電子顕微鏡構造解析
A）ピソウイルスのクライオ超高圧電子顕微鏡像（1,000 kV）．非傾斜像（左）と60°傾斜像（右）．スケールバー＝500 nm．B）電子線トモグラフィーにより再構築されたピソウイルス．緑：テグメント，黄：DNA，青色：コルク，赤：袋状構造．スケールバー＝200 nm．C）ピソウイルスのZernike位相差クライオ電子顕微鏡像（200 kV）．元画像（左）とハイコントラスト像（右）．スケールバー＝500 nm．（写真は文献6より転載）

われわれのクライオ電顕による測定では，短径810±60 nmに対して長径は1,530±230 nmと多様な大きさをもつことがわかった[6]．一方，その内部構造については，通常の電子顕微鏡（100～200 kV）では電子線の透過能が不十分で，ピソウイルスの内部を直接投影して観察することができなかった．

われわれは，ピソウイルスの内部構造をクライオ超高圧電子顕微鏡（1,000 kV）[7]を用いて観察することにした．1,000 kVで加速された電子線はピソウイルス全体を透過し，さらにその全体構造をトモグラフィー解析することで，コントラストを失うことなく三次元再構築することができた（図1）．ピソウイルスはテグメントとよばれる壺型の殻（図の緑色）の内部に膜で囲まれた比較的均一なDNA（図1黄色）を示した．開口部は「コルク」で蓋がされ，コルクとDNAの間にこれらをつなぐ膜状構造（図1の赤色）をもつ粒子もみられた．

われわれはさらにZernike位相板を用いた位相差クライオ電子顕微鏡（200 kV）[8)9]を使って，ピソウイルス内部の微妙な密度差を可視化することにした．この位相差クライオ電子顕微鏡は，カーボン薄膜でできたZernike式の位相板を対物レンズの後焦点面に挿入することによって，無染色の氷包埋試料から位相コントラストを積極的に回復させる．結果，いくつかのピソウイルスで内部に複数の膜状構造を含むことが確認できた（図1C）．このことから，ピソウイルスの内部にはウイルスゲノムに加えて細胞性生物がもつような何らかの小器官が存在することが新たに示唆された．

2 エネルギーフィルターを用いた巨大ウイルス周辺構造の解析

電子顕微鏡用エネルギーフィルターは，像質の低下を引き起こす試料からの非弾性散乱電子を除くことで，厚い試料からでも明瞭な像を得ることができる[10]．われわれは200 kV電子顕微鏡に付加されたエネルギーフィルターを用いることで，ピソウイルスの詳細な粒子周辺構造を観察した（図2）．その結果，ピソウイルスは糖鎖のような低密度物質で覆われていることがわかった．また粒子内部のDNAは脂質二重膜に包まれていた．これらはピソウイルスが細胞性生物のような複雑な表層をもつことを示した．

3 巨大正二十面体ウイルス粒子構造の解析

正二十面体構造をもつ巨大ウイルスの分類にマルセイユウイルス科がある[11]．われわれはマルセイユウイルス科の一種メルボルンウイルス（MelV）の構造をクライオ電顕単粒子解析により明らかにした[12]．その結果，MelVのカプシドは他の大型正二十面体ウイルスでみられるような五角形（pentasymmetron）と三角形（trisymmetron）を組合わせたT=309の準正二十面体対称（quasi-equivalent icosahedral sym-

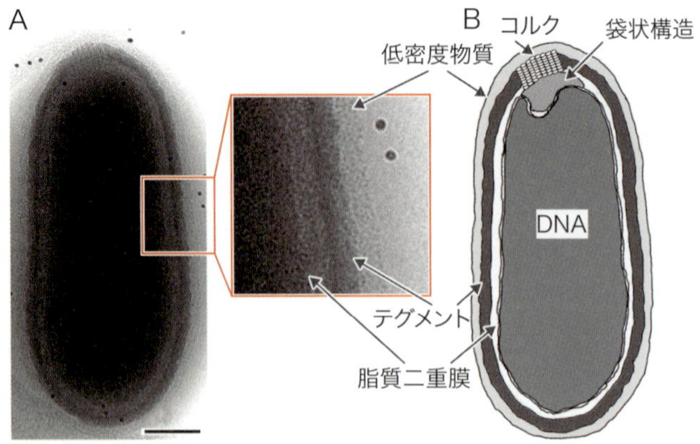
A
B
コルク
袋状構造
低密度物質
DNA
テグメント
脂質二重膜

図2 ピソウイルス粒子の周辺構造
A）エネルギーフィルターを使ったピソウイルスのクライオ電子顕微鏡像（左）とその拡大像（右）．スケールバー＝200 nm．B）ピソウイルス粒子構造の模式図．（写真は文献6より転載）

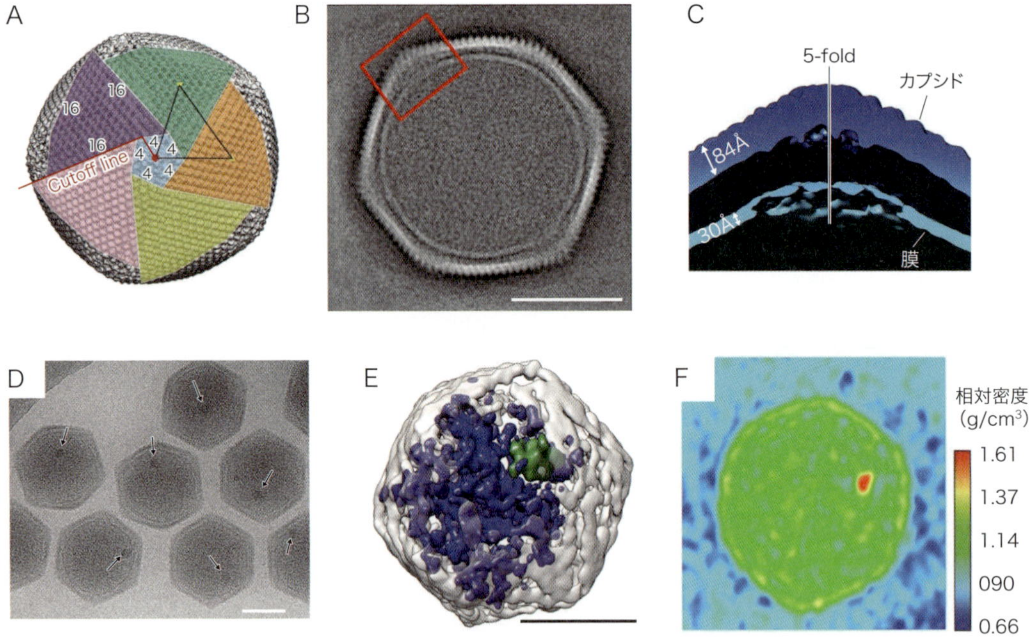
A
16
16
16
4
4
4
4
4
Cutoff line
B
C
5-fold
カプシド
84Å
30Å
膜
D
E
F
相対密度
(g/cm³)
1.61
1.37
1.14
090
0.66

図3 メルボルンウイルスのクライオ電子顕微鏡構造解析
A）メルボルンウイルス（MelV）のカプシドは五角形と三角形を組合わせたT=309の準正二十面体対称で形成される．B）ゲノムDNAは脂質二重膜に包まれている．スケールバー＝100 nm．C）脂質二重膜は正二十面体の5回対象軸の下でカプシドに固定されている．D）MelVには粒子内にわれわれがLDBと名付けた点状の構造体が必ず一つ存在する（矢印）．スケールバー＝100 nm．E）MelVの電子線トモグラフィーによる三次元再構成像．スケールバー＝100 nm．F）LDBの密度は電子線トモグラフィーの一断面画像のコントラストから推定された．（写真は文献12より転載）

metry)[13)14)]で形成されていることがわかった(図3A).また,巨大ウイルスの特徴である膜に囲まれたウイルスゲノムが,5回対称軸の直下でカプシドに固定されている様子が観察された(図3B, C).

一方で,巨大ウイルスの解析では計算に必要な粒子の画素数が大きくなるため,解析には莫大な時間と計算機の特殊なリソースが必要となる.実際,MelVの単粒子解析の分解能は,現在われわれが使用しているCPU/GPUクラスターの計算能力とメモリー量に制限されている.今後,さらに高分解能の構造解析を進めるためには大容量の計算システムの構築が必要である.

4 巨大ウイルスの内部密度分布の解析

クライオ電顕像は試料中の原子からの直接的な散乱により形成されるため,狭い範囲では密度とコントラストが比例する[15)].われわれはこれを用いてクライオ電顕画像から巨大ウイルス内部の密度分布を推定した[12)].

MelVには粒子内にわれわれがLDB(large and dense body)と名付けた点状の構造体が必ず一つ存在する(図3D)[12)].しかし,現在のところLDBが何であるかをとり出して調べることはできない.そこで,LDBの密度を電子線トモグラフィーによる一断面画像から推定した(図3E, F).周辺のアモルファス氷(0.99 g/cm^3)とカプシド(一般的なタンパク質:1.36 g/cm^3)のそれぞれのコントラストからウイルス粒子の密度とコントラストの関係を算出し,このLDBの密度が約1.60 g/cm^{3}であると推定した.これは真核生物のリボソームの密度に等しい[16)].しかし,MelVのプロテオミクス解析からはリボソームタンパク質は検出できなかった[12)].本結果はMelVに真核生物の核小体に相当するようなリボソーム以外のRNA-タンパク質複合体が存在することを予想させた.

おわりに

クライオ電子顕微鏡は,さまざまなタイプの生物試料をそのまま凍らせて構造解析することができる.これはタンパク質複合体に限らず,数μmにも及ぶ巨大ウイルスの構造解析にも応用できる.ただ,現在のところ装置の性能や画像解析ソフトウエアの仕様がそのような超巨大分子複合体の構造解析には対応していない.今後,巨大ウイルスの構造解析を通して見えてきた限界や問題点を一つひとつ克服していくことによって,クライオ電子顕微鏡の応用範囲をさらに広げていきたいと考えている.

本研究は,新学術領域研究「ネオウイルス学」(17H05825)の支援により行われました.

文献

1) Murata K & Wolf M:Biochim Biophys Acta, 1862:324-334, 2018
2) Merk A, et al:Cell, 165:1698-1707, 2016
3) Aherfi S, et al:Front Microbiol, 7:349, 2016
4) Abergel C, et al:FEMS Microbiol Rev, 39:779-796, 2015

column

巨大ウイルスの発見が教えてくれるもの

本文でも述べたように今世紀に入り急に巨大ウイルスの発見が相次いでいる.これは特に何かの技術革新や大発見があったからではない.2003年にそれまでブラッドフォード球菌と言われていた直径0.5μmほどの細菌が,よくよく調べてみるとウイルスであることがわかり,生物を真似た(mimic)という意味から「ミミウイルス」と名付けられた.それ以降,類似の巨大正二十面体ウイルスが相次いで発見され.2013年のパンドラウイルスの発見からは,壺型とよばれる1μmを超える超大型ウイルスも知られるようになった.これらは,リボソームをもたないことを除いて細胞性生物に近い特徴を示し,われわれのこれまでの常識を覆す存在となった.この冗談のような巨大ウイルス発見の秘話を振り返っても,われわれが日頃いかに常識に囚われているかを思い知らされる.巨大ウイルスの発見は,その新規性の一方で,われわれの固定観念の強さを思い知らせてくれる存在でもある.

(村田和義)

5）Legendre M, et al：Proc Natl Acad Sci U S A, 111：4274-4279, 2014
6）Okamoto K, et al：Sci Rep, 7：13291, 2017
7）Murata K, et al：Sci Rep, 6：34934, 2016
8）Murata K, et al：Structure, 18：903-912, 2010
9）Dai W, et al：Nat Protoc, 9：2630-2642, 2014
10）Koster AJ, et al：J Struct Biol, 120：276-308, 1997
11）Colson P, et al：Arch Virol, 158：915-920, 2013
12）Okamoto K, et al：Virology, 516：239-245, 2018
13）Sinkovits RS & Baker TS：J Struct Biol, 170：109-116, 2010
14）Yan X, et al：J Virol, 79：9236-9243, 2005
15）Vulović M, et al：Ultramicroscopy, 136：61-66, 2014
16）Vournakis J & Rich A：Proc Natl Acad Sci U S A, 68：3021-3025, 1971

Profile　筆頭著者プロフィール

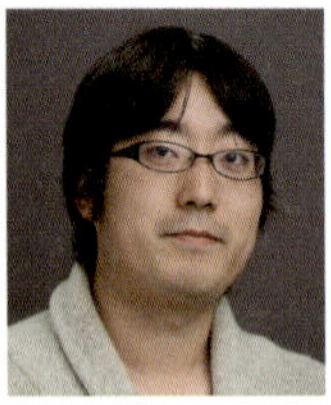

岡本健太：ウプサラ大学バイオメディカルセンター研究員．名古屋市立大学薬学研究科修士課程修了後，長崎大学熱帯医学研究所にて博士課程修了．2013年より，ウプサラ大学に籍を移し，X線レーザーやクライオ電子顕微鏡を使用したウイルス粒子の単粒子解析をテーマに研究に取り組んでいる．現在，病原性ウイルスから環境ウイルスまで，その機能的な粒子構造や進化に興味をもつ．特に巨大ウイルスの独特な構造を明らかにし，最終的には巨大ウイルスがどのように進化してきたかという疑問に迫りたい．

特集関連書籍のご案内

実験医学増刊 Vol.32 No.10

構造生命科学で何がわかるのか，何ができるのか

～最先端のタンパク質解析技術から構造情報の活用事例，創薬展開まで

田中啓二，若槻壮市／編

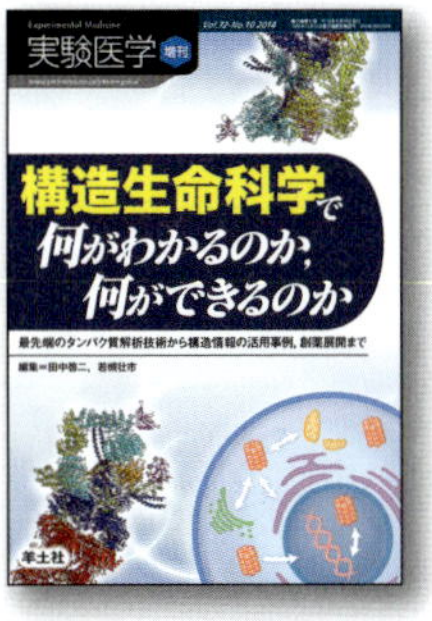
実験医学 増刊
構造生命科学で何がわかるのか，何ができるのか

タンパク質の構造解析によってわかってきた最新の成果を，構造科学の専門家だけでなく分子・細胞生物学者も対象にしてわかりやすく解説しました．

B5判　230頁　2014年6月発行
定価（本体 5,400円＋税）
ISBN 978-4-7581-0339-8

実験医学増刊 Vol.32 No.2

研究成果を薬につなげる アカデミア創薬の戦略と実例

長野哲雄／編

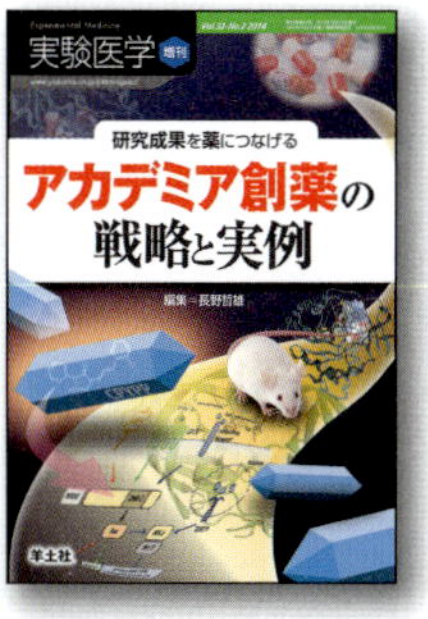
実験医学 増刊
研究成果を薬につなげる
アカデミア創薬の戦略と実例

基礎研究の成果を創薬へ！スクリーニング・最適化研究・産学連携など，重要なポイントを具体的に解説．注目の標的からの創薬展開，疾患領域ごとのニーズも紹介した実用書．

B5判 220頁　2014年1月発行
定価（本体 5,400円＋税）
ISBN 978-4-7581-0336-7

実験医学 Vol.31 No.3

構造から創薬に向かう GPCR研究

～シグナルを呼び起こす，そのダイナミクス

小笹　徹／企画

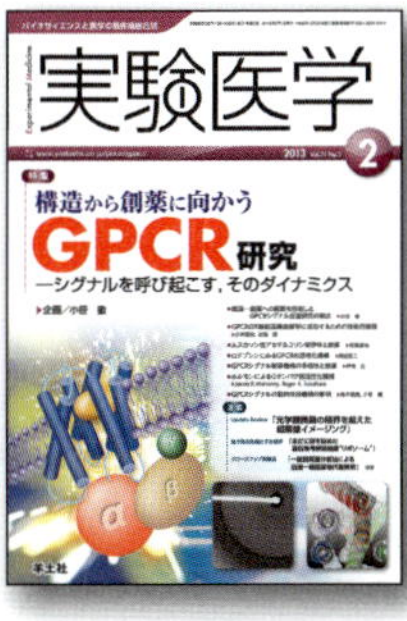
実験医学
構造から創薬に向かう
GPCR研究
―シグナルを呼び起こす，そのダイナミクス

2012年ノーベル化学賞受賞テーマ！市販薬の約半分が標的とするGタンパク質共役型受容体．シグナル作用機構から，膜タンパク質構造解析の技術まで最新トピックを紹介．

B5判　125頁　2013年1月発行
定価（本体 2,000円＋税）
ISBN 978-4-7581-0092-2

基礎からしっかり学ぶ 生化学

山口雄輝／編著，
成田　央／著

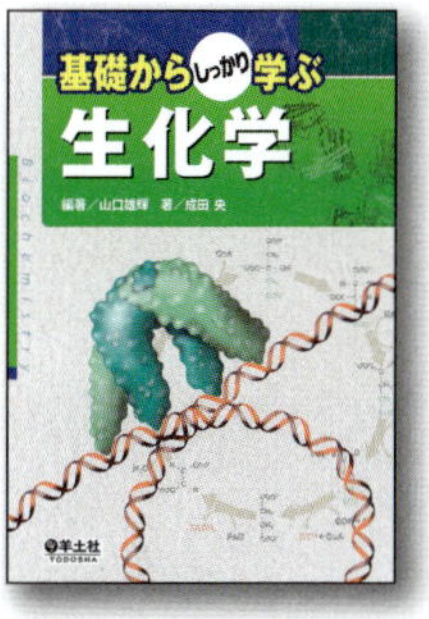
基礎からしっかり学ぶ
生化学

翻訳教科書に準じたスタンダードな章構成で，生化学の基礎を丁寧に解説．本文の読みやすさ，図の見やすさにこだわった，理工系ではじめて学ぶ生化学として最適な教科書！

B5判　245頁　2014年10月発行
定価（本体 2,900円＋税）
ISBN 978-4-7581-2050-0

無敵のバイオテクニカルシリーズ

改訂第4版 タンパク質実験ノート

上巻～タンパク質をとり出そう（抽出・精製・発現編）
下巻～タンパク質をしらべよう（機能解析編）

岡田雅人，三木裕明，宮崎　香／編

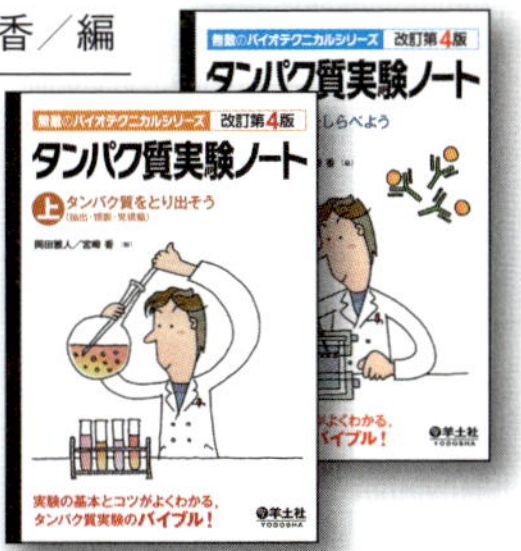
無敵のバイオテクニカルシリーズ 改訂第4版
タンパク質実験ノート
実験の基本とコツがよくわかる，タンパク質実験のバイブル！

基礎系の学生必携の実験入門書！実験の原理からプロトコール，困った時のトラブルシューティングまでをわかりやすく解説．

A4判　㊤215頁　㊦222頁
2011年12月発行
定価（本体 4,000円＋税）
㊤ISBN 978-4-89706-943-2
㊦ISBN 978-4-89706-944-9

実験医学別冊　目的別で選べるシリーズ

目的別で選べる タンパク質発現プロトコール

～発現系の選択から精製までの原理と操作

永田恭介，奥脇　暢／編

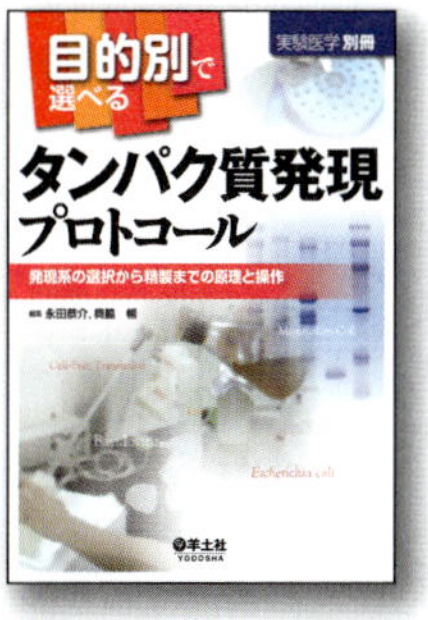
実験医学 別冊
目的別で選べる
タンパク質発現プロトコール

実験の原理や操作の根拠，実験条件の考え方などをトコトン詳しく．トラブルシューティングも原因から詳しく解説．実験操作は随所にイラストを用いて視覚的にわかりやすく．

B5判　268頁　2010年3月発行
定価（本体 4,200円＋税）
ISBN 978-4-7581-0175-2

発行 羊土社 YODOSHA　〒101-0052　東京都千代田区神田小川町2-5-1　TEL 03(5282)1211　FAX 03(5282)1212
E-mail：eigyo@yodosha.co.jp
URL：www.yodosha.co.jp/
ご注文は最寄りの書店，または小社営業部まで

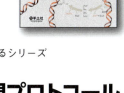

特集関連バックナンバーのご案内

本特集「**クライオ電子顕微鏡で見えた生命のかたちとしくみ**」に関連した，これまでの実験医学特集・増刊号の一部を以下にラインナップしました．分野の歴史の学習から関連トピックの理解まで，ぜひお役立てください．

実験医学 1987年増刊号 Vol.5 No.11
遺伝子工学総集編
編集／村松正実

実験医学 1988年6月号 Vol.6 No.6
蛋白質工学
企画／池原森男

実験医学 1995年11月号 Vol.13 No.17
蛋白質の高次構造と分子認識
企画／稲垣冬彦

実験医学 1996年増刊号 Vol.14 No.2
GTP結合蛋白質
監修／宇井理生，上代淑人，編集／高井義美，堅田利明，成宮 周

実験医学 1997年9月号 Vol.15 No.14
セリン/スレオニンキナーゼ
企画／日高弘義

実験医学 2000年1月号 Vol.18 No.1
ドメイン構造と情報伝達のクロストーク
企画／竹縄忠臣

実験医学 2001年6月号 Vol.19 No.8
ポストシークエンス時代を担う構造ゲノム科学入門
企画／横山茂之

実験医学 2006年11月号 Vol.24 No.17
構造解析から見えてきたタンパク質の多彩な機能
企画／岩田 想

実験医学 2009年6月号 Vol.27 No.9
タンパク質の構造異常
企画／長谷川成人

実験医学 2014年3月号 Vol.32 No.4
TRPチャネルで感じるしくみ，動かすしくみ
企画／富永真琴

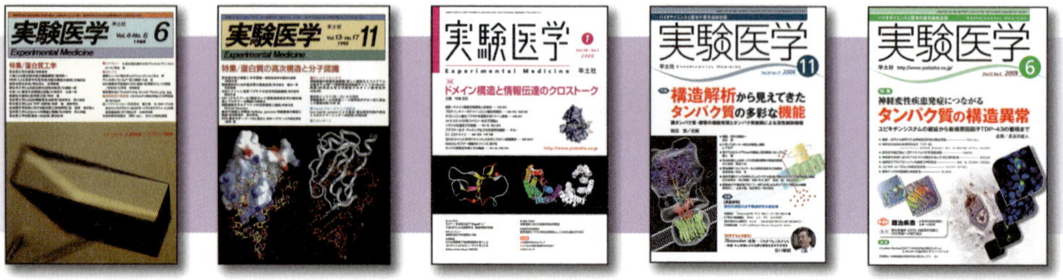

実験医学
特集/蛋白質工学
実験医学
特集/蛋白質の高次構造と分子認識
実験医学
ドメイン構造と情報伝達のクロストーク
実験医学
構造解析から見えてきたタンパク質の多彩な機能
実験医学
タンパク質の構造異常

2015年以前の号は羊土社ホームページから電子版（PDF）でご購入できます

DIGITAL ARCHIVE ～電子バックナンバー～

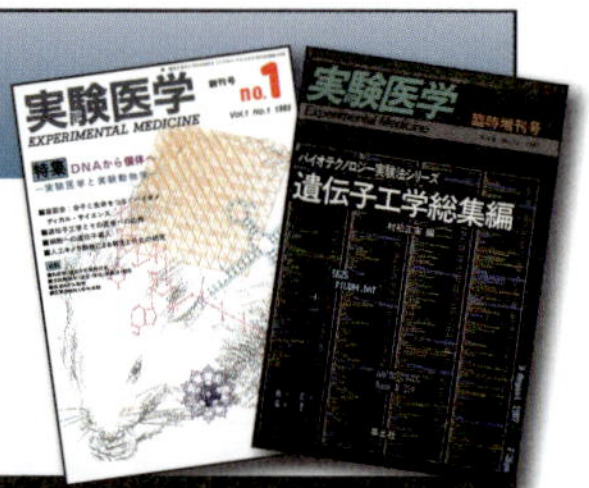

実験医学
EXPERIMENTAL MEDICINE
no.1
遺伝子工学総集編

「実験医学」既刊誌をデジタルデータで復刻いたしました．

現在市販されていない「実験医学」既刊誌の，1983年創刊号から2015年までを電子版（PDF）にて取り揃えております．

実験医学online　**www.yodosha.co.jp/jikkenigaku/archive/**

実験医学　Experimental Medicine　次号予告

次号(2018年6月号)のご案内

特集　がんは免疫をいかに抑制するのか
免疫チェックポイント阻害剤の真の標的を求めて(仮題)

企画／西川博嘉(国立がん研究センター)

抗PD-1抗体の登場によって，がん免疫療法は第4のがん治療となりました．従来の抗がん剤と比較して進行がん患者でも劇的な効果を示す一方，治療効果の個人差，耐性の出現，副作用などの課題も見えてきました．がんがどのように免疫を抑制し生き延びるのか，そのメカニズムを知ることががん免疫療法の成功，さらにはがん征圧のための重要な鍵となっています．一方，免疫チェックポイント阻害剤の臨床応用により，ヒトにおける免疫抑制システムの新しい形が見えてきたという側面もあります．本特集では，がんによる免疫抑制システムの焦点を当てつつ，その解明による新たな治療戦略，がん研究によって進む免疫学の展望までを幅広くご紹介します．

目次

連載

Next Tech Review

私の実験動物、やっぱり個性派です！

… など，注目の連載が充実！

※予告内容は変更されることがあります

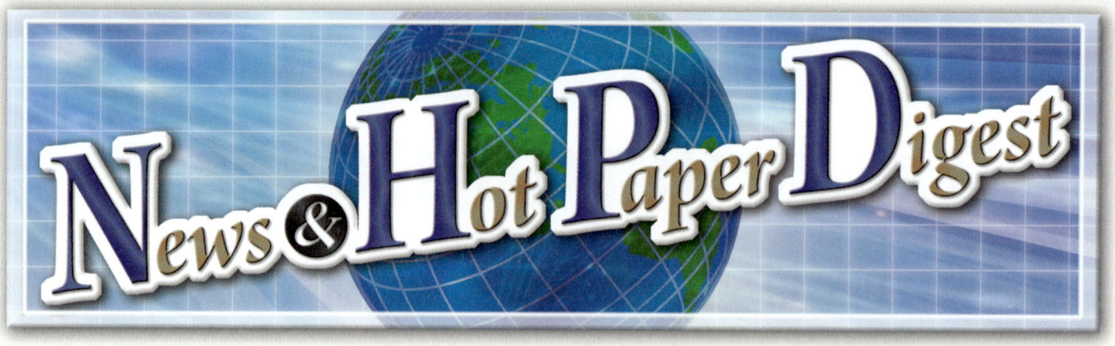
News & Hot Paper Digest

トピックス

ヒトゲノムの稀な多型が遺伝子発現に及ぼす影響

ありふれた疾患の遺伝的背景を解明する研究では，集団内の多くの患者が共有している多型に加えて，ごく少人数にしか見つからないような“稀な多型”の寄与が重要視されている（**図1**）．稀な多型のなかでも，タンパク質コード領域のものは機能的意義が予測しやすいうえに数が限られているので，積極的に研究されてきた．ところが，ゲノムの大部分を占める非コード領域に存在する稀な多型については，遺伝子発現への影響が予想されるも，その実態はいまだ明らかになっていない．

Genotype-Tissue Expression (GTEx) プロジェクトは，ヒトの種々の組織における遺伝子発現量と関連する多型の同定を目的とした大規模プロジェクトで，本コーナーでも度々紹介されてきた．2017年10月，GTExが第2フェーズに移行したことに伴って複数の原著論文がNature誌に掲載された．そのなかでも，稀な多型の遺伝子発量への影響を扱ったLiらの報告を紹介したい（**Li X, et al：Nature, 550：239-243, 2017**）．

Liらは，GTExに登録されたヨーロッパ系の提供者123人の全ゲノム配列および44の組織のRNAseqデータを用い，稀な多型が遺伝子発現に及ぼす影響を包括的に評価した．彼らは，特定の遺伝子発現量が，複数の組織にわたって，他の提供者のそれと比べて非常に高い，あるいは非常に低い提供者に着目した．このような提供者－multi-tissue expression outliers（以降，単にoutliersとする）が保有する多型が，非outliersが有する多型といかなる違いを見せるのかを詳細に検討した．その結果，過小発現を示すoutliersの58％，過剰発現を示すoutliersの28％が，該当する遺伝子およびその近傍に，マイナーアレル頻度が

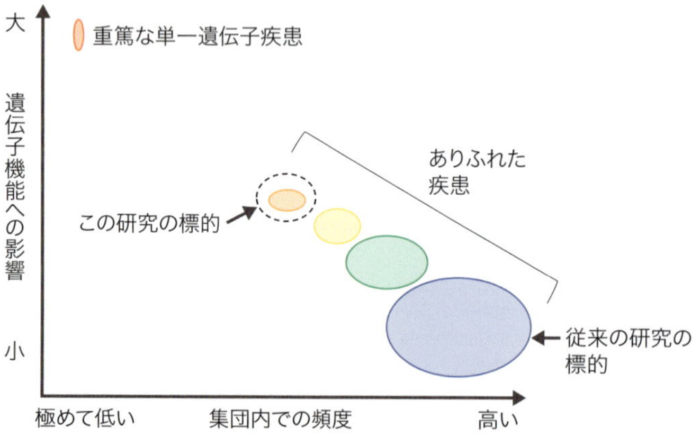
大
重篤な単一遺伝子疾患
遺伝子機能への影響
ありふれた疾患
この研究の標的
従来の研究の標的
小
極めて低い
集団内での頻度
高い

図1　疾患別にみたヒトゲノム中の多型の頻度と効果の関係
重篤な単一遺伝子疾患の原因となる多型は，集団中での頻度はきわめて低いが，個々の多型が遺伝子機能に与える影響は非常に大きい（グラフの左上部分）．一方，2型糖尿病のようなありふれた疾患のリスクに寄与する多型は，集団中に高頻度で存在しているが，個々の多型が遺伝子機能に与える影響は非常に小さい（グラフの右下部分）．Liらが標的としたのは，集団中での頻度が低いが遺伝子機能への効果が強い多型で（グラフの中央部），ありふれた疾患のリスクに大きく寄与している．

1％未満で，なおかつ機能的に重要な部位の多型（スプライス部位・転写開始点など）を保有していたこと，非outliersではこの割合は8％程度にすぎないこと明らかになった．また，Liらは，稀な多型の遺伝子発現への影響を予測する新たな統計モデルRIVER（RNA-informed variant effect on regulation）を開発した．従来，多型の機能的意義を予測はゲノム・エピゲノムのアノテーション情報等に依存していたが，これにGTExのゲノム・トランスクリプトーム情報を加えることにより，予測力が向上している．また，培養細胞とゲノム編集技術を用いて，RIVERの予測結果が正しいことを実験的にも確認している．

Liらの研究によって，稀な多型が遺伝子発現に大きな影響を及ぼしていることが全ゲノムレベルで実証されたわけだが，outliersのなかには稀な多型を保有していなかった者も多数存在しているので，さらなる調査・解析は必要であろう．また，今回主に使用されたのは123人分のデータなので，アレル頻度が0.4％を大きく下回るような多型は考慮できていないことになる．より多人数のゲノム・トランスクリプトーム情報を統合することにより，RIVERの予測力もさらに向上するかもしれない．

（東京大学大学院新領域創成科学研究科先端生命科学専攻人類進化システム分野　中山一大）

トピックス

出芽酵母のINO80複合体による新規のヌクレオソームスライディング機構

複製・修復・組換え・転写など，DNA上で起こるさまざまなイベントが適切に進行するためには，クロマチンの構造変換が重要である．この構造変換には，ATP依存的に働く4種類の複合体（ISWI，CHD，SWI/SNF，INO80）が関与するが，なかでもINO80はヒストンバリアントの交換とヌクレオソームのスライディング反応を触媒する興味深い因子である[1]．他の複合体もスライディング反応を触媒するが，その分子機構の違いについては，いまだ不明な点が多い．今回，Narlikarらは，1分子FRET計測を含むさまざまな実験手法を用いてINO80によるスライディング反応を詳しく解析し，その分子機構が既知のものとは異なることを明らかにした[2]．

まずゲル電気泳動や（1分子ではないアンサンブル型の）FRET計測（以下，計測法Ⅰ）により，INO80のスライディング活性はflanking DNA（ヌクレオソームの外部に存在するDNA）の鎖長に強く依存することを明らかにした（40 bpではほとんど活性がなく，60 bpで約100倍，80 bpで約300倍に活性が上昇する）．興味深いことに，flanking DNAの鎖長はINO80のATPase活性には影響せず（ISWIの場合，スライディング活性とATPase活性は共役することが知られている），REAアッセイ（*Pst* Ⅰに対する感受性の有無によりヌクレオソームの構造変化を調べる手法）では40 bpにも有意な構造変換活性がみられた．また*Pst* Ⅰサイトがヌクレオソーム内のどこにあっても切断可能な構造に変換できるSWI/SNFとは異なり，INO80の場合にはヌクレオソーム内の特定の位置でのみ*Pst* Ⅰ感受性が観察された．

次に1分子FRET計測（以下，計測法Ⅱ）による解析を試みたところ，INO80の場合には，ATP添加後の静止時間は長いものの，いったんスライディングを開始してしまえば，ほぼ途中で静止することなく，ヌクレオソームを長距離（～20 bp）にわたりスライディングさせる（プロセッシブな性質を有する）ことが明らかとなった．ISWIの場合は，数bpごとに静止し，flanking DNAの鎖長を検知しながらスライディングさせるといわれており，両者のスライディング機構は大きく異なると考えられる．また①flanking DNA鎖長の影響が計測法Ⅰでは観察されるのに対し，計測法Ⅱでは観察されないこと，②計測法Ⅰよりも計測法Ⅱにおけるスライディング速度の方が速く見えることから（ISWIでは両者は一致する），鎖長感受性を示す遅い反応素過程が存在し，それが計測法Ⅱでは光退色により

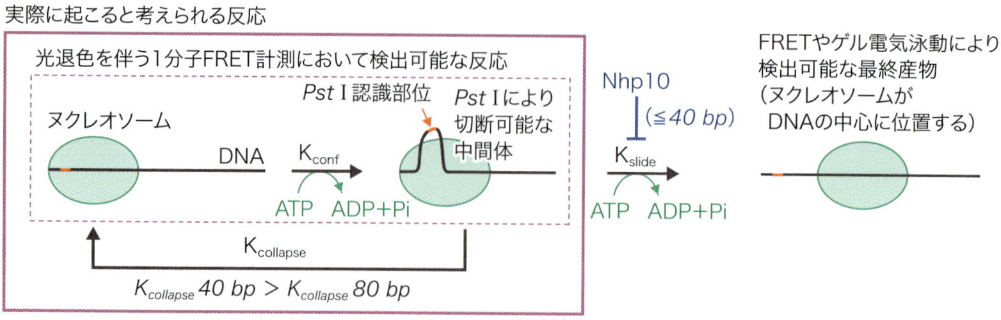
実際に起こると考えられる反応
光退色を伴う1分子FRET計測において検出可能な反応
ヌクレオソーム
DNA
Kconf
ATP
ADP+Pi
Pst I 認識部位
Pst I により切断可能な中間体
Kcollapse
Kcollapse 40 bp > Kcollapse 80 bp
Nhp10
(≦40 bp)
Kslide
ATP
ADP+Pi
FRETやゲル電気泳動により検出可能な最終産物（ヌクレオソームがDNAの中心に位置する）

図2　INO80による新規のヌクレオソームスライディング機構

緑色の楕円はヌクレオソーム（Nuc），直線はDNA（橙色部分は*Pst* I サイト）を示す．INO80の働きにより，DNAの片端に位置するNucは，DNAの中央部分にスライドする．まずATP加水分解のエネルギーを利用して，*Pst* I によるDNA切断が可能な中間体（REAアッセイにおいて検出可能）が生成する（速度定数 k_{conf}）．このとき，まだスライディングは起こっていない．この中間体は，元の状態に戻るか（速度定数 $k_{collapse}$），再びATP加水分解のエネルギーを利用して中央部へとスライディングするか（速度定数 k_{slide}），いずれかの経路を辿る．いずれの反応もflanking DNAの鎖長依存的であるが，40 bp以下の場合，Nhp10モジュールが後者の反応を阻害するため，スライディングは起こらない．また前者の反応は遅いため，光退色を伴う1分子FRET計測では観察できない．ISWIによるスライディング反応とは異なり，INO80による後者のスライディング反応は，ほとんど途中で静止することなく，プロセッシブに進む（文献2より引用）．

マスクされているのではないかと考え，光退色を生じない条件下で再度計測法Ⅱによる測定を行い，この考え方が正しいことを示した．最後に，Δ*nhp10*株から精製したINO80（DNA/ヌクレオソーム結合活性を有するNhp10モジュールを欠くINO80，以下INO80-ΔNhp10）を用いて同様の解析を行い，野生型INO80の活性と比較したところ，REAアッセイでは両者に差が無いにもかかわらず，計測法Ⅰによる解析ではflanking DNAの鎖長に対する感受性が顕著に減弱していることが明らかとなった（INO80-ΔNhp10の場合，40 bpでも野生型の約100倍に活性が上昇する）．以上の結果をもとに，彼らはINO80によるスライディング機構に関して新たなモデルを提唱した（**図2**）．INO80は，*in vitro*のゲノムワイドなヌクレオソーム再構成系において+1 Nucの位置決めを行う役割を担うとともに[3]，MINC（MOT1，INO80，NC2）としてプロモーター近傍におけるノンコーディングRNAの産生を抑える機能を有する[4]．今回提唱された新規のスライディング機構は，これらのINO80特異的な機能の発現にどのようにかかわるのか，興味がもたれる．また近年，SWI/SNFのみならず，INO80についてもがんとの関連が示唆されていることから[5]，今後の研究の進展が期待される．

文献

1) Clapier CR, et al : Nat Rev Mol Cell Biol, 18 : 407-422, 2017
2) Zhou CY, et al : Mol Cell, 69 : 677-688.e9, 2018
3) Krietenstein N, et al : Cell, 167 : 709-721.e12, 2016
4) Xue Y, et al : Mol Cell, 67 : 594-607.e4, 2017
5) Zhang S, et al : Oncogene, 36 : 1430-1439, 2017

（横浜市立大学大学院
生命医科学研究科
古久保哲朗）

トピックス

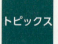

細胞分裂過程のビッグデータ解析
線虫の非対称分裂はシステム浮動により進化した

生物種間を比較してその相違から進化を考察する研究は，個体レベル（例えば，骨の数や形など）や分子レベル（DNA配列，アミノ酸配列）でさかんに行われている．一方で，細胞レベルでの研究はあまり例がない．その理由としては，細胞レベルではどの細胞も似たような働き（染色体を複製し，細胞を分裂する）をするため違いを論じにくい，あるいは逆に，そもそも分子の種類や配列が違えば細胞レベルで違うのは当たり前という考えがあろう．本研究の著者らは，桿線虫目に属する42種の線虫について細胞分裂過程を観察し，細胞レベルで種間比較研究を行った（**Valfort AC, et al：PLoS Biol, 16：e2005099, 2018**）．これらの種は近縁なので分子配列的な違いはさほど大きくないと考えられる．さらに，受精後の第一分裂でどれも非対称分裂する（大きい細胞と小さい細胞にわかれる）という共通点がある．

本研究では，42種に属する128株から合計約1,320個体について，受精後の第一分裂の様子を顕微鏡撮影した．そして画像解析を行い，細胞分裂の非対称性を決定づける紡錘体の大きさや動きについて22種類のパラメータを定量化した．22種類のパラメータとは，細胞の形状，紡錘体の位置と大きさ（伸長前後），紡錘体伸長の速度・振動の振幅や周波数などである（**図3A**）．このようにして著者らは約3万（1,320 × 22）の数値を得たわけである．細胞生物学分野では，これはビッグデータとも言える量である．

著者らはこの定量データを使って，測定したパラメータと種の系統関係に相関があるかを検討した．系統的に近い種は，それぞれのパラメータの値も近いことが予想された．しかし意外なことに，測定したパラメータの値と種の系統関係にはほとんど相関はなかった．42種類の線虫のうち27種はカエノラブディティス（*Cenorhabditis*）属であり，このうち26種について紡錘体が振動するという共通性がみられた（カエノラブディティス属のうち1種と，その他の属の15種では振動しない）．このように，振動に関するパラメータではカエノラブディティス属とそれ以外で差があったが，それ以外のパラメータでは系統関係とパラメータの値には相関はなかった．このことは，たくさんのパラメータから全体的な関係性を導くのに有用な

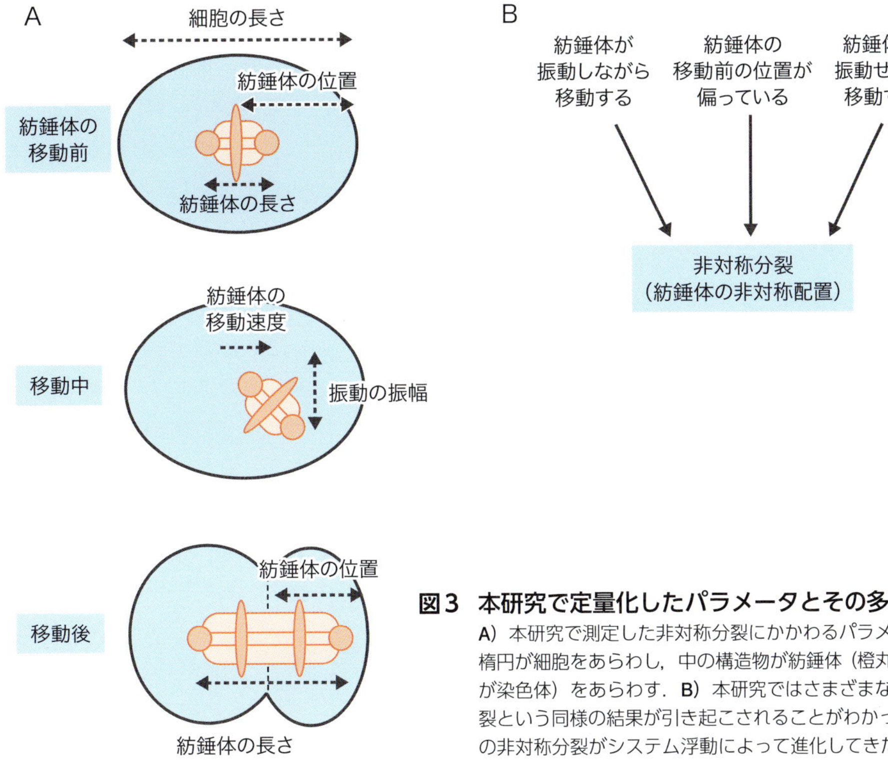
A
細胞の長さ
紡錘体の位置
紡錘体の移動前
紡錘体の長さ
紡錘体の移動速度
移動中
振動の振幅
紡錘体の位置
移動後
紡錘体の長さ
B
紡錘体が振動しながら移動する
紡錘体の移動前の位置が偏っている
紡錘体が振動せずに移動する
非対称分裂（紡錘体の非対称配置）

図3　本研究で定量化したパラメータとその多様性の意味
A）本研究で測定した非対称分裂にかかわるパラメータの例．大きな楕円が細胞をあらわし，中の構造物が紡錘体（橙丸が中心体，橙楕円が染色体）をあらわす．B）本研究ではさまざまな要因で，非対称分裂という同様の結果が引き起こされることがわかった．これは，線虫の非対称分裂がシステム浮動によって進化してきたことを示唆する．

主成分分析（PCA）でも示された．進化に関するブラウン運動モデル（パラメータ値が時間経過にしたがってランダムに変動する）が今回得られた数値をうまく説明し，オルンスタイン・ウーレンベックモデル（パラメータ値が最適値の周りをゆらいでいる）では説明が難しいことも示された．

このような結果から著者らは，これらの種において非対称分裂をするという結果は一緒でも，そこに至る過程を特徴づけるパラメータが違うので，メカニズムも異なる多様性があるはずだと結論している（**図3B**）．これは進化研究において「システム浮動（system drift）」とよばれる考え方である．われわれはとかく，似たような現象があればそのメカニズムも似ているだろうと思いがちであるが，本研究はそのような単純な決めつけに警鐘を鳴らすものである．一方で，本研究で測定されたパラメータもさまざまなメカニズムが複合的に働いた結果の数値であるので，必ずしもメカニズムの違いを断定するものではない．メカニズムについてはさらなる研究が必要であろう．いずれにせよ，本研究で測定された「ビッグデータ」は今後さまざまな解析に利用可能な重要な財産であり，また，著者らが行った定量データの解析手法は他の研究分野の研究者に参考になるものであろう．

（国立遺伝学研究所
木村　暁）

トピックス

クライオ電顕による小さなタンパク質の構造解析法

クライオ電子顕微鏡を用いたタンパク質の構造解析法は，近年急速な進歩を遂げ，リボソームなどの巨大で複雑なタンパク質構造を原子分解能で解き明かすほどに強力な手法となっている（**本号の特集を参照**）．しかし，意外かもしれないが，50 kDa以下の比較的小さなタンパク質粒子をクライオ電顕で可視化・分析することはいまだ困難である．ヒトプロテオームに数多く存在するサイズ50 kDa以下のタンパク質構造を結晶化に頼らず，クライオ電顕で解くにはどうすればよいのだろうか？ 今回，この課題を解決しうる興味深い手法が，UCLAのTodd Yeatesのグループから報告されたので紹介したい．

ウイルスの外殻（カプシド）や鉄を貯蔵するフェリチンのように，自然界にはさまざまな殻状タンパク質構造が存在する．近年，これらの構造を模した「タンパク質ケージ」の人工的なデザインが可能となってきた（King NP, et al：Nature, 510：103-108, 2014／Bale JB, et al：Science, 353：389-394, 2016）．タンパク質ケージは，数十から数百個の同一あるいは数種類のタンパク質が規則的に自己組織化して形成されるため，クライオ電顕による単粒子再構成法を用いた構造解析に都合のよい大きさと対称性を有する．今回Yeatesらは，サイズ400 kDaのヘテロ24量体サイコロ型人工タンパク質ケージと，サイズ17 kDaの小さなターゲットタンパク質を連結し，1ケージあたり12個のターゲットタンパク質をケージ外側表面に規則的に配置した（Liu Y, et al：Proc Natl Acad Sci USA, 2018, doi：10.1073/pnas.1718825115）．本デザインは次の3点において重要である．①ケージ構成タンパク質とターゲットタンパク質の間は，硬直なα-ヘリックス構造を介してつながっている．②ターゲットタンパク質を含むサイコロ型ケージの全体構造は，元のケージと同じ対称性（この場合は正四面体対称性）を保持する．③全体構造は粒子としてクライオ電顕によって容易に判別可能なサイズを有する．結果として，単独では判別できなかったターゲットタンパク質が，サイコロ型ケージの拡張体として解析可能となり，著者らはこれを3.5～5Åの近原子分解能で再構築することに成功した．

本手法によって，これまで難しいとされていたサイズ50 kDa以下の小さなタンパク質をクライオ電顕によって構造解析する道が開かれた．しかし，それぞれのタンパク質とケージの連結部位を一つひとつデザインすることは実用的でない．本デザインのもう1つの狙いは，今回用いた17 kDaのターゲットタンパク質DARPin（designed ankyrin repeat protein）を利用することにある．DARPinは，そのループ領域のアミノ酸配列を変化させることによって，抗体のようにさまざまなターゲットタンパク質と結合することができる人工タンパク質である（Plückthun A：Annu Rev Pharmacol Toxicol, 55：489-511, 2015）．著者らは，ケージ表面に提示したDARPinに変異を導入することで，ターゲットタンパク質を改変することなく，ケージ-DARPin-ターゲットタンパク質複合体を形成することができると主張しており，本手法のさらなる発展と続報に注目したい．

（東京大学大学院
農学生命科学研究科
佐々木栄太）

ニュース

NIH助成金がほぼすべての新薬開発に寄与
ベントレー大学の研究班が報告

米国国立衛生研究所（NIH）による資金援助が，2010～2016年の間にFDA（米国食品医薬品局）によって承認された新規化合物（NME）のほとんどすべての開発プロジェクトに寄与していたことが明らかになった．マサチューセッツ州のベントレー大学の研究者らが行ったこの研究の結果は，2月12日付で全米科学アカデミー会報（PNAS）のオンライン版に掲載された（Galkina Cleary E, et al：Proc Natl Acad Sci U S A, 115：2329-2334, 2018）．

研究班はまず，2010～2016年に承認されたNME 210件について調べた．そのうち197件は合計で151種の分子を標的とする，あるいは関連しており，残りの13件の標的分子は明かされていないものだった．また新規の作用機序を備えた，あるいは新規の分子を標的として作用するファーストインクラス（画期的医薬品）の薬剤は84件であった（うち77件が新規分子標的）．

次に研究班は，世界の主要医学系雑誌に掲載された論文を集めたオンラインデータベースのPubMedを利用し，210件のNMEと，151種類の分子標的に関する研究論文を抽出．その後，政府から助成金を受けて進行中の科学・医学研究プロジェクトのデータベースであるRePORTERを参照し，NIHが助成しているプロジェクトと，該当予算年あたりのプロジェクト費用を算出した．

結果，210件のNMEに関する研究論文は13万1,092本，また関連標的151種類に関する研究論文は196万6,481本だった．それらのうちNIHが助成するプロジェクトに関連した論文の割合は，NME関連論文で17％と，関連標的151種に関する論文で30％だった．そして210件のNMEのうちの198件，および151種類の関連分子標的のすべてがNIHからの助成金を受けたプロジェクト関連の論文で扱われていた．

さらに研究班は，該当期間に承認された84件のファーストインクラスのNMEに限定し，承認に至るまでの費用を算出した．結果，84件の開発に公的機関が投入した資金は，1剤あたり最大8億3,900万ドルだった．また，全投資額の89％がNMEの標的研究に，11％が化合物研究に充てられたと推定された．そして，2000～2016年のNIH予算の最大20％が，2010～2016年に承認されたNMEの開発に直接的または間接的に寄与していたと分析した．

研究班は，NIHは本来の役割である基礎研究の強化に寄与していること，またその予算のかなりの部分が，新規治療薬の誕生に大きな役割を果たしていると結論した．

（MSA Partners,
pharma@msapr.com）

各研究分野を完全網羅した最新レビュー集

実験医学増刊号

年8冊発行 [B5判]
定価(本体5,400円+税)

Vol.36 No.5(2018年3月発行)

新刊!!

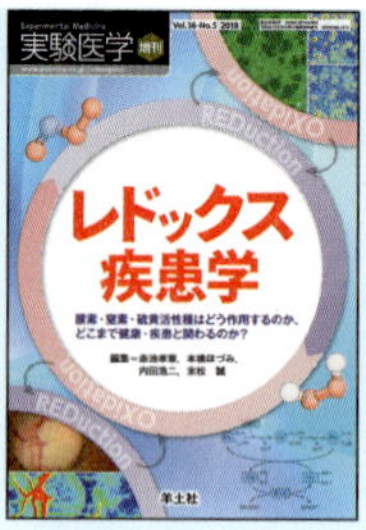

実験医学
レドックス
疾患学

レドックス疾患学

酸素・窒素・硫黄活性種はどう作用するのか、どこまで健康・疾患と関わるのか?

編集/赤池孝章,本橋ほづみ,内田浩二,末松 誠

〈概論〉レドックス疾患学:レドックス制御の破綻による病態と新たな疾患概念　本橋ほづみ,赤池孝章,内田浩二,末松 誠

1章 レドックスバイオロジーの新展開

I. 新たなレドックス応答分子と代謝シグナル制御

〈1〉活性イオウによる生体防御応答,エネルギー代謝と寿命制御　澤 智裕,赤池孝章
〈2〉活性イオウとNOシグナル　渡邊泰男,居原 秀
〈3〉活性イオウによるミトコンドリア機能制御　西田基宏,西村明幸,下田 翔
〈4〉金属と原子の相互作用を解き明かすラマンイメージング—原子間振動から読みとるメタボロミクスと疾患　末松 誠,納谷昌之,塩田芽実,山添昇吾,久保亜紀子,菱木貴子,梶村眞弓,加部泰明

II. レドックス応答と細胞機能制御

〈5〉NADPHオキシダーゼ(Nox)によるレドックスシグナル制御　住本英樹
〈6〉レドックス状態変動への生体適応を担うTRPチャネル　黒川竜紀,森 泰生
〈7〉ASK1キナーゼによるレドックスシグナル制御—多彩な翻訳後修飾を介したシグナル制御とその破綻による疾患　松沢 厚,一條秀憲
〈8〉糖代謝とレドックス制御　久下周佐,色川隼人

III. レドックスとストレス応答

〈9〉Keap1による多様なストレス感知機構　鈴木隆史,山本雅之
〈10〉レドックス制御による小胞体恒常性維持機構の解明—還元反応の場としての小胞体　潮田 亮
〈11〉チオレドキシンファミリーとエネルギー代謝　久堀 徹
〈12〉生体膜リン脂質のレドックス制御によるフェロトーシス制御　今井浩孝

2章 レドックスと疾患

〈1〉ATF4とNrf2によるミトコンドリアホメオスタシス制御　葛西秋宅,對馬迪子,伊東 健
〈2〉環境中親電子物質エクスポソームとその制御因子としての活性イオウ分子　熊谷嘉人
〈3〉RNAイオウ編集の分子機構と代謝疾患　魏 范研,富澤一仁
〈4〉セレノプロテインPによるレドックス制御と2型糖尿病　斎藤芳郎,野口範子,御簾博文,篁 俊成
〈5〉チオレドキシンと心疾患　佐渡島純一
〈6〉レドックスと呼吸器疾患　杉浦久敏,一ノ瀬正和
〈7〉心筋におけるニトロソ化とリン酸化のクロストーク　入江友哉,市瀬 史
〈8〉軽いは重い?—神経変性疾患の発症における一酸化窒素の働きについて　高杉展正,上原 孝
〈9〉消化管環境に存在するレドックス関連ガス状分子種と消化管疾患　内藤裕二
〈10〉活性酸素による核酸の酸化と老化関連疾患—発がんから神経変性まで　中別府雄作
〈11〉フェロトーシスとレドックス生物学・疾患とのかかわり　豊國伸哉
〈12〉NRF2依存性難治がんの成立機構とその特性　北村大志,本橋ほづみ
〈13〉レドックス変化に応答した細胞内Mg^{2+}量の調節　山崎大輔,三木裕明
〈14〉酸化ストレスと腎障害　鈴木健弘,阿部高明
〈15〉内耳の酸化障害とその防御機構　本蔵陽平,香取幸夫
〈16〉眼疾患と酸化ストレス　國方彦志,中澤 徹
〈17〉骨粗鬆症の酸化ストレス病態　宮本洋一,金子児太郎,上條竜太郎
〈18〉放射線障害における生物学的応答を介した酸化ストレス亢進機構　小野寺康仁

3章 レドックスの検出手法,応用など

〈1〉レドックスイメージングのための蛍光プローブ開発　花岡健二郎,浦野泰照
〈2〉光制御型活性酸素,窒素酸化物,イオウ放出試薬の開発　中川秀彦
〈3〉活性イオウメタボローム:イオウ代謝物とレドックスバイオマーカー　井田智章,西村 明,守田匡伸
〈4〉質量分析による電子伝達体小分子のイメージング　杉浦悠毅
〈5〉レドックス活性鉄イオンイメージング　平山 祐
〈6〉低酸素応答とレドックスシグナル　武田憲彦,南嶋洋司
〈7〉脂質異常症に関連したタンパク質の*S*-チオール化　中島史恵,柴田貴広,内田浩二

発行 羊土社 YODOSHA
〒101-0052 東京都千代田区神田小川町2-5-1 TEL 03(5282)1211 FAX 03(5282)1212
E-mail:eigyo@yodosha.co.jp
URL:www.yodosha.co.jp/
ご注文は最寄りの書店,または小社営業部まで

Kuboniwa M, et al : Nat Microbiol, 2 : 1493-1499, 2017

"Sit down and be quiet"
パラアミノ安息香酸は歯周病菌へのメッセンジャー

久保庭雅恵，坂中哲人，天野敦雄

口腔レンサ球菌由来のパラアミノ安息香酸（pABA）が，パートナー菌である歯周病菌*Porphyromonas gingivalis*のバイオフィルム形成能と口腔内定着能を高める"sit down"シグナルとなる一方で，病原性を抑制する"be quiet"シグナルとしても機能することを見出した．プロテオミクス＋メタボロミクスのトランスオミクスの手法を駆使して，この不思議なシグナル分子の謎に迫った．

口腔細菌叢に存在する種々の常在菌は，表層タンパク質を介したシグナル伝達や共凝集，クオラムセンシング（菌体密度依存的情報伝達機構とよばれる，化学物質オートインデューサーを介した微生物間コミュニケーション）によるシグナル伝達，代謝物質の相互利用など，菌体間のさまざまな相互作用により互いの表現型に影響を及ぼしあい，さらには宿主免疫担当細胞との相互作用や体内環境からの影響も受けつつ，細菌集団としての構成比率を変化させる[1)2)]．細菌叢の乱れはdysbiosisとよばれ，腸内細菌叢のdysbiosisが種々の全身疾患に関与していることが近年活発に報告されているが，口腔の二大疾患とよばれるう蝕と歯周病もまた，dysbiosisによって引き起こされる混合感染症である（**図1**）．筆者の所属する研究室では，歯肉溝に存在する歯肉縁下細菌叢が，その成熟とともにdysbiosisに向かい，歯周病原性を亢進させていくメカニズムについて，基礎研究，臨床研究の双方から研究を展開している[3)～7)]．本稿でとり上げる論文は，歯面に直接付着する能力が高い口腔レンサ球菌の一種である*Streptococcus gordonii*と，同菌との混合バイオフィルム形成により，口腔内定着能を高める歯周病菌*Porphyromonas gingivalis*との，代謝物質を介した相互作用に焦点をあてたものである．責任筆者であるルイビル大学歯学部のProf. Richard J. Lamontは，筆者がポスドクとしてフロリダ大学に留学したときのボスであり，以後10年以上共同研究を継続している．

留学時に筆者に与えられたテーマは，「自らのバイオフィルム形成能は有するが，*P. gingivalis*との混合バイオフィルム形成能を喪失した*S. gordonii*の遺伝子変異株をランダムノックアウトライブラリーから見つけること」であった．独自の工夫により，混合バイオフィルム中の*P. gingivalis*のみを簡便に定量するスクリーニング法を開発し，1,000株を超えるスクリーニングにより，混合バイオフィルム形成に寄与する10遺伝子を同定した[8)]．このうち，コリスミ酸に結合し，パラアミノ安息香酸（pABA）を産生する酵素（chorismate binding enzyme，Cbe）変異株が最も*P. gingivalis*との混合バイオフィルム形成能を低下させていた．pABAは，グルタミン酸，プテリジンとともに葉酸の構成物質であるため，葉酸生合成が*S. gordonii*と*P.*

"Sit down and be quiet": para-aminobenzoic acid is a messenger for the periodontal pathogen

Masae Kuboniwa/Akito Sakanaka/Atsuo Amano：Department of Preventive Dentistry, Osaka University Graduate School of Dentistry（大阪大学大学院歯学研究科口腔分子免疫制御学講座予防歯科学分野）

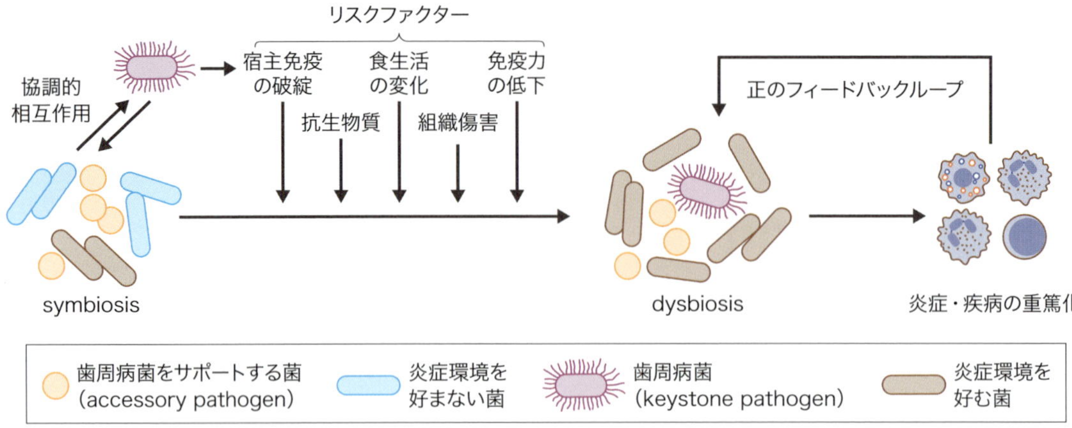
リスクファクター
協調的
相互作用
宿主免疫
の破綻
食生活
の変化
免疫力
の低下
抗生物質
組織傷害
正のフィードバックループ
symbiosis
dysbiosis
炎症・疾病の重篤化
歯周病菌をサポートする菌
(accessory pathogen)
炎症環境を
好まない菌
歯周病菌
(keystone pathogen)
炎症環境を
好む菌

図1　歯肉縁下細菌叢の“dysbiosis”（菌叢の乱れ）を引き起こすさまざまな要因
keystone pathogenとは，細菌叢における存在比率は低くとも，宿主免疫反応を撹乱し，ユニークな代謝活性を示すなどの特性を有することから，細菌叢構成菌種のプロファイルに大きな影響を与える菌種をいう．一例として，歯肉縁下細菌叢におけるkeystone pathogenの*P. gingivalis*が，accessory pathogenの*Streptococcus gordonii*との相互作用を介して正常口腔細菌叢に定着し，宿主免疫系を撹乱し，さらに特異的な代謝物質を放出することで菌叢の乱れを引き起こし，歯周病原性の高い細菌叢へのシフトを促進する現象などがあげられる．

*gingivalis*との混合バイオフィルム形成に重要な役割を果たすことが推測されたが，その詳細なメカニズムは不明であった．

pABAによる*S. gordonii-P. gingivalis*混合バイオフィルム形成促進効果

留学先から帰国後，直ちに取り組んだのは，*S. gordonii Cbe*変異株（*Δcbe*株）が*P. gingivalis*との混合バイオフィルム形成能を失う現象が，pABAの培地への添加によって回復するかどうかの確認実験であった．まず最初に，ウェルのガラス底面にヨウ化ヘキシジウムで生染色した*S. gordonii* 野生株および*Δcbe*株のバイオフィルムをそれぞれ形成させ，pABAを添加したPBS中でFITCにて生染色した*P. gingivalis*と共培養し，混合バイオフィルムの形成状態を共焦点レーザー顕微鏡で観察したところ，*S. gordonii Δcbe*株と*P. gingivalis*の混合バイオフィルム形成能の回復が確認された．また，*S. gordonii*野生株においても，pABAの添加による混合バイオフィルム形成能の増強が観察された（図2）．この結果を受けて，pABAによる混合バイオフィルム形成促進効果が，*S. gordonii*と*P. gingivalis*のどちらに作用した結果であるのかを以下の実験で確かめることにした．まず*S. gordonii Δcbe*株のバイオフィルムを形成させ，pABAであらかじめ刺激した*P. gingivalis*とPBS中で共培養した．その結果，混合バイオフィルム形成が観察された．こんどは反対に，pABAを添加したPBS中で*S. gordonii Δcbe*株のバイオフィルムを形成させた後，PBS中で*P. gingivalis*と共培養した．その結果，混合バイオフィルム形成が観察されなかった．これらのことから，pABAを作用させることで*P. gingivalis*側に生じる変化が両菌による混合バイオフィルム形成に関与していることが示唆された．

pABA刺激によって*P. gingivalis*にどのような変化が生じるのか？

次に，pABAを作用させた*P. gingivalis*菌体内でどのような代謝変動が生じるのかを，プロテオミクスとメタボロミクスを組合わせたトランスオミクスにより詳細に検討した．

まず，KEGGデータベースにおいてアノテーションが付されている酵素群から，pABAが*P. gingivalis*菌体内に取り込まれた後にどのような経路をたどるのかについて，以下のような予想を立てた．①pABAがプテリジンに結合し，ジヒドロプテロイン酸（DHP）を産生する．②DHPがグルタミン酸と結合しジヒドロ葉

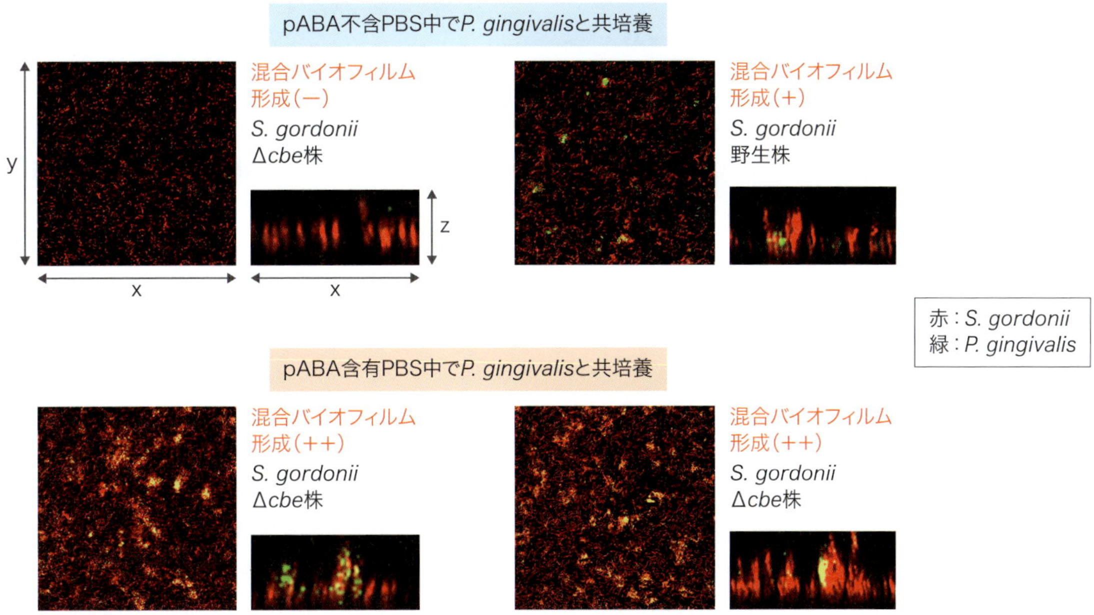
pABA不含PBS中でP. gingivalisと共培養
混合バイオフィルム形成（−）
S. gordonii Δcbe株
混合バイオフィルム形成（+）
S. gordonii 野生株
y
x
x
z
赤：S. gordonii
緑：P. gingivalis
pABA含有PBS中でP. gingivalisと共培養
混合バイオフィルム形成（++）
S. gordonii Δcbe株
混合バイオフィルム形成（++）
S. gordonii Δcbe株

図2 pABAによる*S. gordonii-P. gingivalis*混合バイオフィルム形成能の増強
pABAを培地中に添加した条件下で共培養することによって，pABA産生酵素の機能を喪失している*S. gordonii Δcbe*株と*P. gingivalis*の混合バイオフィルム形成能が回復する．また，*S. gordonii*野生株-*P. gingivalis*の混合バイオフィルム形成能も増強される現象が観察された．

酸（DHF）を産生する．③DHFがテトラヒドロ葉酸（THF）に変換される．④THFはドナー分子から，ホルミル基（–CHO），メチレン基（>CH_2）など1つの炭素原子を含む断片を受けとり，さまざまな酵素の補酵素として働く．この④の種々の代謝反応により，アミノ酸（グリシン，メチオニン）および核酸（アデニンやグアニンなどのプリン体やチミジン）が合成される．これら①〜④の経路は，菌体内にTHFが飽和していない場合，pABAを作用させることによって活性化することが予想された．

一方，*P. gingivalis*のTHF代謝経路には，ヒスチジン分解経路に由来するホルムイミノ–グルタミン酸とTHFが反応し，ホルムイミノ–THFが形成されると同時にグルタミン酸が産生される経路も存在する．（ちなみにこの経路は，歯周病原性を有する菌に特徴的な代謝経路として報告されている[2)]）．ここでTHFにポリグルタミン酸テールが形成される反応が進み，THF–ポリグルタミン酸がサルベージ経路へとプールされた場合，④の代謝反応は不活性化することが予想された．

われわれのチームが実施したメタボローム解析の結果は，pABAを2時間作用させた*P. gingivalis*菌体内において，THF誘導体合成経路とその周辺のメチオニン代謝経路，ヒスチジン分解経路，核酸合成経路に大きな変動をきたす結果を示していた．そこで，これらの経路上に位置する酵素群の経時的な遺伝子発現情報も加味して詳細な考察を試みた．その結果，pABAの取り込み開始後30分の時点では，メチオニン代謝経路，ヒスチジン分解経路，核酸合成経路が活性化し，シグナル伝達物質であるAI-2の産生やピリミジン産生が亢進するが，その後THF–グルタミン酸サルベージ経路が稼働すると，これらの代謝経路が抑制されるという代謝変動が推察された．さらに興味深いことに，pABAを作用させた*P. gingivalis*では，トランスケトラーゼの発現量が抑制されることでビタミンB_6（pyridoxal phosphate：PLP）の産生量が低下し，脱炭酸酵素群をはじめとするいくつかのPLP依存性酵素の産生物質が顕著に減少していることが明らかとなった．

マウスモデルにおいて，pABAは*P. gingivalis*の口腔内への定着を促進する一方，病原性を抑制した

線毛は，*P. gingivalis*の口腔内定着に重要な役割を果たす[9]．プロテオーム解析から，pABAは*P. gingivalis*の線毛発現量を増加させる作用を有することが示されたため，後述の3つの実験を実施した．

①*S. gordonii*野生株もしくはΔ*cbe*株と*P. gingivalis*との共培養系での*P. gingivalis*線毛遺伝子の発現を解析した結果，*S. gordonii*野生株との共培養時には*P. gingivalis*の線毛遺伝子発現が増強されたが，Δ*cbe*株との共培養時には線毛遺伝子発現に変化はなかった．

②pABAを作用させた*P. gingivalis*の歯肉上皮細胞への付着能力を評価した結果，pABAを作用させた*P. gingivalis*は歯肉上皮細胞への付着能力を増強させた．

③pABAを作用させた*P. gingivalis*のマウス口腔感染モデルにおける口腔内定着率を測定した結果，pABAを作用させた*P. gingivalis*は感染後3週目においても口腔内定着数が有意に増加していることが確認された．

これらの実験結果は，すべてpABAの線毛発現増強効果を裏付けるものと考えられた．

だが，これ以降の，決めのデータとなるべき*P. gingivalis*の病原性評価実験で，予想を覆す結果が出た．pABAを作用させることで口腔内に定着する*P. gingivalis*の数が増加するのであれば，歯周病の症状である歯槽骨吸収もより速く進行するのではないかと考えていたが，マウス口腔感染モデルにおける歯槽骨吸収はpABAを作用させることで抑制されていた．さらに，背部中央への皮下注射によるマウス感染実験において，*S. gordonii* Δ*cbe*株と*P. gingivalis*を混合感染（5×10^9 total bacteria）させたマウスでは，*S. gordonii*野生株と*P. gingivalis*との混合感染や，それぞれの株の単一感染結果と比較して，きわめて高い致死率を示した（供試したすべてのマウスが3日以内に死亡した）．また，感染菌量を少量（2.5×10^9 total bacteria）にしても，同様の結果が得られた．通常，われわれが使用した*P. gingivalis* ATCC33277株は，感染局所に限局的な膿瘍を形成することはあっても宿主を死に至らしめることはほとんどない．この結果を連絡してきてくれたProf. Lamontは，"Wow, we have created a killing machine！"と興奮しきりであった．

おわりに

以上のことから，*S. gordonii*由来のpABAが，隣接する*P. gingivalis*のバイオフィルム形成能を高める一方で病原性を減弱させるという多面的な生理活性を示し，パートナー菌種の表現型を変化させる鍵となる代謝物質であることが示された．今後も，口腔細菌叢の構成菌間で繰り広げられている代謝物質を介した菌体間相互作用についての研究をさらに推進することで，

筆頭著者のつぶやき

混合バイオフィルム形成能をスクリーニングするにあたって，通常のバイオフィルム形成試験に用いるポリスチレンプレート培養法では*P. gingivalis*のみを再現性よく定量する結果が得られず，留学から半年間は試行錯誤の連続でした．しかし，そこで粘って新規スクリーニング法を開発したことが端緒となり，12年後にこのような国際共同研究の成果として結実しました．予防歯科で学位を取得するまでの期間に学んだ知識がスクリーニング法開発時に大いに役立ったことから，学ぶに無駄なし，と実感しております．

4大学にまたがる国際共同研究が実を結んだのは，何と言っても責任筆者であるProf. Lamontの情熱と実行力に負うところ大なのですが，University of WashingtonとThe University of Texas at Austinの異なる研究機関で実施したプロテオーム解析のデータ再現性が確認でき，われわれがもっていたメタボローム解析結果と組合わせることによってpABAが引き起こす代謝変動が理解できたときには感動しました．（久保庭雅恵）

歯周病発症に至る過程で重要な生理活性を発揮する複数の代謝物質を同定し，その消長をプロファイリングすることで，先制医療を可能とするスクリーニング検査の開発につなげたいと考えている．

文献

1）Hajishengallis G & Lamont RJ：Dancing with the Stars: How Choreographed Bacterial Interactions Dictate Nososymbiocity and Give Rise to Keystone Pathogens, Accessory Pathogens, and Pathobionts. Trends Microbiol, 24：477–489, 2016
2）Kuboniwa M & Lamont RJ：Subgingival biofilm formation. Periodontol 2000, 52：38–52, 2010
3）Sakanaka A, et al：Arginine–Ornithine Antiporter ArcD Controls Arginine Metabolism and Interspecies Biofilm Development of *Streptococcus gordonii.* J Biol Chem, 290：21185–21198, 2015
4）Kuboniwa M, et al：Prediction of Periodontal Inflammation via Metabolic Profiling of Saliva. J Dent Res, 95：1381–1386, 2016
5）Sakanaka A, et al：Distinct signatures of dental plaque metabolic byproducts dictated by periodontal inflammatory status. Sci Rep, 7：42818, 2017
6）Maeda K, et al：Proteomic and transcriptional analysis of interaction between oral microbiota *Porphyromonas gingivalis* and *Streptococcus oralis*. J Proteome Res, 14：82–94, 2015
7）Kuboniwa M, et al：Proteomics of Porphyromonas gingivalis within a model oral microbial community. BMC Microbiol, 9：98, 2009
8）Kuboniwa M, et al：*Streptococcus gordonii* utilizes several distinct gene functions to recruit *Porphyromonas gingivalis* into a mixed community. Mol Microbiol, 60：121–139, 2006
9）Amano A：Bacterial adhesins to host components in periodontitis. Periodontol 2000, 52：12–37, 2010

● 筆頭著者プロフィール ●

久保庭雅恵：京都大学農学部在学中に学生結婚．幼児を抱えつつ大学院進学をめざすが，勉強不足もはなはだしく失敗．一度は研究者の道を諦め，種苗会社に営業事務として就職．営業現場で農家さんの本物の知識に圧倒され，自らの知識の菲薄さを思い知る．どうしてももう一度勉強したくなり，大阪大学歯学部に学士入学．歯科医師免許取得後，大阪大学歯学部予防歯科に入局を許され，臨床のかたわらコツコツ研究開始．論文博士取得後，大学生になった娘を連れてフロリダ大学に2年間研究留学し，Prof. Richard J. Lamontのもとでポスドクとして働く．帰国後は予防歯科に戻り，臨床・教育・雑用に追われつつも楽しく研究を継続し現在に至る．

Current Topics
カレント トピックス

Chadani Y, et al : Mol Cell, 68 : 528-539.e5, 2017

翻訳途上の新生ポリペプチド鎖が引き起こすリボソームの不安定化とその生理的意義

茶谷悠平，千葉志信，伊藤維昭，田口英樹

翻訳途上での新生ポリペプチド鎖（新生鎖）自身が，翻訳速度の減速や一時停止を起こすことがわかってきた．われわれはさらに，新生鎖のアミノ酸配列によっては翻訳中のリボソームを不安定化し，終止コドンに至らなくても翻訳を途中終了することを発見した．また，このしくみは大腸菌細胞内のマグネシウムイオン濃度をモニターするのに使われていることも見出した．

生命を支えるタンパク質は，遺伝子読み枠（ORF）のコドンに従って決まるアミノ酸がリボソームで順次つながってできる新生ポリペプチド鎖（新生鎖）として生まれ，アミノ酸配列によって決まる立体構造にフォールディングして機能を発揮する．タンパク質がリボソームにて合成される翻訳過程の分子機構はよく理解されており，リボソームは大小サブユニットの回転という大きな構造変化を伴いながらアミノ酸を連結していく[1]．このアミノ酸をつなげていくスピードは一定ではなく，mRNAの二次構造や細胞内のtRNA量などRNA側の問題で減速することがよく知られている．さらに，最近のわれわれの研究などから，新生鎖自身がある種の特別なアミノ酸配列を持つ場合には，リボソームのペプチドトンネル内壁と相互作用して翻訳のスピードにブレーキをかけるなど，翻訳には「緩急のリズム」が広範に存在することがわかってきた[2,3]．つまり，翻訳の産物である新生鎖が翻訳の進行自体に積極的にかかわることがわかってきたと言えるが，その全体像はほとんどわかっていなかった．

翻訳途上でリボソームを不安定化し，翻訳の途中終了を引き起こすアミノ酸配列の発見

われわれは，翻訳速度を制御するアミノ酸配列を詳細に調べる過程で，酸性アミノ酸（アスパラギン酸，グルタミン酸）が10回程度連続した配列，もしくは酸性アミノ酸とプロリンが交互に連なった配列を含むタンパク質を大腸菌の再構成型無細胞翻訳系（PUREシステム[4]）で翻訳させた際に，翻訳が中途で終わることを見出した．この中途終了は，リボソームがこれらのアミノ酸配列を合成すると，新生鎖の作用によって不安定化（IRD，intrinsic ribosome destabilizationと命名）し，最終的にリボソームが大小サブユニットに解離することによって起こる（図1）．リボソームがどんなアミノ酸配列でも順調に合成できるわけではないことは，すでに大腸菌のSecMなどの翻訳時に起こる「翻訳アレスト現象」の研究などからも示されていたが，IRDでは，IRDを誘発する配列の翻訳時に，リボソームの大小2つのサブユニットが解離する新規の現象である．

Intrinsic ribosome destabilization underlies translation and provides an organism with a strategy of environmental sensing
Yuhei Chadani[1)]/Shinobu Chiba[2)]/ Koreaki Ito[2)]/Hideki Taguchi[1)] : Cell Biology Center, Institute of Innovative Research, Tokyo Institute of Technology[1)]/Faculty of Life Sciences and Institute for Protein Dynamics, Kyoto Sangyo University[2)]（東京工業大学科学技術創成研究院細胞制御工学研究センター[1)]/京都産業大学総合生命科学部・タンパク質動態研究所[2)]）

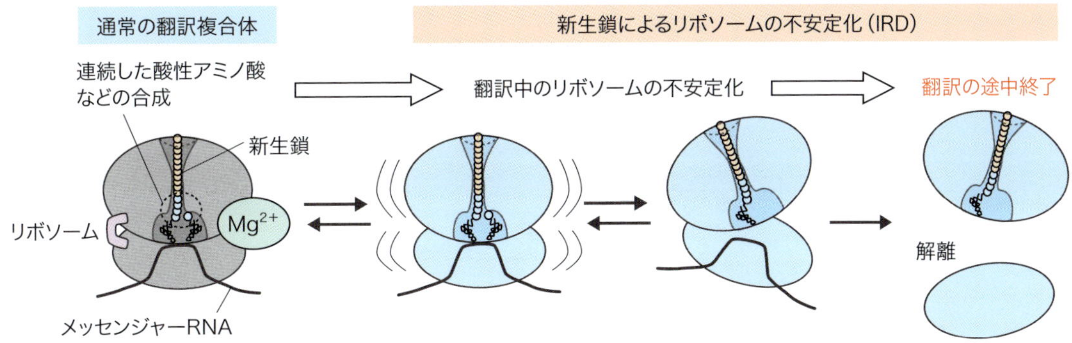
通常の翻訳複合体
新生鎖によるリボソームの不安定化（IRD）
連続した酸性アミノ酸
などの合成
翻訳中のリボソームの不安定化
翻訳の途中終了
新生鎖
リボソーム
Mg2+
解離
メッセンジャーRNA

図1　新たに合成されてきたタンパク質によるリボソームの不安定化（IRD）と翻訳の途中終了
リボソームはどのようなアミノ酸配列の組合わせでも合成していく能力があると考えられていたが，酸性アミノ酸の連続配列や酸性アミノ酸とプロリンが交互に連なった配列などの翻訳時には，合成されてきた新生ポリペプチド鎖（新生鎖）によってリボソーム自身が不安定化（IRD）し，リボソームは大小のサブユニットに解離する．その結果，翻訳は終止コドンまで到達しないまま途中で終了する．

翻訳伸長の異常，リボソームの解離，最終的な翻訳の途中終了が組合わされて起こる点で，IRDは真核細胞の翻訳研究でホットなトピックスとなっているmRNAと新生鎖の品質管理（ribosome quality control, RQC）[5)6)]に関連するのではと思われるかもしれない．しかし，ユビキチンリガーゼなどトランスに働く因子が多数かかわる真核細胞のRQCと違い，今回見つかったIRDはPUREシステムでの実験からわかるように翻訳にかかわる最低限の因子だけで引き起こされる．この内在的（intrinsic）なリボソーム不安定化はRQCとは本質的に異なる現象である．

細胞内で数千から数万種類のタンパク質の合成を担うリボソームには，多様なアミノ酸配列の組合わせを自在に連結する能力があると考えられてきたが，大きな構造変化を伴いながらアミノ酸を連結するリボソームには「苦手な」アミノ酸配列があり，生物は潜在的な途中終了のリスクを伴いながら翻訳を進めていることがわかったと言える．別の見方をすると，IRD配列を含むORFの翻訳は，終止コドンに依存せずに翻訳を途中終了するオプションが付け加わったと言える．

新生鎖依存のリボソーム不安定化を回避する方向に働く機構の解明

前述のIRD現象は試験管内（PUREシステム）での解析から見つかってきた．では細胞内ではどうなのであろうか．大腸菌ゲノムには酸性アミノ酸の連続配列（*rpoD*や*yihI*など）や酸性アミノ酸とプロリンが交互に連なった配列（*yagN*）を含むORFが存在する．これらのORFがIRDを起こすか調べたところ，*yagN*は試験管内と細胞内の両方で翻訳中断を起こす「強い」IRD配列をもっている一方で，*rpoD*のIRD配列による翻訳終了は「弱い」効果しかもたず，試験管内では起こるが細胞内では起こらないことがわかった．細胞内には弱いIRDを抑制する因子があることが予想され，リボソームタンパク質変異株の解析を行ったところ，大サブユニットタンパク質の一つbL31の欠損株でIRDが起こりやすくなっていることがわかった．bL31はリボソームの大小サブユニットを連結しており[7)]，IRDに対抗する役割を担っていると考えられる．なお，PUREシステムではbL31の一部が細胞破砕後に失われているためにIRDを起こしやすい状況になっていたこともわかった．

新生鎖に依存したリボソーム不安定化の生理的意義

では，一見リボソームの欠陥を反映しているようにも見えるIRD現象は生物にとって，どのような意味があるのだろうか？ われわれは，bL31を欠損した大腸菌株ではリボソームが若干不安定となってIRDが起こりやすくなるため，潜在的なIRDを見つけることができ，生理学的な意義の解明につながると考えた．そこで，bL31欠損株のプロテオーム（細胞内のタンパク質

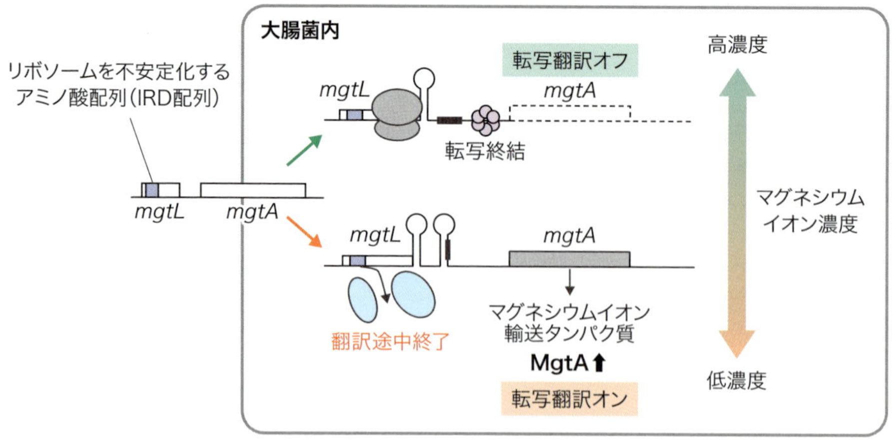
大腸菌内
リボソームを不安定化する
アミノ酸配列（IRD配列）
mgtL
mgtA
転写翻訳オフ
mgtL
mgtA
転写終結
高濃度
マグネシウム
イオン濃度
mgtL
mgtA
翻訳途中終了
マグネシウムイオン
輸送タンパク質
MgtA⬆
転写翻訳オン
低濃度

図2　新生鎖に依存したリボソーム不安定化による大腸菌のマグネシウムイオン感知機構
マグネシウムを大腸菌内に運ぶ膜輸送タンパク質MgtAの発現を制御する遺伝子（*mgtL*）にはリボソーム不安定化（IRD）配列（EPDP･･･）があり，細胞内マグネシウムイオン濃度が低いときには翻訳が途中で終了する．*mgtL*の翻訳が途中で終わるとMgtAの翻訳がオンになるメカニズムがあり，結果としてMgtAが大量発現することによって細胞内のマグネシウムイオン濃度を高くすると考えられる．

全体）を解析した結果，野生株に比べてbL31欠損株では多くのタンパク質の発現量が変動すること，特にマグネシウムを細胞内に運ぶ膜輸送タンパク質の一つMgtAが10倍以上多く発現していることがわかった．興味深いことにMgtAの発現を制御する上流ORF（*mgtL*）[8]は典型的なIRD配列をもっていた．詳細な解析の結果，大腸菌は野生株においても細胞内のマグネシウム濃度に応じて*mgtL*のIRD配列を使った特殊な機構でMgtAの発現量を調節していることがわかった．

マグネシウムイオンは細胞内の多くの生命現象に必須の金属イオンで，なかでもリボソームを安定化することで翻訳に必須である．そこで，大腸菌はマグネシウムイオンが生育環境中で少なくなった際に，*mgtL*のIRD配列を介してMgtAを大量に発現させてマグネシウムイオン濃度を高めるしくみを獲得したと考えられる．つまり，生物はIRD現象を逆手にとって細胞内の環境変化をモニターするしくみをもっていることがわかった（**図2**）．

おわりに

生命のセントラルドグマでは，タンパク質はメッセンジャーRNAに存在する開始コドンから終止コドンまでリボソームがアミノ酸を途切れなく合成し，できあがったアミノ酸配列に書き込まれた立体構造にフォールディングするのが原則である．しかし，本研究で明らかになったように，アミノ酸配列には自らを合成する装置（リボソーム）の安定性を左右して翻訳を中途で終了させる働きまで潜めている．セントラルドグマにおける翻訳は，翻訳産物による新たな自律的制御を受けつつ進行するとの新たな概念がもたらされたと言える．

本研究で発見されたアミノ酸配列をきっかけとして，今後さらに翻訳を途中終了させるアミノ酸配列が広く見つかり，その生理的意義の解明が期待される．

文献

1）Voorhees RM & Ramakrishnan V：Structural basis of the translational elongation cycle. Annu Rev Biochem, 82：203-236, 2013
2）Ito K & Chiba S：Arrest peptides: cis-acting modulators of translation. Annu Rev Biochem, 82：171-202, 2013
3）Chadani Y, et al：Integrated in vivo and in vitro nascent chain profiling reveals widespread translational pausing. Proc Natl Acad Sci U S A, 113：E829-E838, 2016
4）Shimizu Y, et al：Cell-free translation reconstituted with purified components. Nat Biotechnol, 19：751-755, 2001
5）Brandman O & Hegde RS：Ribosome-associated protein quality control. Nat Struct Mol Biol, 23：7-15, 2016
6）Inada T：The Ribosome as a Platform for mRNA and Nascent Polypeptide Quality Control. Trends Biochem

Sci, 42：5-15, 2017
7）Fischer N, et al：Structure of the E. coli ribosome-EF-Tu complex at <3Å resolution by Cs-corrected cryo-EM. Nature, 520：567-570, 2015
8）Park SY, et al：A bacterial mRNA leader that employs different mechanisms to sense disparate intracellular signals. Cell, 142：737-748, 2010

● 筆頭著者プロフィール ●

茶谷悠平：2012年，岡山大学大学院自然科学研究科，修了．'12年，日本学術振興会特別研究員（PD）．'15年，東京工業大学大学院生命理工学研究科研究員を経て'18年より東京工業大学科学技術創成研究院細胞制御工学研究センター特任助教．研究テーマは新生ポリペプチド鎖により制御されるリボソームのダイナミクス．楽しく謙虚に研究し，分野の発展に貢献していきたい．

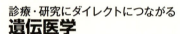

Current Topics
カレント トピックス

Ishihara J, et al：Sci Transl Med, 9：eaan0401, 2017

抗がん剤をがん周囲に滞留させて副作用を下げ，抗がん活性を上げる

石原　純，石原亜香，Jeffrey A. Hubbell

がん免疫療法に用いられるチェックポイント阻害薬（CPI）は高い治療効果を示すと同時に重篤な副作用も報告されていた．われわれは，CPIに細胞外マトリクス（ECM）高親和性ペプチドを修飾することにより，投与局所での薬剤の滞留性をあげることで，全身性の副作用を低減するとともに，抗がん効果を増強することに成功した．

免疫チェックポイント機構は，正常な組織を過剰な攻撃から保護するために免疫系によって使用される経路であり，近年，がんが免疫系から逃れるためにこの機構を利用していることが明らかになっている．そのため，がん治療薬として免疫チェックポイント阻害薬（check point inhibitor，CPI）が続々と開発されている．そのなかでも，抗CTLA4抗体（ヤーボイ）と抗PD-1抗体（オプジーボ）の共投与が皮膚がんの治療に承認された．これらの薬剤は主に腫瘍細胞を認識するT細胞を活性化することで抗がん活性を得る．しかし，腫瘍細胞以外を認識するT細胞の活性化による自己免疫関連の副作用が問題視され，37％の患者が副作用によって治療の継続を断念したという報告がある[1]．そのため，私たちはCPIをがん治療部位の局所にとどめることで，全身性の副作用を下げるとともに，治療効果を上げることができないかと考えた．われわれの研究室は以前の研究で，PIGF-2（胎盤由来成長因子）中の細胞外マトリクス（ECM）に高い親和性を示すドメイン（PlGF-$2_{123\text{-}144}$）を発見していた[2]．このペプチドをCPIに化学修飾させることで，ECM高親和性のCPIを開発し，がん局所に投与することで，投与部位にCPIをとどめることができるのではないかと仮説を立てた．

ECMに結合するPlGF-$2_{123\text{-}144}$修飾抗体の開発

われわれはまず，免疫グロブリンG（IgG）抗体をリンカーであるスルホスクシンイミジル-4-（N-マレイミドメチル）シクロヘキサン-1-カルボキシレート（スルホ-SMCC）と混合した後，PlGF-$2_{123\text{-}144}$ペプチドを加え，ペプチドと抗体を架橋させた（図1）．この手法は水溶液中での反応が可能で，作製時間は90分程度と短く，操作も簡便であることが大きなメリットである．次にPlGF-$2_{123\text{-}144}$修飾CPIがフィブロネクチン，フィブリノーゲン，ビトロネクチン，オステオポンチン，およびⅠ型，Ⅱ型，Ⅲ型およびⅣ型コラーゲンなど8種類のECMタンパク質に結合することをELISA法で確認した．皮膚にPlGF-$2_{123\text{-}144}$修飾CPIを注射したところ，通常のものよりも長期間滞留していた．また，PIGF-$2_{123\text{-}144}$修飾CPIは抗原認識能力を損なわなかった．

Matrix-binding checkpoint immunotherapies enhance antitumor efficacy and reduce adverse events
Jun Ishihara[1)2)]/Ako Ishihara[1)]/Jeffrey A. Hubbell[1)2)]：Institute for Molecular Engineering, University of Chicago[1)]/Institute of Bioengineering, Ecole Polytechnique Fédérale de Lausanne[2)]（シカゴ大学分子工学研究科[1)]/スイス連邦工科大学ローザンヌ校[2)]）

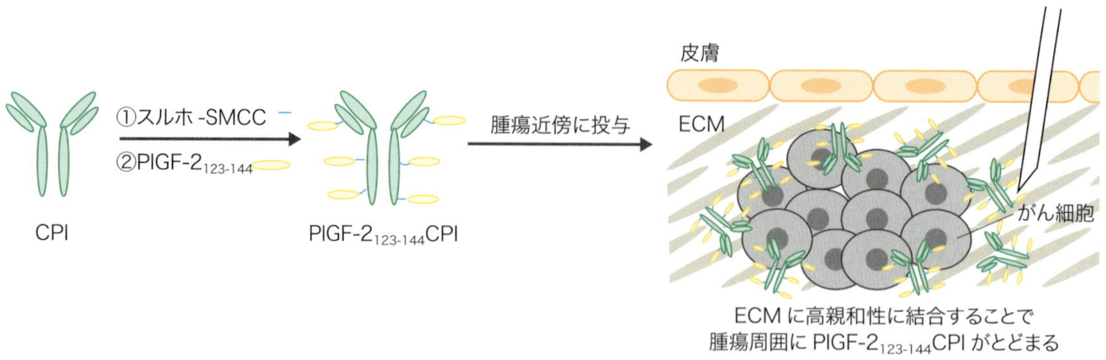
①スルホ -SMCC
②PlGF-2123-144
CPI
PlGF-2123-144CPI
腫瘍近傍に投与
皮膚
ECM
がん細胞
ECM に高親和性に結合することで
腫瘍周囲に PlGF-2123-144CPI がとどまる

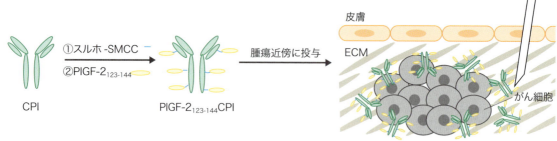

図1　細胞外マトリクス高親和性抗体の作製
免疫チェックポイント阻害抗体（CPI）への細胞外マトリクス高親和性ペプチドを化学修飾．

$PlGF\text{-}2_{123\text{-}144}$による修飾はCPIの副作用を減少させる

$PlGF\text{-}2_{123\text{-}144}$修飾CPIはECMに高親和性であり，皮下に局所投与後の血漿中の抗体濃度を経時的に測定したところ通常の抗体に比べて有意に低かった．そのため，全身暴露が低下することで副作用が下がるのではないかと考え検証した．CPIの副作用としてサイトカイン放出症候群と肝障害が知られているため，われわれは血清中のサイトカイン濃度および肝障害のマーカーであるアラニンアミノトランスフェラーゼ活性（ALT）を調べた．すると，通常のCPIは，血清中のサイトカイン濃度およびALT活性を増加させたが，$PlGF\text{-}2_{123\text{-}144}$修飾CPIは増加させなかった．また，組織学的解析でも，$PlGF\text{-}2_{123\text{-}144}$修飾CPIは通常のCPIより，肝臓におけるリンパ球浸潤を誘導しなかった．さらに抗PD-L1抗体投与後に自己免疫性糖尿病を発症すると報告されていることから，われわれはオスの非肥満糖尿病（NOD）マウスを用いて，糖尿病発症率を評価した．$PlGF\text{-}2_{123\text{-}144}$修飾抗PD-L1抗体による糖尿病の発生率は25日間で0％であったのに対し，通常の抗PD-L1抗体投与は8匹すべてで糖尿病の発症を誘導した．以上の結果により，$PlGF\text{-}2_{123\text{-}144}$修飾が，CPI副作用を低下させることを明らかにした（**図2**）．特にNODマウスでの結果は今後も抗PD-L1抗体の全身性の副作用を評価するための指標として簡便であると考えられた．CPIの副作用については，免疫機構の違いによりマウスでの結果がそのままヒトに当てはめることはできないが，今後のこのような副作用を下げる技術の開発においてわれわれの確立した実験手法が参考になればと考えている．

$PlGF\text{-}2_{123\text{-}144}$修飾CPIは複数のマウス腫瘍モデルにおいて治療効果を増強する

われわれは$PlGF\text{-}2_{123\text{-}144}$修飾CPIの治療効果について評価するため，B16メラノーマモデルと，ヒトの腫瘍により近いBrafV600E/Pten-/-メラノーマモデル，乳がんのMMTV-PyMTモデルの3つのマウスがん細胞株を用いて，抗腫瘍効果を検証した．すると，$PlGF\text{-}2_{123\text{-}144}$修飾CPIはいずれのがんモデルでも腫瘍増殖を抑え，長期生存を延長することを見出した． また，乳がんモデルにおいて，通常抗体では15匹中5匹のマウスで治癒したのに比べ，$PlGF\text{-}2_{123\text{-}144}$修飾抗体投与群は16匹中11匹のマウスの腫瘍が治癒した．さらに長期の抗腫瘍免疫を評価するために，$PlGF\text{-}2_{123\text{-}144}$修飾抗体によって腫瘍が治癒したマウスに乳がん細胞を再接種したところ，9匹のマウスのうちの8匹のマウスが腫瘍が生着せず，$PlGF\text{-}2_{123\text{-}144}$修飾抗体が腫瘍に対する免疫学的記憶を誘導したことを示した．以上より，$PlGF\text{-}2_{123\text{-}144}$修飾抗体治療効果が複数のがんに適用可能であると考えられた．また，この治療効果が腫瘍内のT細胞の活性化を介するものであることをフローサイトメトリーによる解析で示し，そのため局所で治療した効果が免疫系を介して遠隔腫瘍にまで及ぶことを遠隔腫瘍モデルでも示した．

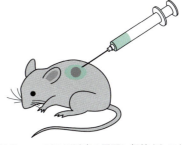

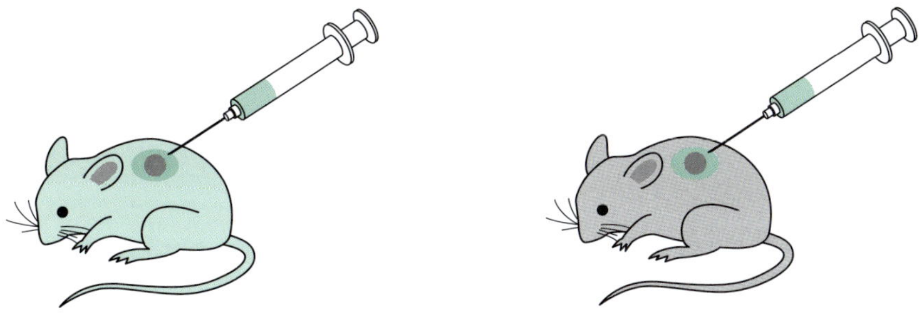
通常のCPIは全身に広がって肝障害やサイトカイン放出症候群，糖尿病などの副作用を引き起こす．
PlGF-$2_{123\text{-}144}$CPIは腫瘍の周囲に保持されるため，全身の副作用を引き起こさず腫瘍に効率的に効く．

図2　細胞外マトリクス高親和性抗体のがん治療

（左）通常の免疫チェックポイント阻害抗体（CPI）はがんの近くに注射しても，滞留せずに全身に分散して副作用を引き起こす上，抗がん活性が低いが，（右）細胞外マトリクス高親和性CPIはがん局所に滞留し，副作用と抗がん活性を改善させる．

おわりに

CPIの副作用を下げるための研究は抗がん活性を上昇させる研究に比べ圧倒的に少ないという報告もある．本研究では抗体医薬の簡便なペプチド修飾による副作用の低減と抗がん活性の上昇の両方を示したことに意義がある．しかし，この技術の問題点として，がんの局在部位に投与しなければならない点があげられる．すなわち，投与できるがんは比較的表面に存在するがんに限られるため，治療対象が限られてしまう．そのため現在，われわれは従来の投与方法と同じく静脈投与をしたうえで，抗がん剤ががんの周囲に集積するようなドラッグデリバリーシステムの構築をめざしている．

文献

1）Li R & Botchan MR：The acidic transcriptional activation domains of VP16 and p53 bind the cellular replication protein A and stimulate in vitro BPV-1 DNA replication. Cell, 73：1207-1221, 1993
2）Bell SP, et al：Yeast origin recognition complex functions in transcription silencing and DNA replication. Science, 262：1844-1849, 1993

● 筆頭著者プロフィール ●

石原　純：早稲田大学卒業．東京大学博士課程修了．2014年よりスイス連邦工科大学ローザンヌ校博士研究員を経て，研究室移動に伴い現在'16年よりシカゴ大学研究員．専攻は再生医療であったが本研究をきっかけにがん免疫療法の勉強をはじめた．医師である妻と協力し，今後は臨床におけるニーズを解決するような研究を継続したい．

筆頭著者のつぶやき

本研究は，学生時代，海外のラボへの就職面接でペプチドを使ったアイデアを何か考えてという課題に対して，ボスに提言したことからはじめました．しかし，新しい分野に挑戦し，また東京以外に住んだことがなかったので不安でした．スイスの景色はきれいでしたがフランス語圏での1人での生活は苦労しました．ペプチド修飾抗体の作製になんとか成功した後はがん免疫療法に応用するため，いちからがん免疫の勉強をはじめました．シカゴに研究室が引っ越し，またいちから生活を立て直しながら研究しました．最終的にはチームの力で研究を形にすることができました．私の経験から，学生や若手研究者の皆さんにも，熱意と協調性で多くの人を巻き込み，チームを組んで研究すること，そして研究の幅を広げるために思い切って新しい分野に飛び込むことにぜひ挑戦してみて欲しいです．そして，絶対に若いうちに自分の力を試しに海外に行ってみて欲しいです．

（石原　純）

Yui S, et al：Cell Stem Cell, 22：35-49.e7, 2018

コラーゲン線維はYAP/TAZ活性を誘導し成体腸管上皮細胞の胎仔性獲得を促進する

油井史郎，中村哲也，渡辺　守，Stefano Piccolo，Kim Jensen

炎症に際して組織線維化の中心となるコラーゲンにはWntリガンドと協調して大腸上皮細胞を胎仔様細胞にリプログラムする作用があり，この機構が傷害後の上皮再生に必須のしくみとして働く根本的な原理であると同時に，この原理を利用することで人為的に成体上皮細胞を胎仔型未熟上皮細胞へリプログラムできることを明らかにした．

腸管傷害時の上皮再生に転写因子YAP/TAZが必須であることがノックアウトマウスにおける腸炎モデルにより明らかにされてから，YAP/TAZ上皮再生のキーとなる転写因子として注目されている．しかしながら，傷害時に上皮細胞でYAP/TAZが誘導されるメカニズムや，活性化の結果として腸管上皮に生じる形質変化の詳細は全く不明であり，炎症性腸疾患などの難治性疾患における粘膜治癒の理解と促進の観点から，この解明が重要であると考えられてきた．また傷害時の組織ではコラーゲン線維が増生するが，この変化に関しては炎症の副反応として理解され，負の側面としての解析が中心であった．線維化そのものの持つ腸管上皮での生物学的な意義のなかでも，組織再生における正の側面についての知見はなく，再生に際してYAP/TAZ活性を誘導するしくみとして細胞外基質のリモデリングに着目した先行研究はなかった．

本研究は，当該領域ではじめて，傷害後の再生を担う大腸上皮細胞がコラーゲンとWntリガンドの協調作用によって惹起される高YAP/TAZ活性により誘導された胎仔型上皮細胞であり，このYAP/TAZによる「傷害関連リプログラム」が再生に必須であるというコンセプトを提唱し，このしくみを利用して成体の腸管上皮細胞を胎仔型の未熟上皮細胞にリプログラムしうることを示した画期的な成果である．

上皮傷害時に出現する過形成上皮は胎仔型のフェノタイプを示す

デキストラン硫酸塩を用いた潰瘍性大腸炎マウスモデル[1]において，再生反応が顕著に観察される時期に傷害部位を被覆する上皮（以下，修復上皮）は，正常の成体上皮細胞には発現を認めず胎仔に由来する培養細胞（以下，胎仔スフェア）[2]に発現を認めるLy6a/Sca1やAnxa1，Tacstd2などの発現を認め，正常の大腸上皮細胞とは大きく異なる細胞であることが明らかとなった．このSca1陽性上皮細胞をセルソーターで選択的に回収し発現遺伝子を解析したところ，その転写

Collagen fiber induces YAP/TAZ dependent fetalization in intestinal epithelial cells
Shiro Yui[1]/Tetsuya Nakamura[2]/Mamoru Watanabe[3]/Stefano Piccolo[4]/Kim Jensen[5]：Center for Stem Cell and Regenerative Medicine, Tokyo Medical and Dental University (TMDU)[1]/Department of Advanced Therapeutics for GI Diseases[2]/Department of Gastroenterology and Hepatology[3]/Department of Molecular Medicine, University of Padua School of Medicine[4]/Biotech Research and Innovation Center, University of Copenhagen, Kim Jensen laboratory[5]：東京医科歯科大学統合研究機構再生医療研究センター[1]/消化管先端治療学[2]/医歯学総合研究科消化器病態学[3]/パドア大学医学部分子医学研究室[4]/コペンハーゲン大学バイオテックリサーチアンドイノベーションセンター，キム・イェンセン研究室[5])

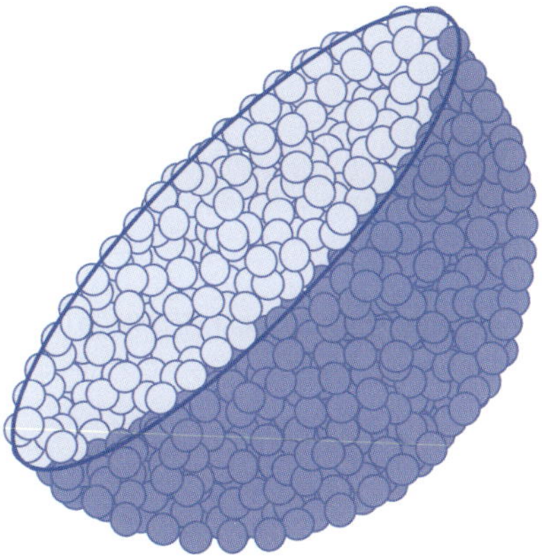

図1　TMDU細胞の模式図
コラーゲン内で形成されるTMDU細胞の割面像．極性の少ない上皮細胞が連なり，球状構造を形成する．

プロファイルは，活性型YAPによって腸管上皮に誘導されるYAP型遺伝子セット[3]と高い相同性を示す一方で，正常の大腸上皮幹細胞に高い発現を認める幹細胞遺伝子セット[4]と全く異なり，胎仔由来培養細胞に高い発現を示す胎仔型遺伝子セットと高い相関を示すことがわかった．重要なことに，この傾向は潰瘍性大腸炎の病変部位におけるタンパク質発現や遺伝子発現においてもみられ，マウスだけでなくヒトにおいても，修復上皮細胞が成体由来でありながら胎仔様にリプログラム（傷害関連リプログラム）された特殊な未熟上皮細胞であることが明らかとなった．

成体の再生の原理を利用して成体上皮を胎仔型上皮細胞にリプログラムする技術を樹立した

おもしろいことに修復上皮の転写プロファイルには，コラーゲンtype Ⅰやデコリンなどの細胞外基質の遺伝子が多く含まれており，修復上皮の誘導に細胞外基質が大きな役割を担っていることが推測された．現在腸管上皮を培養する方法として上皮細胞をEGF/Noggin/R-spondin1存在下に三次元基質に包埋培養するオルガノイド培養法が定着しているが，用いる細胞外基質としてラミニンを主成分とするマトリゲルを使用する方法[5]とコラーゲンを使用する方法[6]の2種類がある．コラーゲンを用いる場合には，Wnt3a存在下にはじめて腸管上皮細胞が球状のシスト構造に自己組織化され，その形態は胎仔スフェアに類似する（TMDU細胞，**図1**）．マイクロアレイで網羅的に発現遺伝子を解析すると，TMDU細胞で発現の高い遺伝子セットは修復上皮の転写プロファイルに高い相同性を示し，またYAP型遺伝子セット・胎仔型遺伝子セットはともにTMDU細胞の転写プロファイルに高い相同性を示した．すなわち，コラーゲン線維とWntリガンドによる協調的なYAP活性の誘導機構を利用することで，「傷害関連リプログラム」（**図2**）を腸管上皮細胞に人為的に誘導し，成体上皮細胞を胎仔型未熟上皮細胞にリプログラムできることが明らかとなった．なお，この機序によるリプログラムが再生に必須の機構であることは，ノックアウトによってLy6a/Sca1陽性の修復上皮が誘導され上皮再生が抑制される等のデータから支持された．

「傷害関連リプログラム」は可逆性であり，胎仔型上皮細胞は成体型上皮細胞に再成熟する

再生期にみられる過形成性変化は時間経過とともに正常上皮に成熟する可逆性を有している．本研究で同定したコラーゲンとWntリガンドによるリプログラムが上皮再生のメカニズムとして機能するには，可逆性の変化である必要がある．重要なことにマトリゲル内で包埋培養された成熟型腸管上皮オルガノイドは，大腸の上皮傷害部位に移植[6]されるとSca1陽性細胞へリプログラムされるとともに，未熟上皮として生着した後には成熟型腸管上皮に再び分化することがわかった．さらに，コラーゲン内で数回の培養により胎仔型修復上皮にリプログラムされた腸管上皮細胞（TMDU細胞）は，マトリゲル内に包埋し直すと成熟型腸管上皮オルガノイドに再度分化することがわかった．これらの結果から，コラーゲン・Wntリガンド協調による上皮リプログラムは可逆的な過程であり，上皮再生の機序として矛盾しないことや，成体上皮細胞と胎仔型未熟上皮細胞が相互に変換しうることが明らかとなった．

おわりに

本研究は，細胞外基質とその下流のYAP/TAZ活性のコントロールが上皮の再生に重要であること，さらには細胞外基質が細胞の運命をコントロールする技術にも応用されうることも示唆しており，今後の腸管上

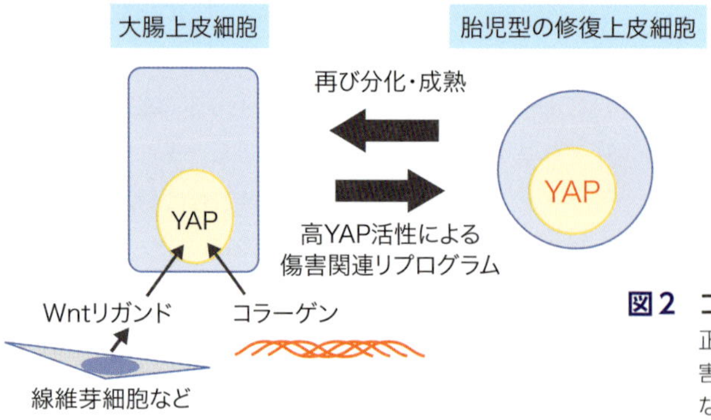
大腸上皮細胞
胎児型の修復上皮細胞
再び分化・成熟
YAP
YAP
高YAP活性による
傷害関連リプログラム
Wntリガンド
コラーゲン
線維芽細胞など

図2 コラーゲンWnt協調による傷害関連リプログラム
正常大腸の円柱状上皮細胞はコラーゲンとWnt協調による傷害関連リプログラムによってYAP活性が誘導され，極性の少ない胎仔型の修復上皮にリプログラムされる．

皮研究において細胞外基質が重要な研究テーマの一つになる可能性を強く示している．一連の研究において樹立した「傷害関連リプログラム」現象を模倣した不純物を全く含まない上皮スフェア培養法（TMDU法）は，難治性腸管上皮疾患における再生医療において理想的な細胞資材であると同時に，上皮再生過程の*in vitro*モデルとしても価値を持つ有用な細胞であると考えられる．

文献

1）Okayasu I, et al：A novel method in the induction of reliable experimental acute and chronic ulcerative colitis in mice. Gastroenterology, 98：694-702, 1990
2）Fordham RP, et al：Transplantation of expanded fetal intestinal progenitors contributes to colon regeneration after injury. Cell Stem Cell, 13：734-744, 2013
3）Gregorieff A, et al：Yap-dependent reprogramming of Lgr5(+) stem cells drives intestinal regeneration and cancer. Nature, 526：715-718, 2015
4）Muñoz J, et al：The Lgr5 intestinal stem cell signature: robust expression of proposed quiescent '+4' cell markers. EMBO J, 31：3079-3091, 2012
5）Sato T, et al：Single Lgr5 stem cells build crypt-villus structures in vitro without a mesenchymal niche. Nature, 459：262-265, 2009
6）Yui S, et al：Functional engraftment of colon epithelium expanded in vitro from a single adult Lgr5^{+} stem cell. Nat Med, 18：618-623, 2012

● 筆頭著者プロフィール ●

油井史郎：2002年，慶應義塾大学医学部卒業．'11年東京医科歯科大学大学院卒業・医学博士．'13年から'17年コペンハーゲン大学留学．'17年から東京医科歯科大学統合研究機構再生医療研究センター・助教．体外で旺盛に増殖する腸管上皮細胞の特性を生かした新しい再生医療の開発をめざし，上皮再生のしくみに立脚した新しい炎症性腸疾患の診療を展開したい．

筆頭著者のつぶやき

本研究は上皮移植やコラーゲン培養開発を主導し世界の腸管上皮再生医療研究をリードする東京医科歯科大学渡辺守教授，胎仔培養を中心に腸管上皮発生の先駆的な研究を推進するコペンハーゲン大学Kim Jensen教授，YAP研究の世界的リーダーであるパドア大学のStefano Piccolo教授の強力な研究指導の成果であり，論文を筆頭著者として公表したことを光栄に思います．海外留学を良い糧にして今後も研究に邁進する意気込みです．

（油井史郎）

Okae H, et al : Cell Stem Cell, 22 : 50-63.e6, 2018

ヒト栄養膜幹細胞の樹立

岡江寛明，有馬隆博

マウス栄養膜幹（TS）細胞の樹立が報告されて20年近く経つが，これまでにヒトTS細胞の樹立の報告はなかった．われわれはヒト胎盤を構成する栄養膜細胞の遺伝子発現の解析を行うことで，未分化維持に働くシグナル伝達経路を同定し，初期胎盤および受精卵よりヒトTS細胞を樹立することに成功した．本研究により，試験管内でヒト胎盤の研究を行うことが可能となった．

胎盤は胎児の発育に不可欠な器官である．胎盤の主要な構成細胞は栄養膜細胞とよばれ，ヒトの場合，細胞性（CT）・絨毛外性（EVT）・合胞体性（SynT）の3種類に大別される．CT細胞は高い増殖能をもつ上皮系細胞であり，EVT細胞とSynT細胞に分化する能力をもつ．EVT細胞は子宮内膜へと浸潤してらせん動脈の再構築を行うことで，母体血の流れをコントロールする．SynT細胞はCT細胞の融合によってつくられる多核の細胞であり，栄養・ガス交換やホルモン産生に働く．胎盤を構成するすべての栄養膜細胞は胚盤胞期の栄養外胚葉（TE）に由来する．マウスでは，TEあるいは着床後胚の胚体外外胚葉をFGF4の存在下で培養することにより，TS細胞が樹立される[1]．マウスTS細胞は，未分化状態を長期間維持し，胚盤胞に注入すると胎盤を構成するすべての栄養膜細胞に分化する．マウスTS細胞の樹立をうけ，多くの研究者がヒトTS細胞の樹立を試みたが，樹立に成功したという報告はこれまでにない．

ヒト栄養膜細胞の増殖制御シグナルの同定とTS細胞の樹立

CT細胞は生体においては高い増殖能をもつが，汎用の培地で培養するとすみやかに増殖を停止し，SynT細胞へと分化する．生体内でCT細胞の増殖がどのように制御されているのかを理解するため，まず妊娠初期のヒトの胎盤よりCT・EVT・SynT細胞を高純度で分離し，各細胞に特異的に発現する遺伝子を同定した．次に，CT細胞に特異的に発現する遺伝子に着目してパスウェイ解析を行ったところ，WntシグナルやEGFシグナルに関与するシグナル伝達経路が濃縮されていることを見出した．この結果を基に，Wntシグナルを活性化するGSK3β阻害剤およびEGFの存在下にCT細胞の培養を試みたが，CT細胞を長期間培養することはできなかった．そこで，上皮系幹細胞の増殖を促進する増殖因子や小分子化合物を組合せ，培養液に添加した．その結果，GSK3β阻害剤・EGF・TGFβ阻害剤・HDAC阻害剤・ROCK阻害剤を用いることにより，CT細胞を5カ月以上にわたり安定的に培養することに成功した（約150回の細胞分裂に相当）．GSK3β阻害

Derivation of human trophoblast stem cells
Hiroaki Okae/Takahiro Arima : Department of Informative Genetics, Tohoku University Graduate School of Medicine
（東北大学大学院医学系研究科情報遺伝学分野）

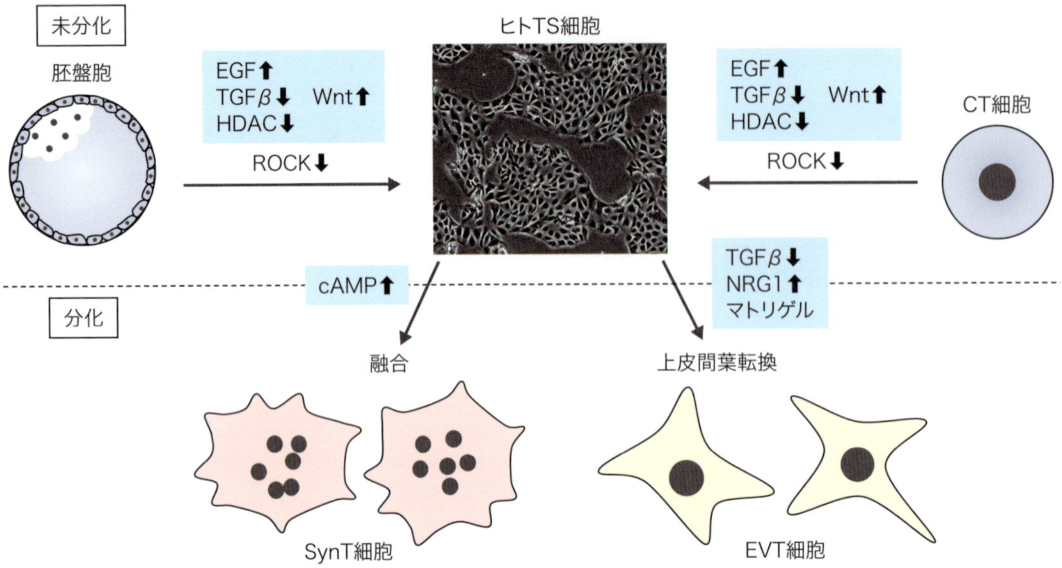

未分化
胚盤胞
ヒトTS細胞
EGF⬆
TGFβ⬇　Wnt⬆
HDAC⬇
ROCK⬇
EGF⬆
TGFβ⬇　Wnt⬆
HDAC⬇
CT細胞
ROCK⬇
cAMP⬆
TGFβ⬇
NRG1⬆
マトリゲル
分化
融合
上皮間葉転換
SynT細胞
EVT細胞

図1　ヒトTS細胞の未分化維持と分化誘導
ヒトTS細胞は自己複製能をもつとともに，効率的かつ選択的にEVT細胞もしくはSynT細胞へと分化誘導可能である．細胞性栄養膜細胞（CT），絨毛外性栄養膜細胞（EVT），合胞体性栄養膜細胞（SynT）．

剤・EGFはCT細胞の増殖に必須であり，ROCK阻害剤はCT細胞の培養皿への接着に重要であった．また，TGFβ阻害剤・HDAC阻害剤は細胞増殖を有意に促進した．樹立したCT細胞株は生体内のCT細胞と同様に，栄養膜細胞特異的マーカーであるKRT7に陽性で，HLAクラスI分子は陰性であった．

次に，ヒトの胚盤胞よりCT細胞株に類似した細胞株が樹立されるかどうか検討した．16個の胚盤胞を前述の培養液を用いて培養したところ，CT細胞株と非常によく似た細胞株を8株樹立することに成功した．後述するように，CT細胞株および胚盤胞より樹立した細胞株は，EVTおよびSynT細胞への分化能をもつことから，これらの細胞株はヒトTS細胞であると結論づけた（**図1**）．

ヒトTS細胞の選択的分化誘導

ヒト絨毛がん細胞株を用いた研究により，SynT細胞への分化にはcAMPが重要であることが知られている[2]．そこで，cAMP濃度を上昇させるフォルスコリンをヒトTS細胞に添加したところ，細胞融合が起こり多核のSynT様細胞へと分化した．この細胞は，SynT細胞特異的マーカーであるSDC1に陽性であり，胎盤より分泌されるホルモンであるヒト絨毛性ゴナドトロピン（hCG）を大量に産生していた．さらに，このSynT様細胞と生体のSynT細胞が非常によく似た遺伝子発現パターンをもつことをRNA-seqを用いて明らかにした．

ヒトTS細胞樹立の過程において，TGFβ阻害剤がCT細胞からEVT細胞への分化を促進することを見出した．また，ヒト胎盤絨毛の体外培養系を用いた研究により，NRG1およびマトリゲルがEVT細胞への分化を促進することが示唆されていた[3][4]．そこで，TGFβ阻害剤・NRG1・マトリゲルの存在下でヒトTS細胞を培養したところ，上皮間葉転換が起こり紡錘形のEVT様細胞へと分化した．この細胞は，EVT細胞特異的なマーカーであるHLA-Gに陽性で，生体内のEVT細胞と非常によく似た遺伝子発現パターンをもつことを明らかにした．

ヒトTS細胞のDNAメチル化

ヒト栄養膜細胞はユニークなDNAメチル化のパターンをもつことが知られている．体細胞のゲノムは，プロモーター領域やエンハンサー領域を除いて高メチル

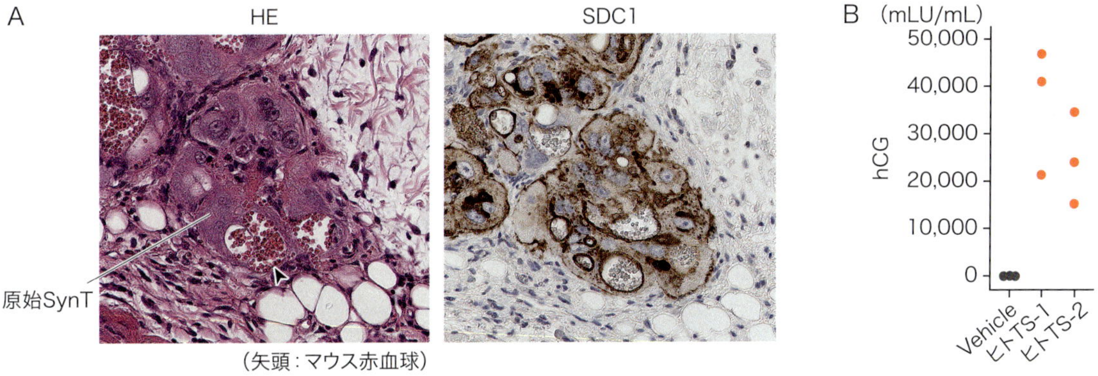
A
HE
SDC1
原始SynT
（矢頭：マウス赤血球）
B (mLU/mL)
50,000
40,000
30,000
20,000
10,000
0
hCG
Vehicle
ヒトTS-1
ヒトTS-2

図2 ヒトTS細胞の*in vivo*における分化・浸潤能
A）移植したTS細胞はマウスの真皮および皮下組織に浸潤．着床時にみられる特殊な細胞（原始SynT：多核細胞に空砲が生じ，血液が流入）がつくられる．B）血中hCG値の変化．（文献９より転載）

化の状態にあるが，ヒト栄養膜細胞はゲノムの約40％が中程度のメチル化の状態を示す[5]．また，胎児由来の細胞において高メチル化されるプロモーター領域の一部が，ヒト栄養膜細胞においては低メチル化の状態にある（例：EFL-5やINSL4など）．さらに，ヒト栄養膜細胞特異的にアレル特異的なDNAメチル化状態を示す領域（胎盤特異的ゲノムインプリンティングとして知られている）が多数存在する[6][7]．これらのメチル化の特徴がヒトTS細胞において保持されているかどうかを調べるため，全ゲノムDNAメチル化解析を行った．その結果，一部に例外はあったものの，前述の特徴のほとんどがヒトTS細胞において維持されていることを明らかにした．

免疫不全マウスへのヒトTS細胞の移植

ヒトのTS細胞が生体においても機能するかどうかを調べるため，免疫不全マウスであるNOD-SCIDマウスに皮下移植した．移植したヒトTS細胞はマウスの真皮および皮下組織に浸潤し，辺縁部の細胞の一部はHLA-G陽性のEVT様細胞やSDC1陽性のSynT様細胞へと分化した．興味深いことに，一部のSynT様細胞には空胞が生じマウスの血液が流入していることを見出した．この構造は，ヒトの胚盤胞が子宮に着床する際につくられる原始SynT細胞と酷似していた[8]．また，移植されたマウスの血中には多量のhCGが認められた．以上より，免疫不全マウスにヒトTS細胞を移植することにより，着床現象の一部が再現されることを明らかにした（**図2**）．

おわりに

これまで多くの研究者がマウスTS細胞の培養条件を参考にし，ヒトTS細胞を樹立しようと試みてきた．一方，われわれはヒト胎盤の解析結果をもとに培養条件を一から検討した．結果的に，ヒトとマウスではTS細胞の増殖を制御するシグナル伝達経路が大きく異なることが明らかとなった．なぜこのような違いがあるのかは不明であるが，胚発生様式や胎盤構造の違いと関連している可能性があり，非常に興味深い．ヒトTS細胞は胎盤の発生や機能を研究するうえで有用なツールとなるとともに，胎盤の異常に起因するヒト疾患の病態解明や治療薬の開発にも役立つのではないかと期待している．

文献

1）Tanaka S, et al：Promotion of trophoblast stem cell proliferation by FGF4. Science, 282：2072-2075, 1998
2）Strauss JF 3rd, et al：The cAMP signalling system and human trophoblast function. Placenta, 13：389-403, 1992
3）Miller RK, et al：Human placental explants in culture: approaches and assessments. Placenta, 26：439-448, 2005
4）Fock V, et al：Neuregulin-1-mediated ErbB2-ErbB3 signalling protects human trophoblasts against apoptosis to preserve differentiation. J Cell Sci, 128：4306-4316,

2015
5）Schroeder DI, et al：The human placenta methylome. Proc Natl Acad Sci U S A, 110：6037-6042, 2013
6）Court F, et al：Genome-wide parent-of-origin DNA methylation analysis reveals the intricacies of human imprinting and suggests a germline methylation-independent mechanism of establishment. Genome Res, 24：554-569, 2014
7）Hamada H, et al：Allele-Specific Methylome and Transcriptome Analysis Reveals Widespread Imprinting in the Human Placenta. Am J Hum Genet, 99：1045-1058, 2016
8）James JL, et al：Human placentation from nidation to 5 weeks of gestation. Part I: What do we know about formative placental development following implantation? Placenta, 33：327-334, 2012
9）Okae H, et al：Derivation of Human Trophoblast Stem Cells. Cell Stem Cell, 22：50-63.e6, 2018

● 筆頭著者プロフィール ●

岡江寛明：2010年東京大学大学院理学系研究科修了，同年東北大学大学院医学系研究科研究員を経て，'12年より同研究科助教．TS細胞の研究を通して，胎盤の多様性を生み出す分子機構について理解していきたい．

筆頭著者のつぶやき

本研究をスタートしたのは5年ほど前であるが，当時はヒト胎盤から栄養膜細胞を高純度で単離するプロトコールは確立されていなかった．そのため，数十グラムの胎盤組織からシングルセルを調製し，さまざまな抗体を用いて細胞を分離する実験をくり返した．地道な作業であったが，細胞の単離に成功したことで，比較的容易にヒトTS細胞を樹立することができた．遠回りのようでも基礎的なデータをしっかりとることの重要性を再認識した．

（岡江寛明）

CRISPR-Cas9システムを応用した遺伝子の高効率な光操作法

佐藤守俊

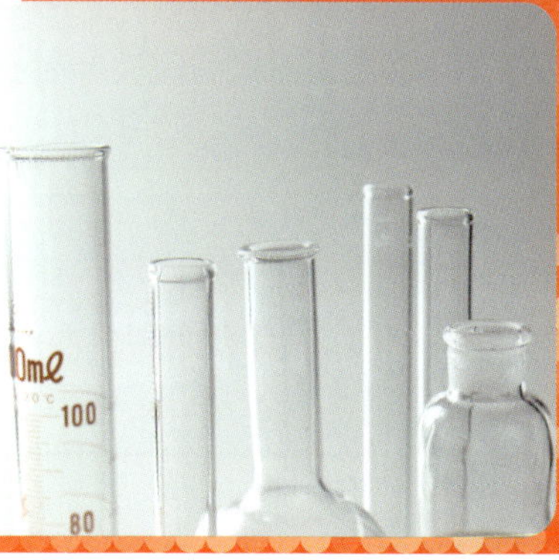

何ができるようになった？

CRISPR-Cas9システムに改変を加えて開発した本技術（Split-CPTS2.0）により，狙ったゲノム遺伝子の発現を光で自由自在にコントロールできるようになった．本技術は非常に発現誘導効率が高いため，ゲノム遺伝子の発現制御に基づいて細胞の分化を光操作することも可能．

必要な機器・試薬・テクニックは？

本技術は3つのタンパク質プローブと1つのガイドRNAからなる．いずれもAddgene社に寄託予定．光照射にはLEDや顕微鏡のレーザー・ランプ光源等を利用できる．

はじめに

CRISPR-Cas9システムに基づくゲノム編集技術の登場以来，同技術は世界中の研究室に普及し利用されている．CRISPR-Cas9システムを用いることで，あらゆる細胞のゲノムの塩基配列を狙って書き換えることができるようになった．このようなゲノム編集技術の黎明期とときを同じくする形で，われわれのグループでは，光などの外部刺激を用いることで，生命現象を時間的・空間的に制御する技術に強い関心をもっていた．この関心を実現すべく，さまざまなタンパク質の活性を細胞内で自由自在に光操作するために，アカパンカビの小さな青色光受容体（Vivid）にプロテインエンジニアリングを施し，Magnetシステム※1という光スイッチタンパク質を開発した[1]．さらにわれわれは光操作の基盤技術であるMagnetシステムの応用先としてゲノムに狙いを定め，CRISPR-Cas9システムやCre-*loxP*システムとMagnetシステムを組合わせて，光刺激で自由自在に操作可能なゲノムエンジニアリングツール（PA-Cas9[2]，PA-Cre[3]）を開発した．本稿では，われわれが最近開発した新たなゲノムエンジニアリングツール（Split-CPTS2.0）[4]について紹介する．Split-CPTS2.0は，ゲノムの塩基配列を改変するPA-Cas9やPA-Creとは大きく異なり，ゲノムにコードされた遺伝子の発現を自由自在に光で操作するツールである．しかもその効率が著しく高いことが大きな特徴であり，既存のツールでは実現困難だった新たな応用が可能になるかもしれない．

※1　**Magnetシステム**：われわれのグループが開発した光スイッチタンパク質．Magnetシステム（pMagとnMagHigh1）はアカパンカビ（*Neurospora crassa*）が有する小さな光受容体のVividに対して多角的にプロテインエンジニアリングを施して開発されたタンパク質の対である．pMagとnMagHigh1は暗所では単量体として存在し，青い光を受容するとヘテロ二量体を形成する．

A highly efficient method for optical control of gene expression based on the CRISPR-Cas9 system
Moritoshi Sato：Graduate School of Arts and Sciences, The University of Tokyo（東京大学大学院総合文化研究科）

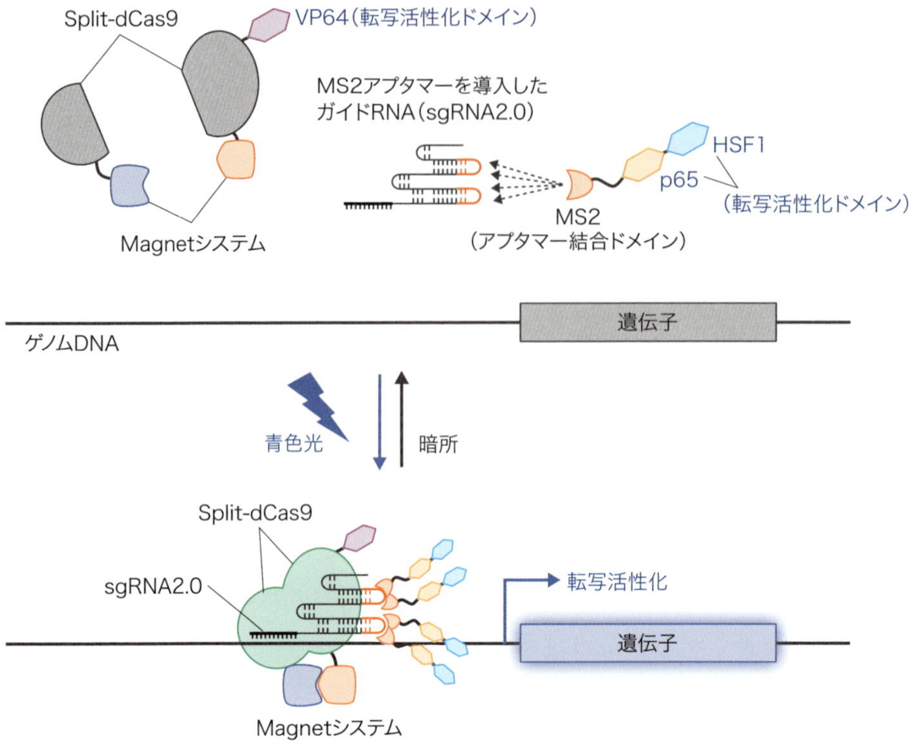
Split-dCas9
VP64(転写活性化ドメイン)
MS2アプタマーを導入した
ガイドRNA(sgRNA2.0)
HSF1
p65
(転写活性化ドメイン)
MS2
(アプタマー結合ドメイン)
Magnetシステム
遺伝子
ゲノムDNA
青色光
暗所
Split-dCas9
sgRNA2.0
転写活性化
遺伝子
Magnetシステム

図1　Split-CPTS2.0の原理

dCas9の二分割体（split-dCas9）とMagnetシステムを用いて，3種類の異なる転写活性化ドメインを9つ（VP64が1つ，p65とHSF1がそれぞれ4つ），標的ゲノム遺伝子の転写開始点の上流領域に光刺激によって集積することにより，そのゲノム遺伝子の転写を高い効率で活性化できるのがSplit-CPTS2.0．われわれが開発した先行技術（CPTS，図2）よりも桁違いに高い効率でゲノム遺伝子の光操作が可能になった．

原理

分化や発生など，生体でみられる多様な生命現象は，ゲノムにコードされたさまざまな遺伝子の働きによって制御されている．それぞれの遺伝子がどのように生命現象の制御にかかわっているのかを明らかにするには，ゲノム遺伝子の発現を自由自在にコントロールする技術が必要である．われわれは，CRISPR-Cas9システムを用いてゲノムにコードされた遺伝子の発現を強力に光操作する技術（Split-CPTS2.0）を開発した（**図1**）．この技術では，まずCas9に変異を導入してヌクレアーゼ活性を欠失させたdCas9※2タンパク質をさらに二分割してN末端側断片とC末端側断片を作製した．この両断片（split-dCas9）に，われわれが開発した光スイッチタンパク質のMagnetシステムと転写活性化ドメイン※3（VP64）を連結した．さらに，MS2 RNAアプタマーを挿入したガイドRNA（sgRNA2.0），MS2タンパク質と転写活性化ドメイン（p65およびHSF1）の融合タンパク質を用いた．青色光を照射すると，split-dCas9とsgRNA2.0が標的遺伝子の転写開始点の上流領域に集積し，転写活性化ドメインの働きにより，当該ゲノム遺伝子の転写を活性化する．光照射をやめると，前述のsplit-dCas9とsgRNA2.0は再びバラバラになり，標的遺伝子の転写は停止する．こ

※2　**dCas9**：原核生物のCRISPR-Cas9システムを構成するCas9は，ガイドRNAの有無に応じて，標的DNA配列を切断する酵素（ヌクレアーゼ）である．dCas9は，Cas9の活性中心にアミノ酸変異を加えその酵素活性を消失させた変異体であるが，ガイドRNAの有無に応じて標的DNA配列に結合する機能は保持している．

※3　**転写活性化ドメイン**：転写開始複合体をよび寄せて，転写を活性化するためのタンパク質ドメイン．Split-CPTS2.0では3種類の転写活性化ドメイン（VP64，p65，HSF1）を用いた．

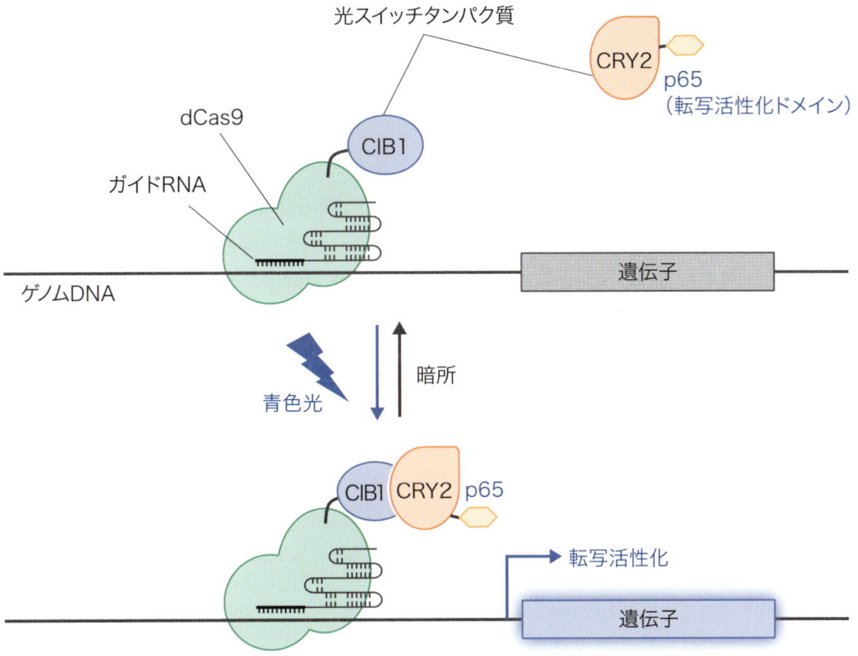
光スイッチタンパク質
CRY2
p65
(転写活性化ドメイン)
dCas9
CIB1
ガイドRNA
遺伝子
ゲノムDNA
青色光
暗所
CIB1
CRY2
p65
転写活性化
遺伝子

図2 先行技術（CPTS）の原理
1種類の転写活性化ドメイン（p65）を1つだけ，dCas9が結合するゲノム遺伝子の上流領域によび寄せて，当該遺伝子の発現を光操作するのが先行技術のCPTS.

のように，光照射の有無によって，標的遺伝子の発現をコントロールできる．われわれが開発した一世代前の技術（CPTS）[5]（**図2**）では，光刺激により，1種類の転写活性化ドメイン（p65）を1つだけ，ゲノム遺伝子の上流領域によび寄せていたが，Split-CPTS2.0では，3種類の異なる転写活性化ドメイン（VP64，p65，HSF1）を9つ（VP64が1つ，p65とHSF1がそれぞれ4つ）同時にゲノムに集めたため，著しく高い効率でゲノム遺伝子の発現を光操作できるようになった．なお，sgRNA2.0の5′末端の塩基配列（20塩基程度）は，ゲノム上でのSplit-CPTS2.0の結合部位を決定する因子である．sgRNA2.0の設計を通じて，任意のゲノム遺伝子を選択し，それを自在に光操作できることもSplit-CPTS2.0の大きな特長である．複数の異なるガイドRNAを細胞に導入してもよい．Split-CPTS2.0は同時に複数の標的遺伝子を光操作することも可能である．

準　備

- 細胞，培地など
- Split-CPTS2.0，sgRNA2.0※1の各種プラスミド
- LED照明装置※2
- リアルタイムPCR※3

※1　Split-CPTS2.0ではMS2 RNAアプタマーを挿入したガイドRNA（sgRNA2.0）を用いる.
※2　われわれはシーシーエス社の青色小型LED照明パネルを利用している.
※3　われわれはサーモフィッシャーサイエンティフィック社のStepOnePlusを利用している.

プロトコール

1 ガイドRNA（sgRNA2.0）の設計と作製

sgRNA2.0は次の3つのポイントを参考に設計するとよい．最初のポイントは，sgRNA2.0を結合させるゲノム領域である．標的とするゲノム遺伝子によっても異なるが，われわれの経験では，転写開始点から200塩基程度までの上流領域にsgRNA2.0を結合させると，遺伝子発現の誘導効率が非常によい．ポイントの2つ目として，sgRNA2.0が結合するゲノムの標的配列にはPAMとよばれる塩基配列が近接している必要がある．Split-CPTS2.0には*Streptococcus pyogenes*由来のCas9を利用しているため，PAMの塩基配列はNGGである．ポイントの3つ目は，ゲノムに対するsgRNA2.0の結合選択性である．選択性が低いと，オフターゲットが問題になることがあるので，注意が必要である．以上の3つのポイントを考慮して，sgRNA2.0の5′末端の塩基配列（20塩基程度）を設計する※1．なお，sgRNA2.0の作製については，制限酵素（*Bbs* I）とオリゴDNAを用いて，sgRNA2.0の5′末端に任意の塩基配列を導入する方法を利用している※2．

※1 標的とするゲノム遺伝子の上流領域に対して，複数の異なるガイドRNA（sgRNA2.0）を同時に結合させることにより，より強く当該遺伝子の発現を誘導することも可能である．さらに，複数の標的遺伝子のそれぞれの上流領域に結合するsgRNA2.0を同時に利用することにより，当該遺伝子の発現を同時に光操作することも可能である．

※2 sgRNA2.0ベクターの作製にあたっては，われわれはAddgene社から入手できるpSPgRNAベクター（plasmid #47108）にMS2 RNAアプタマーを導入したsgRNA2.0を導入し，この制限酵素（*Bbs* I）サイトを利用して，sgRNA2.0の5′末端に任意の塩基配列を導入している．

2 細胞へのプローブ等の導入と遺伝子発現の光操作

まずHEK293T細胞での実験手順を示す．

❶ 1ウェルあたり2.0 × 10^4 個のHEK293T細胞を96ウェルプレートに播種し，37℃のインキュベーターで24時間程度培養する．

❷ Split-CPTS2.0，sgRNA2.0をそれぞれコードするプラスミドを細胞にトランスフェクションし，37℃のインキュベーターで24時間程度培養する※3．

※3 トランスフェクション試薬として，われわれはサーモフィッシャーサイエンティフィック社のLipofectamine 3000を用いている．

❸ 青色LEDで光照射を施す※4．光照射を施さないコントロールも準備する．

※4 0.10 mW/cm^2 で細胞を光刺激．

❹ 細胞を破砕してRNAを抽出し，逆転写反応によりDNAに変換する※5．

※5 サーモフィッシャーサイエンティフィック社のCells-to-Ctキットを利用．

❺ TaqManプローブを用いたリアルタイムPCRを行い，標的遺伝子のmRNAを計測する※6．このとき，*GAPDH*等のハウスキーピング遺伝子のmRNAを内部コントロールとして利用する．

※6 $\Delta\Delta C_t$ 法により，光照射依存的に発現するmRNA（標的遺伝子）の相対量を評価．

次に，iPS細胞での実験手順を示す．

❶ iPS細胞を培養する※7．

※7 iPS細胞はマトリゲル基底膜マトリクス（コーニング社，product#354230）でコートされた6ウェルプレートでmTeSR1培地（STEMCELL Technologies社，product#ST-05850）を用いて培養．

❷ヌクレオフェクションによりSplit-CPTS2.0，sgRNA2.0をそれぞれコードするプラスミドをiPS細胞に導入し，10 μM ROCK inhibitorを添加したmTeSR1培地で6時間程度培養する※8．

※8　装置は4D-Nucleofector（ロンザジャパン社），キットはP3 primary cell 4D-Nucleofector X kit S（ロンザジャパン社），プログラムはCA-137 programを利用．

❸37℃のインキュベーターのなかで青色LEDを用いて光照射を施す※9．

※9　実験が数日におよぶ場合には毎日新しい培地（10 μM ROCK inhibitorを加えたmTeSR1培地）を添加するようにしている．

❹前述のHEK293T細胞での実験手順と同様にリアルタイムPCRを行って，標的遺伝子のmRNAを計測したり，蛍光抗体法によりiPS細胞の分化を評価する．

実験例

Split-CPTS2.0の先行技術として，われわれは2015年にCRISPR-Cas9システムを用いたゲノム遺伝子の光操作技術（CPTS）[5]を開発しているが，この先行技術では，前述したように光刺激により，1種類の転写活性化ドメイン（p65）を1つだけ，ゲノム遺伝子の上流領域におよび寄せていた（**図2**）．Split-CPTS2.0で

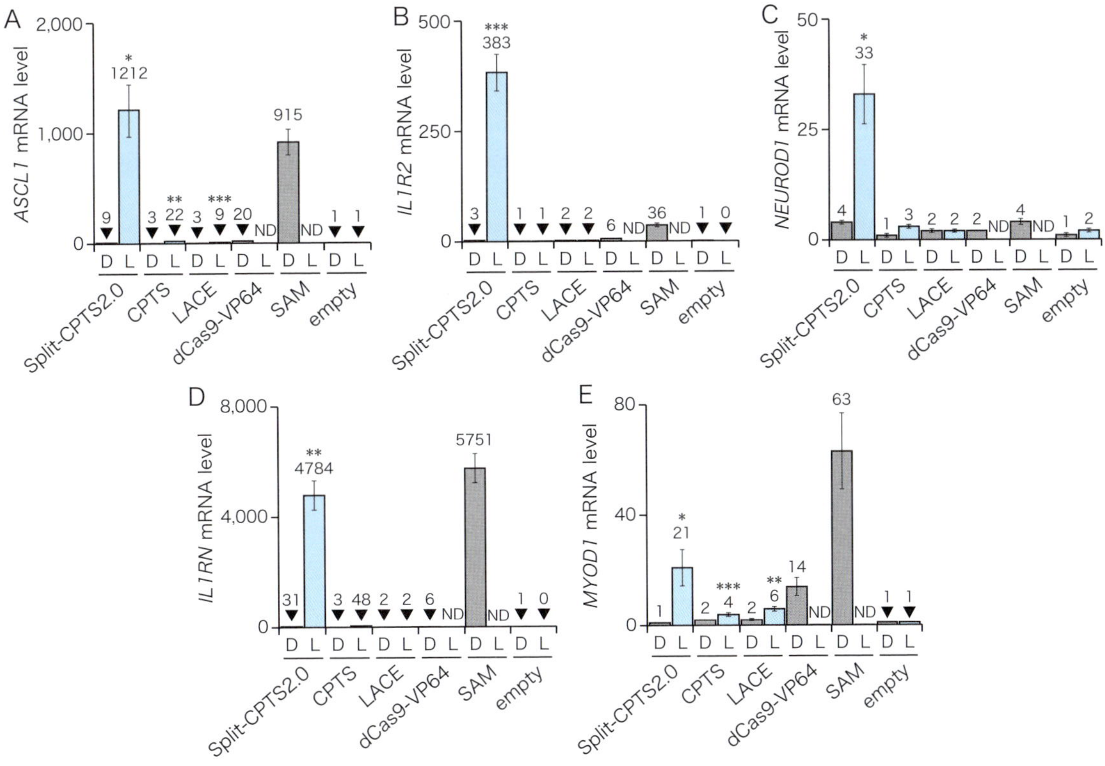

A
ASCL1 mRNA level
2,000
1,000
0
*
1212
915
9
3
**
22
3
***
9
20
ND
ND
1
1
B
IL1R2 mRNA level
500
250
0
***
383
3
1
1
2
2
6
ND
36
ND
1
0
C
NEUROD1 mRNA level
50
25
0
*
33
4
1
3
2
2
2
ND
4
ND
1
2
D
IL1RN mRNA level
8,000
4,000
0
**
4784
5751
31
3
48
2
2
6
ND
ND
1
0
E
MYOD1 mRNA level
80
40
0
63
*
21
1
2
***
4
2
**
6
14
ND
ND
1
1
D L
Split-CPTS2.0
CPTS
LACE
dCas9-VP64
SAM
empty

図3　Split-CPTS2.0によるゲノム遺伝子の発現の光操作

5種類のゲノム遺伝子の発現を指標として，Split-CPTS2.0とその他の関連技術をHEK293T細胞で比較．A）*ASCL1*遺伝子，B）*IL1R2*遺伝子，C）*NEUROD1*遺伝子，D）*IL1RN*遺伝子，E）*MYOD1*遺伝子．CPTSはわれわれが開発した先行技術．LACEはDuke Universityのグループが開発した先行技術[6]．dCas9-VP64とSAMは光制御能がない先行技術．D：暗所，L：光照射．Split-CPTS2.0はどのゲノム遺伝子でもその発現を効率よく光操作できる．（文献4より引用）

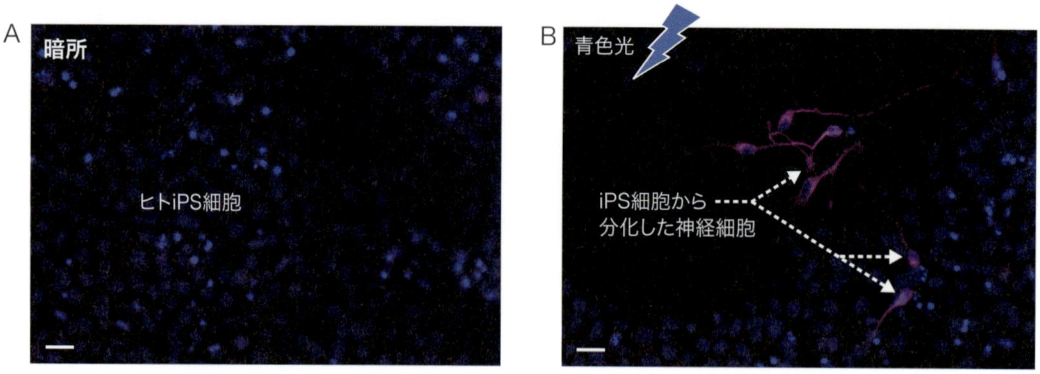
A
暗所
ヒトiPS細胞
B
青色光
iPS細胞から
分化した神経細胞

図4　iPS細胞から神経細胞への分化の光操作
Split-CPTS2.0を用いてiPS細胞の*NEUROD1*遺伝子の発現を光操作すると，iPS細胞から神経細胞への分化を自在にコントロールできる．**A**）暗所，**B**）4日間の光照射後．細胞をDAPI（青）と神経細胞のマーカーであるβ-Ⅲ tublinの抗体（マゼンタ）で染色．スケールバー＝50 μm．

は，3種類の異なる転写活性化ドメイン（VP64，p65，HSF1）を計9つ同時にゲノムに集めたため，著しく高い効率でゲノム遺伝子の発現を光操作できるようになった（**図1**）．われわれはSplit-CPTS2.0がさまざまなゲノム遺伝子の発現をきわめて高い効率で光操作できることを示している（**図3**）．

さらにわれわれは，Split-CPTS2.0をiPS細胞の分化を光操作するツールとして応用している（**図4**）．Split-CPTS2.0をiPS細胞に導入し，神経細胞への分化を制御する遺伝子（*NEUROD1*）を光操作すると，前述の先行技術（CPTS）と比べて2,000倍強く，*NEUROD1*遺伝子の発現を光刺激で活性化できる．このため，Split-CPTS2.0ではiPS細胞を光刺激で神経細胞に分化させることが可能になる．一方，先行技術では，*NEUROD1*遺伝子の発現を光刺激で操作することはできるが，その効率が十分でないため，iPS細胞を神経細胞に分化

Connecting the Dots

先行技術（CPTS）の開発の裏には，ゲノム遺伝子の発現の光操作によって細胞の分化を自在にコントロールしたいというわれわれの狙いがあった．これを実行に移すべく，われわれはCPTSを実際にiPS細胞に導入し，前述の*NEUROD1*遺伝子の発現を光操作してみたが，いくら光を当て続けてもiPS細胞は神経細胞へは分化しなかった．CPTSは確かにゲノム遺伝子の発現を光操作できる一般性・汎用性の高いツールである．しかし前述の結果は，その効率にはまだ大きな課題が残っていることをわれわれに教えてくれた．CPTSの高効率化のアイディアをわれわれが練っていた2014～2015年当時，SAM[7]，SunTag[8]，VPR[9]という技術が米国の異なる3つのグループから相次いで報告された．この3つの技術は，dCas9を用いてきわめて高い効率でゲノム遺伝子の発現を活性化するというものである．しかし，いずれも光制御能は有しない．われわれは，2015年に開発したCas9の光操作技術（PA-Cas9）[2]で培ったアイディアと前述のdCas9を用いた遺伝子発現の高効率化技術とを組合わせれば問題を解決できるのではと考えた．この着想に基づいて，SAM，SunTag，VPRのうち，PA-Cas9との組合わせが最適なのはSAMであることを発見し，さらにさまざまな改良を加えて開発したのが本稿のSplit-CPTS2.0である．

させることはできない．このように，遺伝子発現の効率を著しく高めたSplit-CPTS2.0では，ゲノム遺伝子発現の光操作に基づく新たな応用が可能になっている．

おわりに

本稿では，われわれが開発したゲノム遺伝子の発現を高い効率で光操作する技術について紹介した．CRISPR-Cas9システムに基づくSplit-CPTS2.0は，ガイドRNA（sgRNA2.0）の塩基配列を設計するという非常にシンプルかつ簡便な方法で，標的遺伝子を自由自在に選択できる．しかもその効率はわれわれの先行技術（CPTS）に比べて桁違いに高いのが最大の特長である．前述のようにわれわれは，Split-CPTS2.0の応用としてiPS細胞の神経細胞への分化の光操作を示した．もちろん簡便性・一般性・効率に加えて，時間・空間制御能に優れたSplit-CPTS2.0の応用はこれに限定されるものではない．本稿が読者の皆さんのアイディアを刺激し新たな応用につながることを願いたい．

文献

1）Kawano F, et al：Nat Commun, 6：6256, 2015
2）Nihongaki Y, et al：Nat Biotechnol, 33：755-760, 2015
3）Kawano F, et al：Nat Chem Biol, 12：1059-1064, 2016
4）Nihongaki Y, et al：Nat Methods, 14：963-966, 2017
5）Nihongaki Y, et al：Chem Biol, 22：169-174, 2015
6）Polstein LR & Gersbach CA：Nat Chem Biol, 11：198-200, 2015
7）Konermann S, et al：Nature, 517：583-588, 2015
8）Tanenbaum ME, et al：Cell, 159：635-646, 2014
9）Chavez A, et al：Nat Methods, 12：326-328, 2015

著者プロフィール

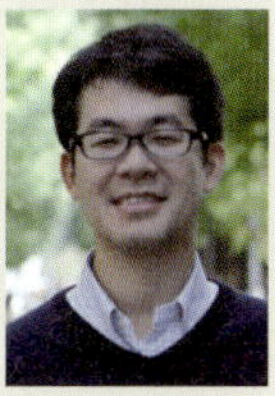

佐藤守俊：1996年，東京大学理学部化学科卒業．2000年，東京大学大学院理学系研究科化学専攻中退．博士（理学）．東京大学大学院理学系研究科助手，講師，東京大学大学院総合文化研究科准教授を経て，'17より東京大学大学院総合文化研究科教授．研究分野はバイオイメージングとオプトジェネティクス．細胞のなかの分子の世界を手にとるように観察できるようにしたり，それらを意のままにコントロールできるようにすることが最近の目標です．
E-mail：cmsato@mail.ecc.u-tokyo.ac.jp

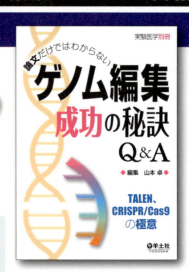

創薬に懸ける

日本発シーズ、咲くや？咲かざるや？

企画／松島綱治（東京大学大学院医学系研究科）

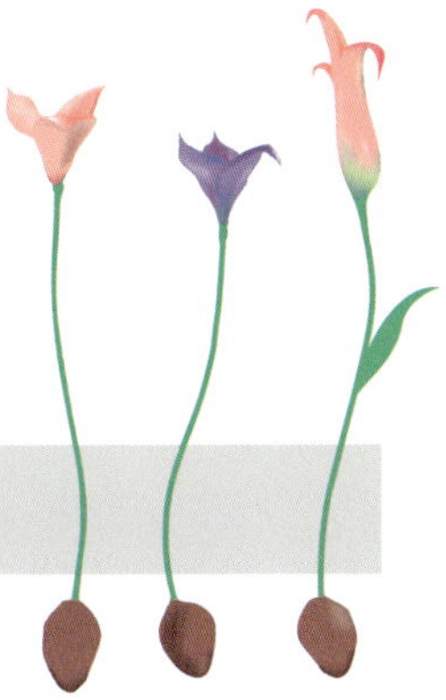

第9話 グローバル・バイオ医薬品 レノグラスチムの開発

東京大学・早稲田大学名誉教授　浅野茂隆

レノグラスチムとは…

レノグラスチム（商品名ノイトロジン）は，天然型のヒト顆粒球コロニー刺激因子と同等の糖鎖とアミノ酸組成の室温保存可能な遺伝子組換え型バイオ医薬品である（**図1**）．その好中球産生・機能亢進作用は白血病・固形がんの化学療法後や各種好中球減少症における細菌・真菌感染症の予防・治療を，また，その造血幹細胞末梢血動員作用は骨髄移植療法に代わる末梢血移植療法を可能にしている（**図2**）．有効率が高く副作用も少ないことから，1991年に発売されて以来，これらの恩恵にあずかる患者数は着実に増加し続けている．

はじめに

レノグラスチムは，発見を含めた研究開発プロセスに，専門分野を異にするわが国の企業とアカデミアの若手研究者がそれぞれの所属機関が掲げる理念のもとに横の連携を維持することで生まれた．このような形で世界初の医薬品開発に成功したことに関係した研究者は今でも誇りに思っている．しかし，当時のわが国の学界には産学連携はよしとしない空気があったので，いろいろな局面で苦労することも多かった．遠い過去の話ではあるが経緯（**図1**）を辿りながら振り返ることで今後の創薬の進め方に一つのヒントを与えることになればと思う．

ことのはじまり

レノグラスチムの開発研究は偶然からはじまった．しかし，それは私にとっては「探しているものとは別の価値があるものを偶然見つける」といったセレンディピティではなく，以下に述べるように“近代細菌学の開祖”Louis Pasteur博士が33歳のときに「幸運の女神は常に準備している人にのみ微笑む」と名言された意味での偶然であった．

私は小学生のときに決心した通りに医学部に入り，それ以来機会あるごとに血液学の新刊書や最新論文をできるだけ多く読み，医師になってからは自ら進んで白血病患者を受持たせていただいた．研修医を終えてからは白血病細胞の自律増殖の原因あるいは結果には細胞膜異常があるのではないかと考えるようになり，細胞膜のタンパク質組成の解析からはじめ造血幹細胞分化増殖機構，そして，当時私が所属した教室にPluznik & Sachs[1)]およびBradley & Metcalf[2)]が確立し1966年に発表していた造血における未知の増殖・分化誘導活性（当時はcolony stimulating activity：CSAと総称）探索する手段となっていた*in vitro*コロニー形成培養法を導入していた．

こんな私にまず舞い込んできた仕事が，滅多に経験しない周期性好中球減少症患者の好中球減少機序の解明の仕事であった．これに関しては，マウスおよびヒ

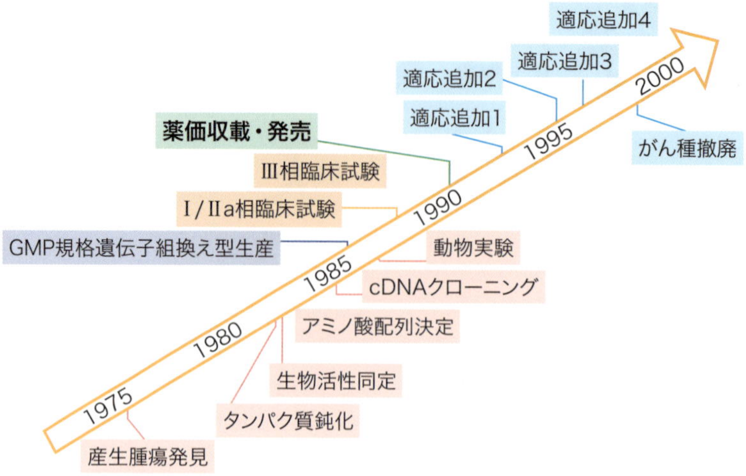
適応追加4
適応追加3
適応追加2
適応追加1
がん種撤廃
薬価収載・発売
Ⅲ相臨床試験
Ⅰ/Ⅱa相臨床試験
GMP規格遺伝子組換え型生産
動物実験
cDNAクローニング
アミノ酸配列決定
生物活性同定
タンパク質純化
産生腫瘍発見
1975
1980
1985
1990
1995
2000

図1　レノグラスチムの開発経緯

ト骨髄単核細胞から好中球のみのコロニー形成を刺激する尿中のCSA活性が患者さんの末梢血好中球数に合わせて変動することを証明することができた[3]．それからしばらくはその患者さんの尿からその活性を分離する仕事をはじめた．そうしているうちに1975年頃に幸運の女神が再び訪れてくれた．それは実験動物中央研究所が開発し大沢仲昭先生らが主導し中外製薬の故尾野雅義博士らが加わっていたヌードマウスへのヒトがん継代皮下移植プロジェクトにおいて，ある腫瘍（後にOTUKと命名）を移植されたマウスで上山義人博士らが偶然観察した著名な好中球増加の機序の解明の依頼だった．そのときは当教室での私の実際の研究指導者であった先生方の多くは新設された自治医科大学に移られていたので内心は心細かったが，他のヒトがん移植株と比較しながら，また，がん患者と末梢血好中球数の関係を調査しつつ数人の仲間に助けられながら，担がんヌードマウス血清中に移植腫瘍の増大に伴って増加することとがん組織抽出物中に検出することに成功した（**図2**）[4)5)]．当時はマクロファージ・コロニー刺激因子M（macrophage）-CSF（colony stimulating factor）を除くCSAのサブクラスは顆粒球マクロファージ・コロニー刺激因子GM（granulocyte macrophage）-CSFと総称されていたので，この成果は好中球系にのみ働く造血因子〔後の顆粒球コロニー刺激因子G（granulocyte）-CSF〕の存在をはじめて証明したものとして国内外から注目された．この発見が契機になって，OTUK腫瘍抽出物からこの因子を純化するために，大沢先生や平嶋邦猛先生らのご支援のもとで中外製薬と他の大学の若手研究者との交流も拡がっていった．しかし，G-CSFの純化に関しては夾雑物の多い腫瘍抽出物からそう易々と進むわけはない．尾野博士のアイデアで純度の低い試薬として発売（ヒトCHUGAI-CSF）が製造され発売されるようにはなったが，当時の中外製薬の佐野 肇社長もたいへん学術肌の強い方でかなり慎重であった．主要メンバーの尾野博士や上山博士とも相談し一時中断し冷却期間を置いてから再開することを約束し，D. Metcalf博士の研究拠点で免疫学のメッカでもあるWalter & Eliza Hall Institue of Medical Researchへ留学を決めた．

留学に当たってD. Metcalf博士はわれわれの産生腫瘍をもって彼の下で研究を進めることを勧めてくれたが，帰国後に日本での継続の約束があったのでそれは断った．しかし，流石は大物，私の決心を理解してくださるとともにご自分の研究室でCSAの見聞を拡げるとともに自己免疫疾患の基礎・臨床研究を遂行している研究室で研究員として*in vitro*がんコロニー形成法を用いて手術で採取した新鮮ヒトがん幹細胞の免疫原性の研究ができるようにアレンジしてくださった．そのおかげでがん浸潤T細胞コロニー形成に世界ではじめて成功した[6)]．同研究所には，ノーベル賞受賞者の

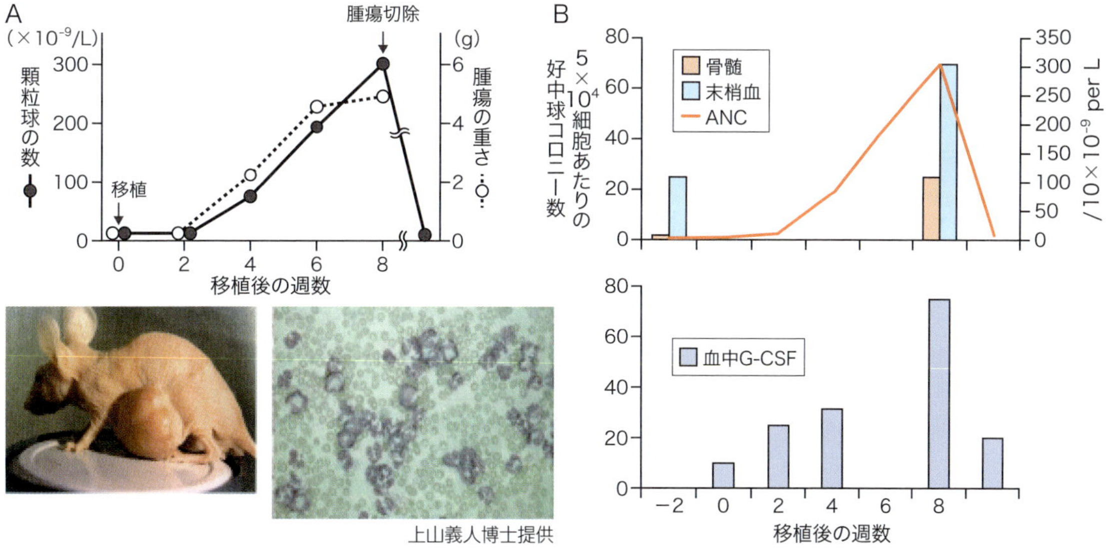
A
（×10⁻⁹/L）
顆粒球の数
腫瘍切除
(g)
腫瘍の重さ
移植
移植後の週数
B
5×10⁴細胞あたりの好中球コロニー数
骨髄
末梢血
ANC
/10×10⁻⁹ per L
血中G-CSF
移植後の週数
上山義人博士提供

図2 G-CSFの発見
A）ヌードマウス皮下継代移植ヒトがん細胞株（OTUK）による好中球増多（1975）．B）OTUK細胞株移植ヌードマウスの血中G-CSFおよび骨髄末梢血中の*in vitro*のコロニー数の変動（1977）（文献4より引用）

F. M. Burnet博士がいつも図書室で勉強されている姿を拝見でき，G. Nossal博士やJ. Miller博士やI. Mackay博士やA. Burgess博士やN. Nichola博士らは忙しくても私の素朴な疑問にいつも優しく応え，時には激励してくださった．この留学によって私はG-CSF研究の裾野を免疫学まで拡げることができたと思っている．以来，私にとってD. Metcalf博士は“CSFの父”[7]であった．

精製とcDNAクローニング

留学して約1年経ってから東京医科学研究所の内科講師着任の誘いがあり帰国した．しばらくの間研究費はほぼゼロであったので，大沢先生も科研費獲得に努力される[8]など格闘が続いたが，私はG-CSFが医薬品として完成を夢見ながら最初の適応になると予想した造血幹細胞移植やそのための公的骨髄バンクや臍帯血バンクの立ち上げなどを行った．この間にも2つの幸運に恵まれた．一つはZürich大学から同研究所へ戻られて間もない分子生物学者 長田重一博士との出会いによる腫瘍細胞のmRNA分画のアフリカツメガエルの卵巣細胞への移入によるcDNAのクローニングの試みの開始であり，もう一つは強い活性をもつ新たな産生腫瘍（CHU-1細胞）との遭遇とその培養細胞株（CHU-2株）の樹立であった．mRNAからのcDNAクローニングの方は順調には行かなかったが，中外製薬の尾野博士と野村 仁博士はCHU-2細胞株の上清を用い少量の精製品確保に成功しN末端の5つのアミノ酸配列を決めた．私はこれに勇気づけられ，留学前と同様に内科の仲間と主に活性測定と純品によるマーモセットやヒト骨髄細胞における生物活性の確認などの科研費獲得のための仕事を先々まで受けもった[13,15,16]．

Memorial Sloan-Ketteringがん研究所のKarl Welte博士らががん細胞由来株5637の培養上清からヒト多コロニー刺激因子（multi-CSF）を精製した報告し[9]，そして，そのN末端アミノ酸配列からアムジェン社のLarry Souza博士がヒトG-CSF cDNAクローニングの成功を報告した[12]のはこの頃である．われわれのグループはその報告より約4カ月早く骨髄性白血病細胞分化誘導作用のないG-CSF cDNAのクローニングに成功し，やや遅れて純化の報告もできた（**図3**）[10,11]．これまでの経緯をよく知っていた“CSFの父”D. Metcalf博士やその弟子たちはオリジナリティを認めてくれた．それまでに後追いのキリンや協和発酵（現 協和発酵キリン）も大きな関心を寄せ共同研究を申し入れていた

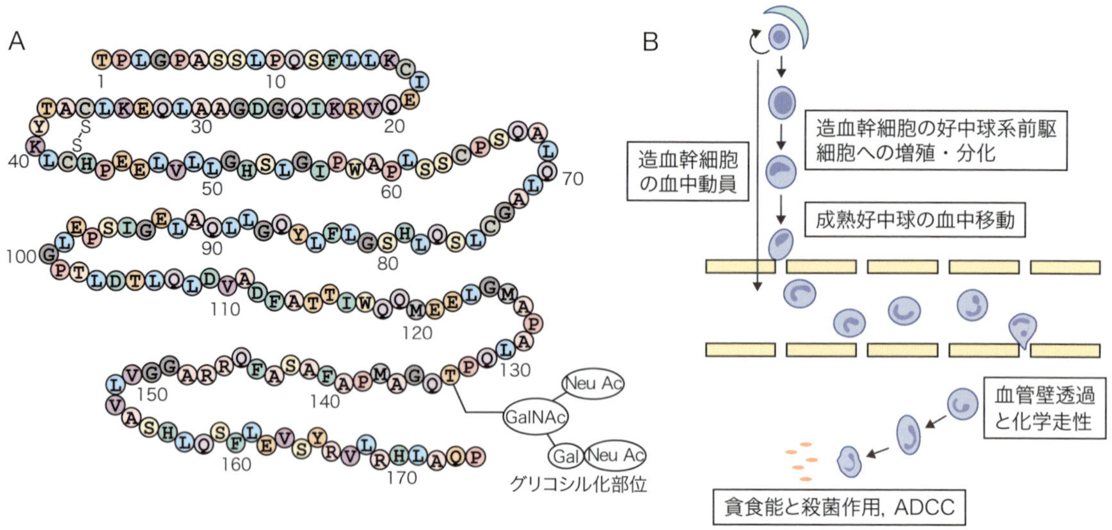
A
Neu Ac
GalNAc
Gal
Neu Ac
グリコシル化部位
B
造血幹細胞の好中球系前駆細胞への増殖・分化
造血幹細胞の血中動員
成熟好中球の血中移動
血管壁透過と化学走性
貪食能と殺菌作用, ADCC

図3　レノグラスチムの化学性状と生物作用

が，中外製薬はこの段になってのそれは望まなかった．

このようななかで中外製薬はチャイニーズ・ハムスター卵巣細胞（CHO細胞）を使用する遺伝子組換え型レノグラスチムのGMP規格の大量生産が開始したのである．遺伝子組換え型の作製に*E. coli*でなくコストが高く難しいCHO細胞を選んだのは，その方が安定性も臨床的有用性にも伸びしろがあると考えたからである．一方，キリンビール社は1985年にキリン・アムジェン社を1986年に立ち上げ*E. coli*を用いた遺伝子組換え体の大量生産によるフィログラスチムの国際規模での開発に着手した．また，協和発酵の方は東京大学第三内科と組んでアミノ酸配列の一部を改変しミュータントG-CSFであるナルトグラスチムの*E. coli*を用いた大量生産に踏み切った．そうして，中外製薬は単独で，やや遅れてキリン・アムジェン社は三共（現第一三共）と共同で別々に第II相以降の臨床試験を開始したのである．これにやや遅れ協和発酵もアミノ酸配列を一部改変した同じく*E. coli*を用いたナルトグラスチムの第三内科との共同研究を開始し，やや遅れて1988年から第I/II相臨床試験に参入した．かくして，われわれの産学連携を尊重した中外製薬対他社との国内外での熾烈な臨床研究の競争がはじまったのである．

臨床展開

私は幸いにも当初よりレノグラスチムのプリンシパル・インベスティゲーターの一人であり血液内科の臨床家であったので，臨床試験にも多くのメンターの温かいアドバイスをいただきながら，わが国では初期臨床研究段階（トランスレーショナル・リサーチ：TRあるいは第I/II相臨床試験）およびそれに続く企業主導の第III相臨床試験のプロトコール作成や適応疾患の選択などに臨床研究者として望ましい形で関与できた．臨床家の第三者的監視のもとに企業が主導する第III相臨床試験とは違って，リスクの高いことを予想して診療とは明確に区別されるTRは，本来は発見者である基礎研究者が共同で行うものであろう．臨床家としては臨床面での内部・外部環境の要因の分析で被験者が被るリスクを最少化するように協力しなくてはならない．その際には企業と臨床家に利益相反が起こらないように慎重に対応する必要が生じる．企業間の激しい開発競争のなかでは油断すればこの姿勢は崩れかねない．私はこのようなバランスを意識しつつ尾野博士をはじめとする研究者に協力することができた．まずは悪性リンパ腫と骨髄移植[17][19]を対象にするTRからスタートしレノグラスチムは発熱，骨痛などが偶に出るがほとんど副作用なく好中球減少症からの回復を促進

1991.10	骨髄移植，悪性リンパ腫，肺がん，卵巣がん，睾丸腫瘍，神経芽細胞腫，MDS，再生不良性貧血，先天性・突発性好中球減少症
1993.11	急性リンパ性白血病
1996.11	HIV感染症，免疫抑制療法（腎移植）
1997.12	急性骨髄性白血病，尿路上皮がん，頭頸部がん
1998. 2	乳がん
1998.11	がん化学療法による好中球減少症
2000. 9	造血幹細胞の末梢血中への動員（造血幹細胞移植）(2001JISCO，G-CSF製剤使用に関するガイドラインの制定)

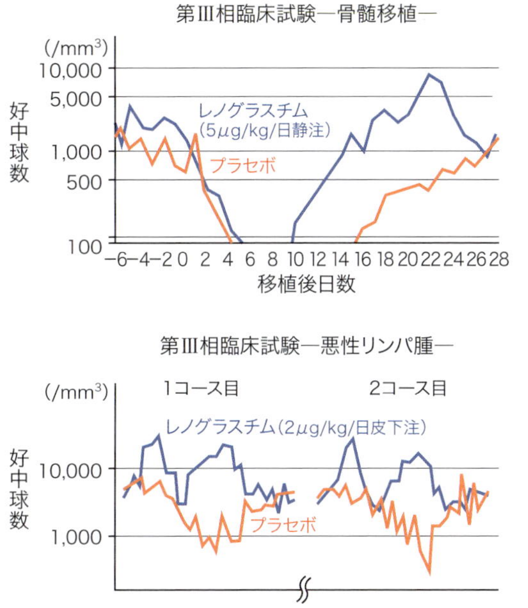
第Ⅲ相臨床試験―骨髄移植―
(/mm3)
10,000
5,000
1,000
500
100
好中球数
レノグラスチム
(5μg/kg/日静注)
プラセボ
−6−4−2 0 2 4 6 8 10 12 14 16 18 20 22 24 26 28
移植後日数
第Ⅲ相臨床試験―悪性リンパ腫―
(/mm3)
1コース目
2コース目
レノグラスチム(2μg/kg/日皮下注)
10,000
1,000
好中球数
プラセボ

図4 レノグラスチムの臨床展開
文献22より引用.

させることを明らかにした．そうして，順当に固形がん化学療法後やこれまで治療が困難であった骨髄異形成症候群，再生不良性貧血，先天性・特発性好中球減少症でも有用であることを次々と明らかにしていくことができた（**図4**）．そして，この両新薬は1991年10月にともに承認を得て臨床現場で使用されることになった（ナルトグラスチムの承認は遅れ，1994年4月であった）．ほぼ同時期にGM-CSFもCSAのサブクラスとして同定され遺伝子組換え型ヒトGM-CSFも開発されたばかりであったので，GM-CSFとG-CSFとの臨床利用における優位性を巡る学術的論戦の方も活発になった．その頃の国際学会でGM-CSF開発企業から“Gee.”“No…GM-CSF”（ジーザス！ いや，ジーエ

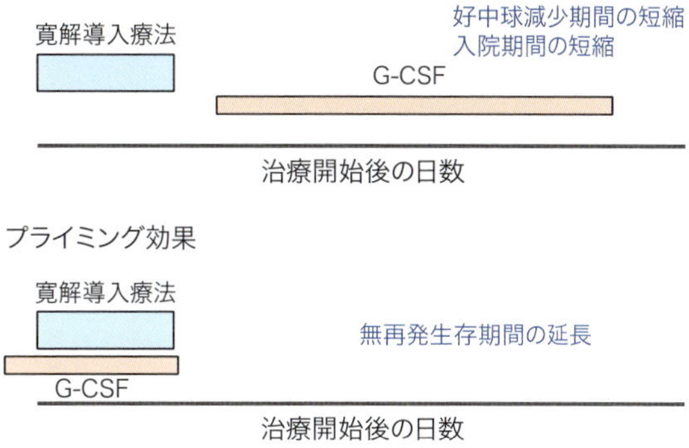
寛解導入療法
好中球減少期間の短縮
入院期間の短縮
G-CSF
治療開始後の日数
プライミング効果
寛解導入療法
無再発生存期間の延長
G-CSF
治療開始後の日数

・骨髄移植の普及とそれに代わる末梢血あるいは臍帯血を造血幹細胞源とする造血幹細胞移植療法の導入（ドナーの増加・移植片対宿主病の軽減・生着率の向上）
・骨髄性白血病に対する造血幹細胞移植時のプライミング（残存白血病幹細胞の殺効果の向上）

図5 急性骨髄性白血病の造血細胞移植時におけるG-CSFのプライミング効果

ムCSFだ）というバッジが配られていたことを思い出す．しかし，その後の研究でGM-CSFはG-CSFとは作用点が違い細胞ネットワークを介して異常免疫応答の引き金になることから副作用も多いことが判明していくことになる（**図5**）．また，米国血液学会のシンポジウムにおいて造血幹細胞移植のパイオニアーでノーベル賞を受賞されたDonald Thomas博士から演者として指名されレノグラスチムのTRの結果を話したとき賞賛を受けたことを思い起こされる．しかし，東京大学医学部附属病院ではなぜかわが国独自に開発した中外製薬の製品ではなく，キリンビール・アムジェン社の製品が先に承認された．このことは誠に残念であった．それでも，G-CSF剤の適応が造血幹細胞の末梢血動員剤としても利用され，適応が米国と同じかやや先に拡がっていったこと，臍帯血移植がより安全に施行できるようになったこと，さらには骨髄性白血病に対するシトシンアラビノシド/レノグラスチム併用前処置法のTRにおいてレノグラスチム静注後の長期生体内安定性によって優位性を示されることができたのは嬉しかった（**図6**）．

おわりに―“熱と誠”があればこそ

今考えると，レノグラスチムの開発の様相は，次走者が前走者の走りを見て，うまいバトンタッチでチー

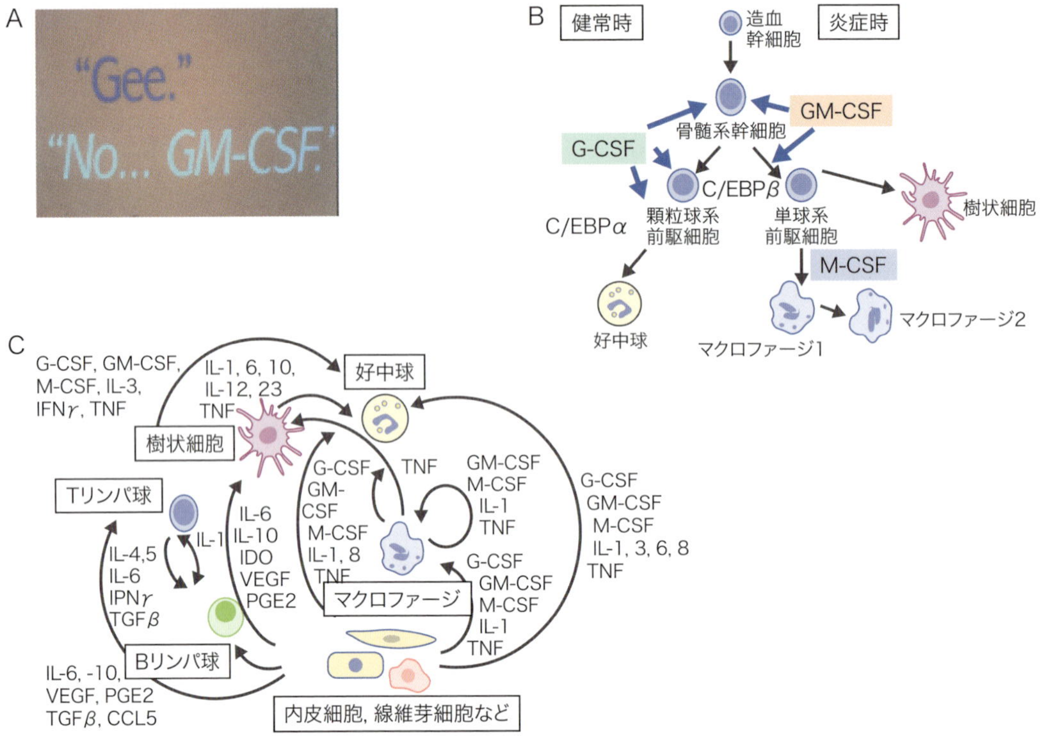
A
"Gee."
"No... GM-CSF."
B
健常時
炎症時
造血幹細胞
骨髄系幹細胞
GM-CSF
G-CSF
C/EBPα
C/EBPβ
顆粒球系前駆細胞
単球系前駆細胞
樹状細胞
M-CSF
好中球
マクロファージ1
マクロファージ2
C
G-CSF, GM-CSF, M-CSF, IL-3, IFNγ, TNF
IL-1, 6, 10, IL-12, 23 TNF
好中球
樹状細胞
Tリンパ球
IL-1
IL-4,5 IL-6 IPNγ TGFβ
IL-6 IL-10 IDO VEGF PGE2
G-CSF GM-CSF M-CSF IL-1, 8 TNF
TNF
GM-CSF M-CSF IL-1 TNF
G-CSF GM-CSF M-CSF IL-1, 3, 6, 8 TNF
G-CSF GM-CSF M-CSF IL-1 TNF
マクロファージ
Bリンパ球
IL-6, -10, VEGF, PGE2 TGFβ, CCL5
内皮細胞, 線維芽細胞など

図6　炎症・免疫応答における細胞間ネットワーク

ムが勝利する国際陸上400 mリレーに譬えてもいいのかもしれない．いや，実際には各走者の走る距離がまちまちであり，次の選手の腰を押すように繋いでいき，ラスト走者（企業）がそれまでのレースの展開を見て最後の2周を走る氷上ショートトラック・リレーのようであったと言う方が譬えとしては適切かもしれない．

先頭を走ると風圧を受け易くなることや最後に滑る選手があまり後ろ過ぎると全員を抜いていくことは難しいので，選手がある程度上位集団にいることが必要となるレースである．順位はタイムではなく着順で決まるので選手にはたいへんだが，観客には接触などや意図せぬ反則などで順位が混沌としてくるからおもしろい．それでも何とか滑り終えることができたのは，基礎体力（基礎研究）の段階から，各選手（研究者）

運命の分かれ道—もしそうでなかったら

きっかけは幸運な発見であったことは改めて言うまでもないが，その後も長い歴史であるから岐路はいくつもあった．例えば，D. Metcalf博士らが定義したコロニーの構成細胞数をそのまま使用していたら，また，ヒトGM-CSFのようにヒトG-CSFがマウスの骨髄細胞にもし効かなければ，G-CSFは発見できなかったであろう．さらに言えば，より強い活性の細胞CHU-1と長田重一博士との出会いがなかったら，医薬品としての完成は大幅に遅れたであろう．

もちろん，バイオ医薬品の開発に将来をかけた中外製薬と北里先生以来の，学閥や基礎・臨床研究者の間の壁を越えて結集する伝統が東京大学医科学研究所になければゴールさえ見えなかったであろう．今は亡き尾野雅義博士にも報告し謝辞を申し上げたい．

が“細菌学の父”である北里柴三郎先生の語録にある「研究だけをやっていたのではダメだ．それをどうやって世の中に役立てるかを考えよ」，「医者の使命は病気を予防することにある」という訓えを大事にし，「君，人に熱と誠があれば何事でも達成するよ．よく世の中が行き詰まったと云う人があるが，是は大いなる誤解である．世の中は決して行き詰まらぬ．若し行き詰まったものがあるならば，これは熱と誠がないからである」の名言にある“熱と誠”があったからと思っている．

文献

1）Pluznik DH & Sachs L：Exp Cell Res, 43：553-563, 1966
2）Bradley TR & Metcalf D：Aust J Exp Miol Med Sci, 44：287-299, 1966
3）Mizoguchi H, et al：Tohoku J exp Med, 119：317-324, 1976
4）Asano S, et al：Blood, 49：845-852, 1977
5）Asano S, et al：Brit J Cancer, 41：689-694, 1980
6）Asano S, et al：Immunol Lett, 3：17-19, 1981
7）Asano S：Int J Hematol, 101：209-210, 2015
8）Asano S & Ohsawa N：Jpn J Med, 22：151-152, 1983
9）Welte K, et al：Proc Natl Acad Sci U S A, 82：1526-1530, 1986
10）Nomura H, et al：EMBO J, 5：871-876, 1986
11）Nagata S, et al：Nature, 575-581, 1986
12）Souza L, et al：Science, 232：61-65, 1986
13）Morishita K, et al：J Biol Chem, 262：15208-15213, 1987
14）Tamura M, et al：Biochem Biophys Res Comm, 142：454-460, 1987
15）Asano S & Ono M：Acta Haematol, 50：1550-1556, 1987
16）Sato N, et al：J Cell Physiol, 137：272-276, 1988
17）Kodo H, et al：Lancet, 2：38-39, 1988
18）Watari K, et al：Blood, 73：117-122, 1989
19）Asano S, et al：Transplant Proc, 23：1701-1703, 1991
20）Asano S：Am J Pediatr Hematol Oncol, 13：400-413, 1991
21）Takahashi S, et al：Bone Marrow Transplant, 13：239-245, 1994
22）浅野茂隆ほか：今日の移植，3：317, 1990

profile

浅野茂隆：医学博士・血液内科医．主に東京大学医科学研究所で24年間診療・研究，この間9年間同病院長や2年間医学部第四内科教授など歴任．東京大学定年退官（2004年）後は5年間早稲田大学理工学部特任（専任）教授としてシステム医生物工学研究室を立ち上げ，学生の細胞生物学の研究指導と「先端科学技術と生命倫理」などの講義を担当，2年間，健康医療と先端科学融合研究機構・機構長に就任．同大退職（'13年）後は東京大学・早稲田大学名誉教授，早稲田大学特別招聘教授，神戸大学客員教授，先端医療振興財団技術顧問として神戸・東京にて研究を継続中．主な業績は，バイオ医薬品レノグラスチムの開発研究，細胞・遺伝子治療の推進，公的骨髄バンクや臍帯血バンクの設立，など．ベルツ賞，日経BP賞，科学技術文部大臣賞，大隈重信記念学術褒賞，日本癌学会CHAAO賞，瑞宝小綬章などを受賞（章）．

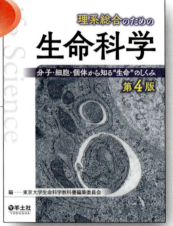

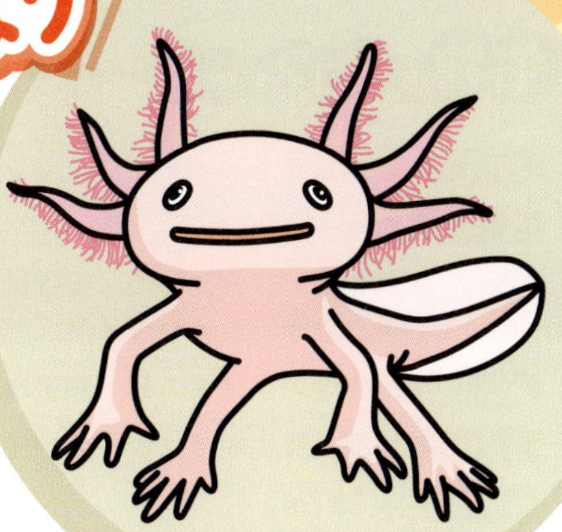

第4回 ウーパールーパーを使った器官再生研究
有尾両生類界で今話題（？）のマッドサイエンティストになるまで

蒔苗亜紀，佐藤　伸（岡山大学 異分野融合先端研究コア）

なぜ「ウーパールーパーの再生」なのか？

ホイミ・ベホイミ・ベホマ・ベホマズン，ケアル・ケアルラ・ケアルガ…何の単語の活用形かと思うかもしれませんが，これはまさに私の世代にはドンピシャのテレビゲーム上の回復呪文です．きっと手や腕が極悪なモンスターに吹き飛ばされてもこの魔法を唱えれば完璧に治癒していたのだと思います．チートなサムライになることを夢見た少年時代には魔法剣士になるべく数々のゲーム呪文を真剣に修行しましたが，現実世界の厳しさを知るにしたがって回復呪文は存在しないと断言する夢のない大人へとなり下がりました．しかし，高校時代にリアルワールドには回復呪文すら必要としないナチュラルヒーラーが存在していることを知り，世界の広さを痛感するとともに「やるしかねぇだろ？」とガキンチョのようなモチベーションを抱き，今でもそのままの精神年齢で研究をしています．

そのナチュラルヒーラーは，メキシコサラマンダー（別称：アホロートル．通称でウーパールーパーとよばれています．以下ウーパールーパーで記述します．）は器官レベルの再生が可能な動物として長い研究の歴史があります．切った手が元通り，脳ミソちぎっても元通り（現在の研究からは必ずしもそうとも言えないことがわかってきています[1]，心臓刺してもNO問題！こんな動物に私の幼い心は鷲掴みされました．ヤツラにとっては手足に飽き足らず心臓や脳ミソを弄繰り回す極悪非道のモンスター（研究者）に対し，何の呪文を発することなく平然と回復をして見せるそんな姿はまさに勇者!!! これこそが私が“まあまあユニークな”実験動物を用いて“もの凄くユニークな”実験系を駆使して，器官再生研究を行う理由となっています．

ウーパールーパーを含む有尾両生類（尻尾のある両生類のこと．ちなみにカエルは無尾両生類）を用いた器官再生研究はおよそ200年にもなる非常に長い歴史を誇ります．これまでの研究をかんがみれば各器官の形成システムは他の脊椎動物とそれほど大きな違いがあるようには思えません．しかし，彼らは多岐にわたる器官を再生でき，一方多くの「あたたかい」脊椎動物は再生できません．この両者の差を理解し，ウーパールーパーの再生システムを“再生できない動物”に応用するためにはウーパールーパー等の器官再生システムを知ることが必須です．しかし，長い歴史があるにもかかわらず，なかなか有尾両生類の器官再生の開始

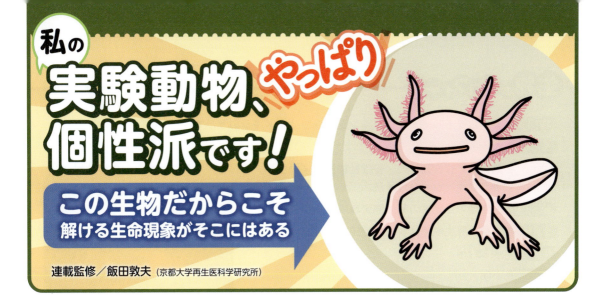

生物のプロフィール

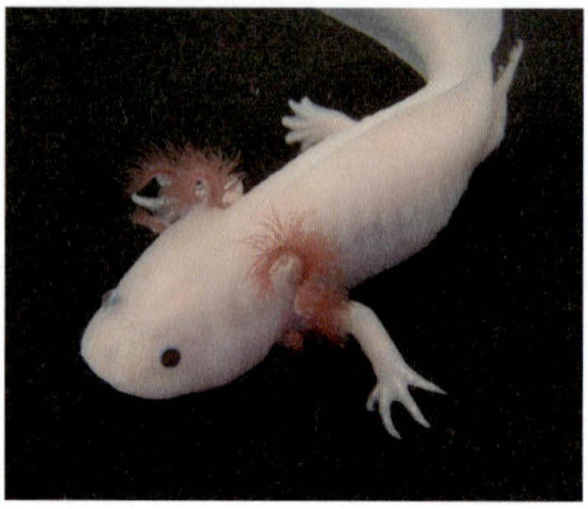

和名 アホロートル／メキシコサンショウウオ／メキシコサラマンダー
学名 *A. mexicanum*
分類 動物界／脊索動物門／脊椎動物亜門／両生綱／有尾目／トラフサンショウウオ科／トラフサンショウウオ属
分布 原生地では絶滅の報．飼育環境下では世界中．
生息環境 水棲，原生地では6～20℃位
体重・体長 ～35 cm
寿命 不明
主食 わかりません．
飼育費用 1月2,000円くらいでしょうか？
成体になる年数 1～2年
可愛さ 女子高生・女子大生にモテモテ．男臭いラボには抜群の効果．
特殊能力 再生，指の甘噛み
天敵 研究者
ラボでの好物 アフリカツメガエルの幼生，小型魚類

をつかさどる確実な分子実体は明らかにされてきませんでした．この長年の謎を自分の手で解きたい！ドヤ顔してみたい！という半ば不純な動機をもって研究を行ってきました（います）．

ワシントン条約掲載種というボトルネック

ウーパールーパーを用いた研究には，非モデル生物ならではの「あるある」が付きものでした（ある意味で非モデル生物のモデル生物？）．種々のあるある事項に関しては本連載のこれまでの記事が雄弁に物語ってくれていますのでくり返して述べる必要はないと思います．意外なネックとなったのはワシントン条約でした．ワシントン条約は希少動物の保護のために国際取引を規制・規定する国際条約で，現在180カ国（2014年5月時点）が加盟しています．ウーパールーパーは名前の一部になっているメキシコの生息地で絶滅したことが近年報道されるなど保護が必要な動物です．よってワシントン条約付属書Ⅱ掲載種という書類仕事という面では十二分にメンドくさい（保護面では非常に大事!!!）状態になっております．輸入に際しては，研究者としては慣れないワシントン条約の担当省庁である経済産業省とのやりとりから書類つくりをせねばなら

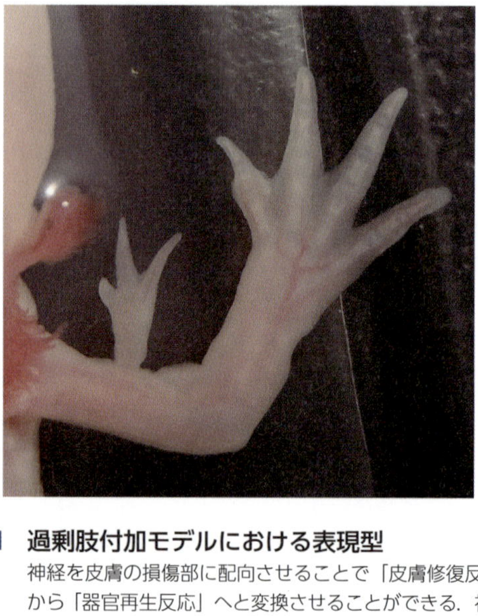

図1 過剰肢付加モデルにおける表現型
神経を皮膚の損傷部に配向させることで「皮膚修復反応」から「器官再生反応」へと変換させることができる．神経因子としてBMP7，FGF2，FGF8を報告した．図はBMP7＋FGF2＋FGF8で誘導した過剰肢．

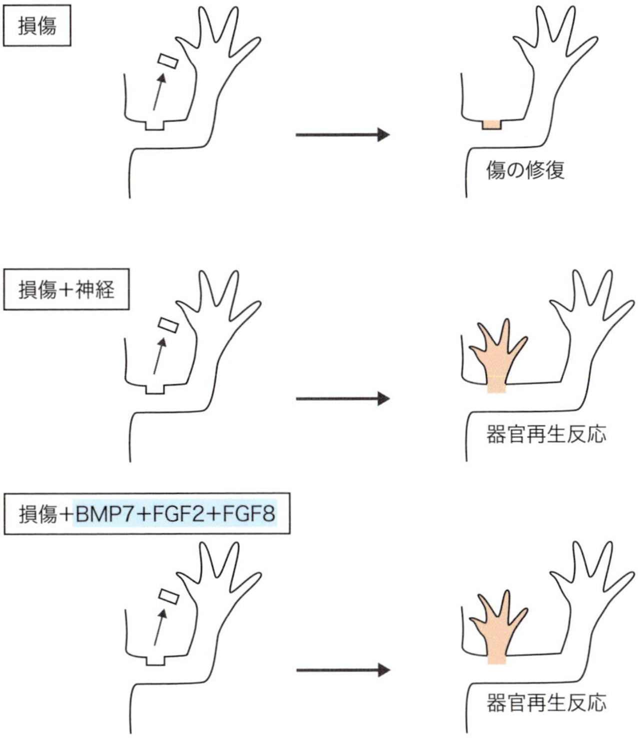
損傷
傷の修復
損傷＋神経
器官再生反応
損傷＋BMP7＋FGF2＋FGF8
器官再生反応

図2　過剰肢付加モデルの説明図

ず，何度か担当官とやりとりを経てようやく輸入許可が手に入ります．最後にハードルとなるのはワシントン条約掲載種ならではの出費です．通関を通すために諸々で勤勉でない私は代行業者を使うことが常です．数年前にGFPのトランスジェニックウーパールーパーを輸入した際には4頭に概算で60万円ほどを投じる羽目になりました．当時国内のブリーダーから野生型1頭500円程度で入手していました（ワシントン条約は国内に限定した取引でかつ個人繁殖させた個体は規制しない）．対して輸入ものは1頭12.5万という超高級品になり，当然よい飼育場所はこれらのVIP（P：Personじゃなく A：Axolotlかも？）に明け渡されることになりました．この輸入問題は現在でもしばしば頭痛の種になっています．輸入したウーパールーパーの繁殖もなかなかのハードルがあったのですが，長くなるので別の機会に紹介させていただくとして，現在は100以上の子孫をつくってくれるようにようやくなりました．現在では金銭面ではなく，ラボのメンバーに労役となって新しい負担（飼育）を与えてくれています．

過剰肢付加モデルによって再生開始メカニズムが明らかに!?

長期的に未解決な課題とはすなわち「多くの先人が“正攻法”で攻略しきれなかった課題」という意味をもつと推察されます．したがって正攻法ではない方法がSolutionを与えるのではないかと学生時代から漠然と考えていました．「過剰肢付加モデル」とよぶキワモノ実験系との出会いはある意味必然であったのかもしれません．このモデルを使用し，器官再生誘導を担う物質を同定しました．

四肢（器官）再生研究に大きなインパクトを与えるユニークな実験モデルとして過剰肢付加モデルは発展しました[2)3)]．この実験モデルで得られる表現型は図1に示す通りです．見た目のユニークさとは異なり，この実験モデルが示すメッセージはシンプルです．単純な損傷はヒトと同様に創傷治癒で終わります．器官再生が可能な動物と言えども単純な損傷だけでは四肢を再生することはありません．しかし損傷部に神経軸索を配向させると器官再生が傷修復反応に替わって立ち上がります（図2）．このことから，神経が何らかの物質を放出して損傷部に相転移を引き起こしていると考えられます．この神経が放出する物質こそが長年求められていた器官再生反応の誘導物質の正体です．過剰肢付加モデルを用いて，傷の損傷部に分泌性タンパク質を添加し再生を誘導できる物質の探索がはじまりました．非モデル生物では分子の探索にも大きな苦労があります．モデル生物であれば神経組織を集めRNA情報を一気に探索～そこから高発現する遺伝子を選抜～目的遺伝子の発現の時空間的制御が可能なベクターを構築～遺伝子組換え動物の作製といった，分子生物学を行ううえでの「お作法」に何の迷いもなくいけるでしょう．しかし，当時はゲノム・トランスクリプトーム情報の不足からそれなりの品質を担保できるような網羅的解析が可能な状態にはありませんでした．したがって，ある程度の目算を付けた遺伝子についてコツコツと一つひとつ詰めてゆくという前時代的アプローチをとらざるを得ませんでした．先述しましたが，ウーパールーパーは実験動物としては今でこそ「ユニークな動物」扱いされますが，研究の歴史は長く，過去に膨大な研究がなされています．かび臭い論文たちを読み込み，信憑性の高いもの，現在の情報と照らして齟齬がないものの結論だけを抽出してゆくと，神経の果たす役割のイメージと機能がおぼろげにつかめるようになってきました．そして，まがいなりにも行ったトランスクリプトーム解析の結果と頭のイメージにあう分子を照らし合わせ，結果として解析可能な20程度の因子を選び出すことができました．ここからの展開は短いようで長いですが，Fgf2＋Fgf8＋Bmp7（or Bmp2）の組合わせが神経因子として再生を誘導している責任因子であることを明らかにすることができました[4)5)]（図1）．この再生誘導薬ともいえる因子は今では複数の生物種，複数器官にまたがって再生を誘導できるものであることがわかりました（図3）．

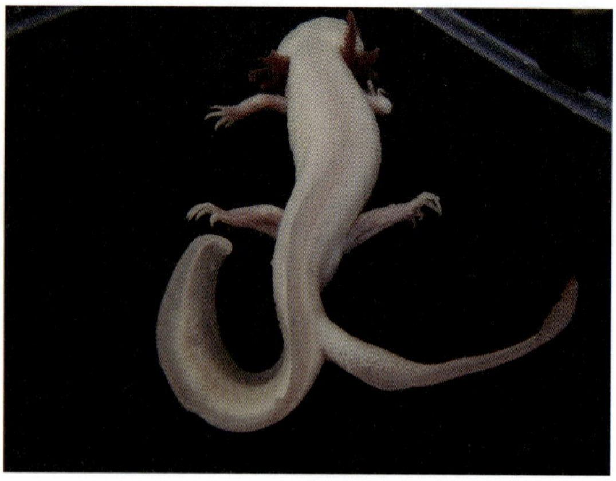

図3　神経因子による四肢以外の再生誘導（尾）
写真は神経因子ではなく神経そのものによって誘導した過剰尾．神経因子を用いても尻尾の器官再生誘導が可能．

私たちの発見のなかで非常に大きな役割を担ったのは「切った・貼った」の時代の数々の研究成果でした．現代の分子生物学においては，「非モデル生物」であることも相まって，過去の数々の実験はコケにむされた状態となってしまっていました．誰も振返られないこ

コラム　君の名は？

ウーパールーパーとは，通名のようでして商業的な意味合いから付された名前というのが通説です（現在公的なデータベース上は商標登録されていないようです）．web上を出回っている情報では「愛の使者」とも意味するようなことが言われていますが，いずれも定かな情報はない状態です．学術界では，アホロートル／メキシコサンショウウオ／メキシコサラマンダーのいずれかが使用されるようです．しかし，アホ＿ロートルとするとおわかりいただけるように，やや「よろしくない」音源をもつため使用を避ける方もいるようです．もちろん特定の研究者をディスりたいときにはお勧めできる呼称です．一般公開講座など多数の方にご覧・聴講いただく場合はウーパールーパー，学術目的にはアホロートル，書きもので字数を増やしたいときはメキシコサラマンダー／メキシコサンショウウオ…まるで怪人二十面相（古い？）のような生物です．このような呼称のバリエーションは多くの方に愛されるが故のことなのだと思います．皆様はどれがお好きですか？

とが私個人的には幸いし，長年明らかにできなかった課題を解明するきっかけを見つけることができました．多くの人でひしめく分野では他の優秀な研究者が見つけてしまっていたと思います．私の発見は地味な研究の意義を強く意識させるものではないかと思います．今後も強い陽は当たらないけれども地道で重要な研究がなされる環境が続くことを強く願ってやみません．

再生研究に描く未来

私たちの発見したFgf2＋Fgf8＋Bmp7という再生誘導因子はカエル，イモリ，一部はニワトリ胚においても器官レベルの再生を促すことができました．このことから動物普遍的に効果を示せる可能性があると思っています．ただし，おそらくは進化の途上で必要性があって抑制もしくは欠落させた遺伝ネットワークであり，複数個所の抑制的なシステムを外してゆく（？）必要があろうと考えています．事は想定よりもはるかに難しいものと思いますが，それでも一つひとつを地味に積み重ねることで，いつの日か「ホイミ・ケアル」を冠する医薬品が出回る時代が来るものと考えています．

文献

1）Amamoto R, et al：Adult axolotls can regenerate original neuronal diversity in response to brain injury. Elife, 5, 2016
2）Endo T, et al：A stepwise model system for limb regeneration. Dev Biol, 270：135-145, 2004
3）Satoh A, et al：Nerve-induced ectopic limb blastemas in the Axolotl are equivalent to amputation-induced blastemas. Dev Biol, 312：231-244, 2007
4）Makanae A, et al：Nerve independent limb induction in axolotls. Dev Biol, 381：213-226, 2013
5）Makanae A, et al：Co-operative Bmp- and Fgf-signaling inputs convert skin wound healing to limb formation in urodele amphibians. Dev Biol, 396：57-66, 2014

プロフィール

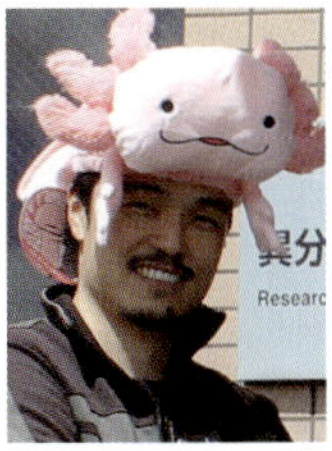

佐藤　伸
岡山大学異分野融合先端得研究コア

東北大学・井出研究室で博士を取得後，米国カリフォルニア大学アーバイン校に留学．その後岡山大学にテニュアトラック助教として赴任，准教授（特任）を経て准教授として現在に至る．一貫して四肢再生を研究している．史上最強の愛妻家．
E-mail：satoha@cc.okayama-u.ac.jp

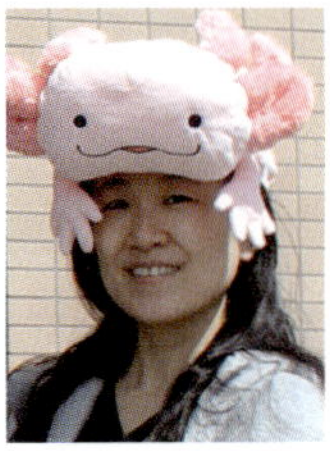

蒔苗亜紀
岡山大学異分野融合先端得研究コア

東京都出身．東京都立大学大学院理学研究科博士課程修了．学位取得後，ポスドクしたり出産したりいろいろあって，2009年に岡山大学に着任．その時本物のウーパールーパーをはじめて目にする．趣味はビールを飲むこと，園芸，ハロプロ動画鑑賞．苦手なことは整理整頓．

次回（6月号掲載予定）▶▶▶「オミクス解析にも応える実験動物ソメワケササクレヤモリ」
原 雄一郎，清成　寛，工樂樹洋　お楽しみに！

見せる、魅せる！研究3DCGアニメーション入門

学会発表でときどき見る，かっこいい3DCGアニメーション.「ずいぶんお金がかかるんだろうなあ…」いえ，今では自分でつくることもできます！本コーナーでは，研究に使える3DCGの初歩をお教えいただきます.

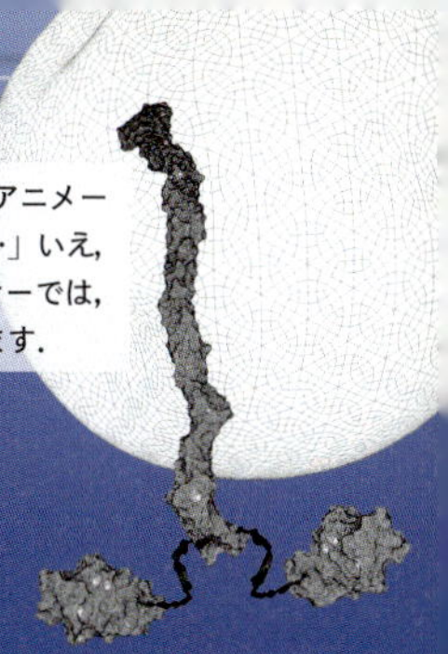

第2回 動くCGは生命科学の新たなスキーム

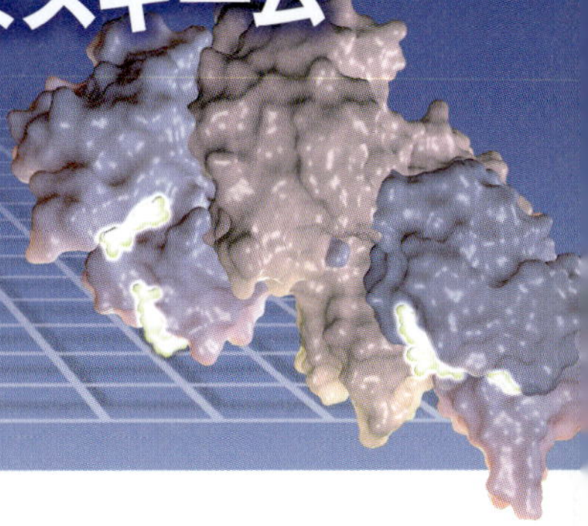

太田　将（米国国立衛生研究所）

図1は何を示しているかおわかりだろうか．これはごく単純なAMラジオの電子回路図なんだそうだ．昔から身近に在ったものだが，回路図を見ただけではこれが何の機械であるか私には全くわからなかった．無理もない，私は機械モノはシロウトなので，それを読み解く知識を持ち合わせていないのだ．だが，わかる人たちには，明瞭かつ簡潔に示された“ラジオ”だということがわかる．つまり，それが図式（スキーム）というものだ．

生命科学におけるスキーム

今日の生命科学にも同じことがいえる．ほとんどの分子シグナル経路は線または矢印，そして各シグナルコンポーネントをあらわす記号（シンボル）で書きあらわされている．例えば，

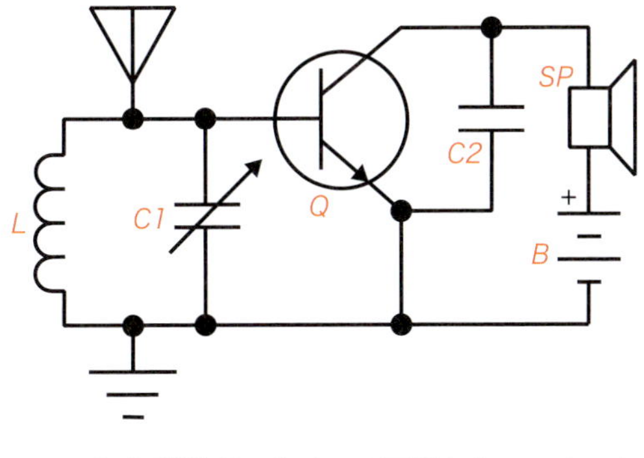
SP
C2
Q
C1
L
B
+

図1　生命科学者の多くには見慣れないスキーム
Wikimedia Commonsより引用.

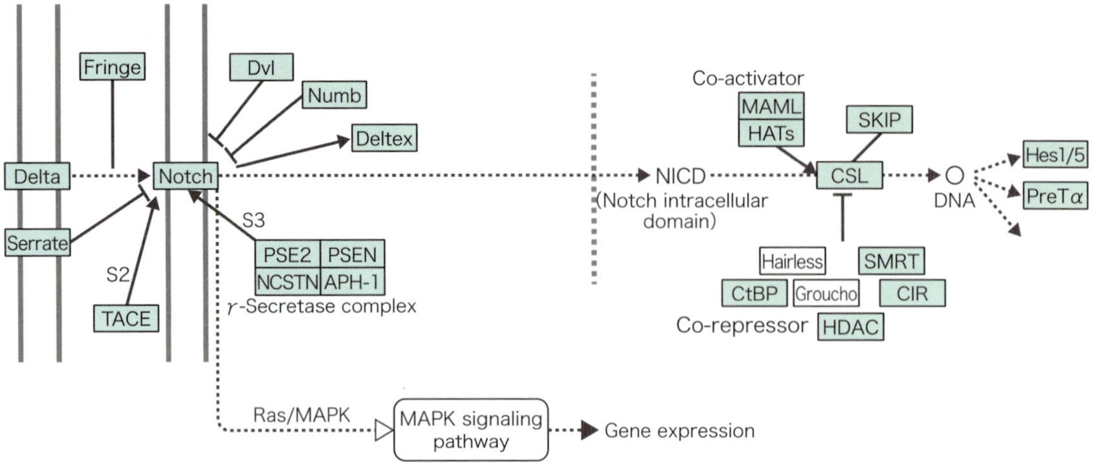

Fringe
Dvl
Numb
Deltex
Delta
Notch
Serrate
S2
TACE
S3
PSE2
PSEN
NCSTN
APH-1
γ-Secretase complex
NICD
(Notch intracellular domain)
Co-activator
MAML
HATs
SKIP
CSL
DNA
Hes1/5
PreTα
Hairless
SMRT
CtBP
Groucho
CIR
Co-repressor
HDAC
Ras/MAPK
MAPK signaling pathway
Gene expression

図2　生命科学者では"ない"人には見慣れないスキーム
KEGG（www.genome.jp/kegg）より引用.

図2はNotchシグナルの分子経路なのだが，もしあなたに生命科学の知識がなかったとして，このスキームが何を意味するのかおわかりいただけるだろうか？

分子シグナルは，われわれがいかに怠惰であるかにかかわらず，絶えず体のなかで勤勉に働いている．これほど身近なものであるにもかかわらず，肉眼では観ることはもちろんできないので，生命科学の研究者たちは多くの場合，スキームを使ってそれらの説明を行っている．アウトリーチ活動を経験された方ならおわかりと思うが，スキームは専門性が高く，一般の人や専門分野が異なる研究者に対するコミュニケーションツールには不向きである．また**図3**のようなイラストレーションをとり入れたスキームを用いる場合もある．これならば，タンパク質の構造を視覚的に表現することができるし，作用機序も相手に連想（想像）させることができるので，単純なスキームに比べて，コミュニケーション効率は随分と高くなるだろう．

昔ながらのスキームの限界

ところが，近年は蛍光標識した分子をライブイメージングし，生きた細胞のなかでタンパク質を追跡できるようになったこともあり，分子のダイナミックな動態を説明せざるを得ない場合も増えてきた．一分子ライブイメージングは一般の人には緑や赤い点が真っ暗な空間を動き回っているようにしか見えないし，またスキームやイラストレーションは動きを伝えることはほとんどできない．そこで，今回から2回にわたって，タンパク質の動きを「映像化」することについてお話したいと思う．

最初に，今回のチュートリアルの大まかな流れを述べておこう．まず，ePMV（embedded Python Molecular Viewer）を使って，PDB（Protein Data Bank）から任意のタンパク質の構造データを読み込み，このタンパク質のポリゴンモデルをCinema4D（以下C4D）のビューアー上に表示する．次にカラーマテリアルを作成し，このポリゴンモデルの彩色を決める．さらにライティング（照明）を設定し，ポリゴンモデルに質感を与える．最後に，カメラワーク

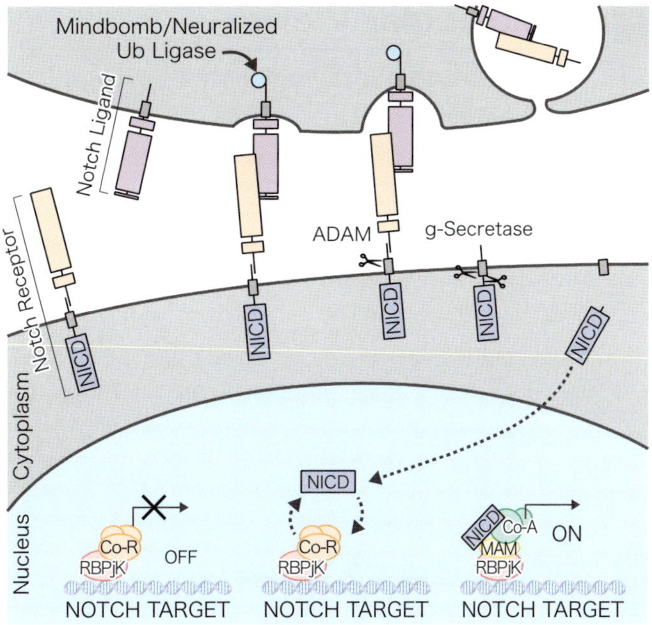
Mindbomb/Neuralized
Ub Ligase
Notch Ligand
Notch Receptor
ADAM
g-Secretase
NICD
Cytoplasm
Nucleus
Co-R
RBPjK
OFF
Co-A
MAM
ON
NOTCH TARGET
NOTCH TARGET
NOTCH TARGET

図3　よりフレンドリーなスキーム
Butko E, et al：Dev Biol, 409：129-138, 2016より引用.

とキーフレームアニメーションを設定し，時間軸に沿ったポリゴンモデルのアニメーションの設定を行う．ただし，ページの都合上，カメラワークとキーフレームアニメーションの設定に関する説明は次回行うことにする．

少し聞きなれない用語も出てきたと思うので，これらの用語について簡単ながら解説を加えたい．なお，実際の設定の方法などについてはWEB版のチュートリアル動画（www.yodosha.co.jp/em/cganimation/index.html）をご覧いただきたい．ePMVはタンパク質の3Dモデルを描画するC4Dのプラグインと考えていただいて差し支えない．Graham Jonhsonらによってコンピューター言語のPythonでコードされたPMVをベースに，3GCDソフトウェアをプラットホームとして動作するように開発されたものだ（Johnson G, et al：Structure, 19：293-303, 2011）．彼はもともとメディカルイラストレーターだったこともあり，コマンドライン入力ではなく，ユーザーフレンドリーなGUI方式を採用しており，プログラミングに精通してない人でも簡単にePMVを操作できる仕様になっている．

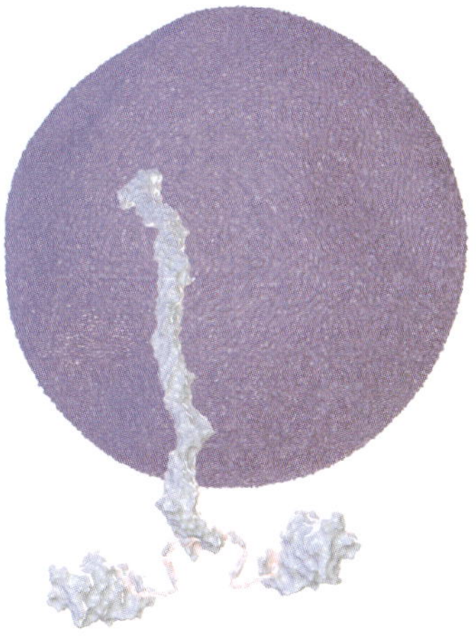

実験医学onlineにてチュートリアル動画を公開中！

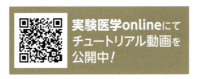

3D Molecular Viewer

現在，タンパク質の3Dモデルを表示する，いわゆる3D Molecular Viewer（ビューアー）は有償・無償のものを合わせて，およそ20～30種類くらいがさまざまな研究機関や開発元からリリースされているが（www.rcsb.org/pdb/static.do?p=software/software_links/molecular_graphics.html），このePMVが他のビューアーとは大きく異なるところは，専用の画面出力をもたないという点だ．ePMVはC4DやMayaといった3DCGソフトをホストとしてタンパク質の3Dモデルを描画する．こうすることで，通常の3D Molecular Viewerでは不可能であった複雑かつ秀美なカラーマテリアルの作成や3D空間に奥行きをもたせるライティングの設定が可能となっている．またePMVは単にPDBから取得したタンパク質の3Dモデルを表示するだけでなく，入力された塩基配列にしたがって，DNAを3DモデリングするDNA二重らせん構築機能や，サブユニットを構築してウイルス粒子を構築する機能をデフォルトで搭載している非常に強力な3Dモデル描画ツールである．

3DCGを構成する三要素

◆マテリアル

カラーマテリアルは3Dオブジェクトの彩色を決定するものだ（**図4**）．タンパク質の3Dモデルに「このようなカラーマテリアルを設定する」というような決まりごとはないが，あまり

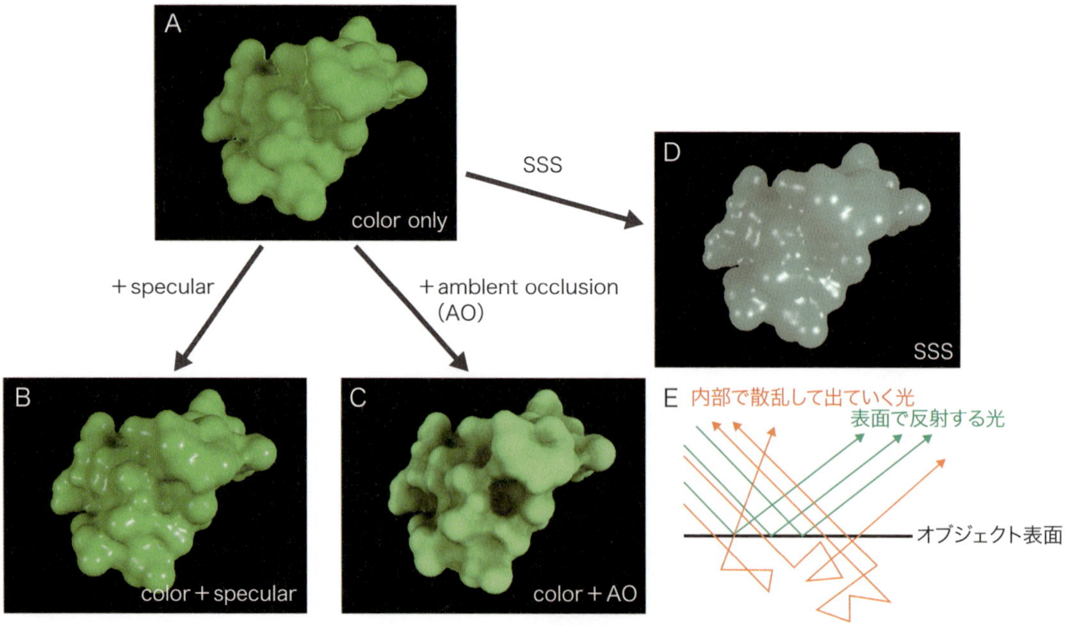

A
color only
SSS
D
SSS
＋specular
＋ambient occlusion
(AO)
B
color＋specular
C
color＋AO
E
内部で散乱して出ていく光
表面で反射する光
オブジェクト表面

図4　カラーマテリアルあれこれ
A）シンプルなシェーダー．B）表面反射（specular）の付加．C）アンビエントオクルージョン（AO）の付加．D）サブサーフェイススキャッタリング（SSS）．E）SSSのしくみ．

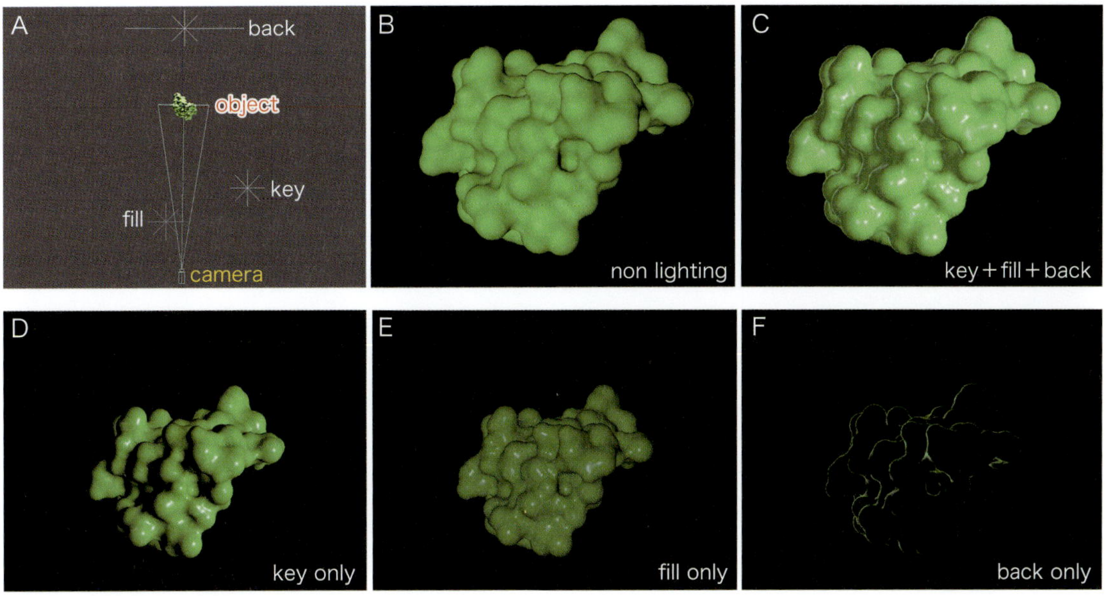
A
back
object
key
fill
camera
B
non lighting
C
key＋fill＋back
D
key only
E
fill only
F
back only

図5　三点照明の効果
A）三点照明におけるキーライト（key），フィルライト（fill），バックライト（back）の，カメラ（camera）とオブジェクト（object）に対する位置関係．B～F）それぞれの光源の組み合わせによるオブジェクトの見た目の変化．

に複雑な設定を行うと，計算コストが増え，描画に時間がかかることになるので注意が必要である．ここでは分子シグナルのアニメーションにおいて，使用頻度の高いカラーマテリアルについて紹介する．一番に多用されるカラーマテリアルはシンプルなカラーシェーダーにスペキュラー（表面反射）を加えたものである（**図4A，B**）．このマテリアルは非常に計算コストが低く，設定の箇所も少ないので初心者にも扱いやすい．

次に多用されているものが，アンビエントオクルージョン（AO）とよばれるカラーマテリアルである．このマテリアルは光源に対して陰になる部分を強調して描画するので，タンパク質表面の凹凸が際立ち，より立体感がでる（**図4C**）．計算コストも低い（描画時間が速い）ため，メディカルイラストレーターたちの間で好んで使用される．また，最近はサブサーフェイススキャッタリング（SSS，表面下散乱）とよばれるカラーマテリアルをよく目にするようになった（**図4D**）．このマテリアルはオブジェクトの表面で跳ね返る光と内部で散乱した後にオブジェクトの外へ出て行く光を計算し描画する（**図4E**）．つまり半透明の質感をうまく再現でき，多くの生命科学オブジェクトと相性が良いのだが，比較的計算コストが高いので，描画時間がやや長大になる．

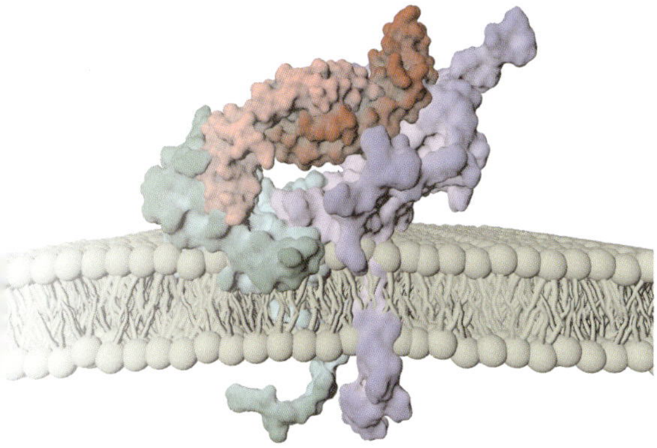

ライティング

ライティング（照明）はオブジェクトの立体感と三次元空間の奥行きを表現するうえで重要な要素だ（**図5**）．特にタンパク質の表面に非常に細かな凹凸がある場合には，ライティングをうまく調節して，凸凹部分に光の当たっている部分と陰になっている部分をつくってやり，メリハリを付けないとのっぺりとしてしまう．3D空間における照明は，人物のポートレート撮影でよく使われる，「三点照明」が最も基本的な設定である．

三点照明では，オブジェクトの周囲に3つライトを設置する（**図5A**）．まずオブジェクトを照らす主ライトである，キーライト．キーライトがつくる陰は強すぎることがあるので，これを弱めるフィルライト，そしてオブジェクトを背後から照らし，輪郭をつくるバックライトだ．光陰のバランスは，これら3つのライトのバランスで調整する．おおよその光量目安はキーライト：フィルライト：バックライト＝1.0：0.3～0.7：1.0～2.0くらいだ．照明なしと三点照明ありの画像をくらべても立体感が出ていることがおわかりいただけると思う（**図5B～F**）．

レンダリング

オブジェクトを配置し，色彩や照明環境を整え，画像を描画する作業のことをレンダリングという．かつては数時間～一日がかりと、時間がかかる作業の代名詞のようであったレンダリングも，今やコンピューターの性能上昇のおかげで，ある程度のクオリティならば数分～数十分でできるようになった．しかし，レンダリングの設定に掛かる時間は昔とそれほど変わらない．実際にレンダリングは色彩や光源の設定を何度もやり直し，最適な条件を見つける作業なのである．地道な工程だが，こうした作業を経て創られる画像やアニメーションはまさに自身のもつ生命科学のミクロな世界の表現であり，イメージとディスプレイの画像が合致したときには，なにものにも代えがたい格別の喜びがある．さらに，レンダリングを行うと，スキームやプレゼンテーションソフトで創られたアニメーションとは比較にならないほどの表現の幅と自由度があるので，聴衆の興味を惹きつけ，必然とこちらの研究の内容も聴衆の記憶に残り易くなる．

伝える喜び

David Goodsellというメディカルイラストレーターをご存知だろうか？ タンパク質やウイルスといったミクロな世界を専門に描くアーティストだ．PDBを利用される方なら，彼の作品とは知らずに一度は目にしているかもしれない．彼は，とあるインタビューでこう述べている．“I've always felt the need to create pictures, and it's been a wonderful gift that I can find a way to combine my interest in science with the ability to create something.（私はいつも描くことに必要性を感じていました．自分の科学への興味を創造力と組合わせる方法を見つけることができたことは，素晴らしい天からの贈りものです）”．

自身の研究の成果をわかりやすく，そしてより多くの人たちに伝えたいと思っておられる研究者の方々は多いだろう．そしてまた，何かよい方法はないものかと模索されている方もおられると思う．本稿がそうした方々の創造のきっかけになれば誠に幸いである．

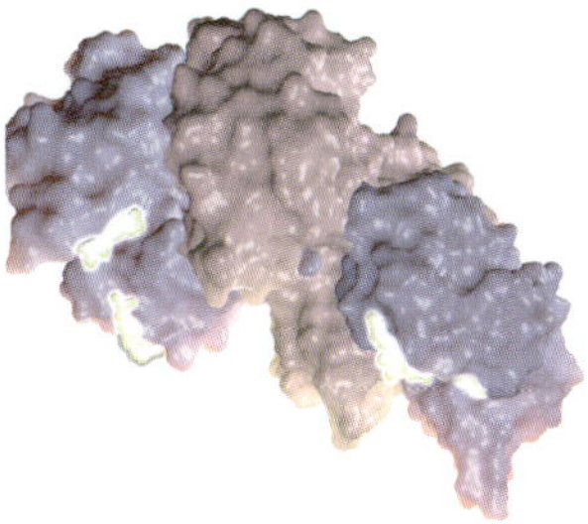

太田　将（Sho Ohta）

2006年，熊本大学医学部博士課程卒業．'07～'17年，州立ユタ大学Gary Schoenwolf研究室所属．'18年から米国国立衛生研究所（NIH），Doris Wu研究室リサーチフェロー．内耳形態形成の分子メカニズムの研究をメインに行い，その傍らで，発生現象や細胞の分子経路などを解りやすく，3DCGを使って映像化する試みを行っている．

チュートリアル動画のご案内

本連載で紹介しているCinema4Dについて，初学者向けのチュートリアル動画（各10分程度）を太田先生に作成いただきました！ 本文では紹介しきれなかった，インストールの詳細や最初の一歩のHow Toを解説いただいています．

①ePMVの使い方
②マテリアル設定
③ライティング設定
…など

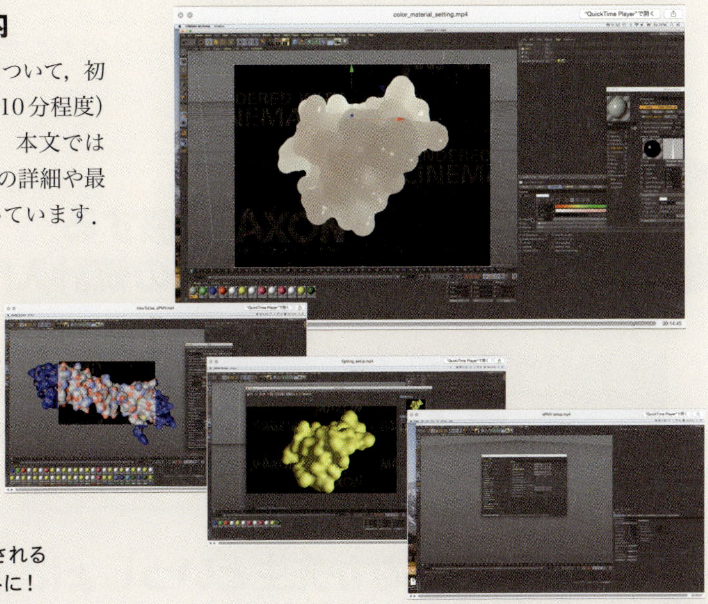

連載進行に応じて追加される予定ですので，お楽しみに！

「統計」でお困り
～いまぶつかっている悩み，

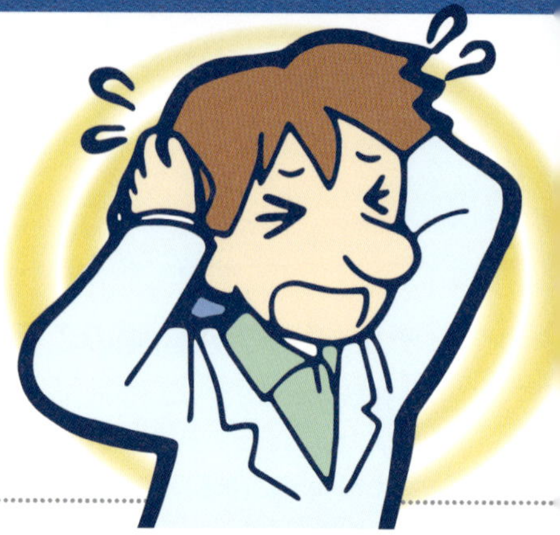

実験を進めて研究内容をまとめていく過程で，“統計”は切っても切り離せない重要なステップでありながら，苦手意識を持っている方も多くいらっしゃるかと思います．
本ページでは，羊土社で発行した統計関連書籍を，各書籍の特徴・切り口を整理してご紹介いたします．こんな困りごとにピンときた1冊がありましたら，ぜひ一度ご覧ください．

生物統計

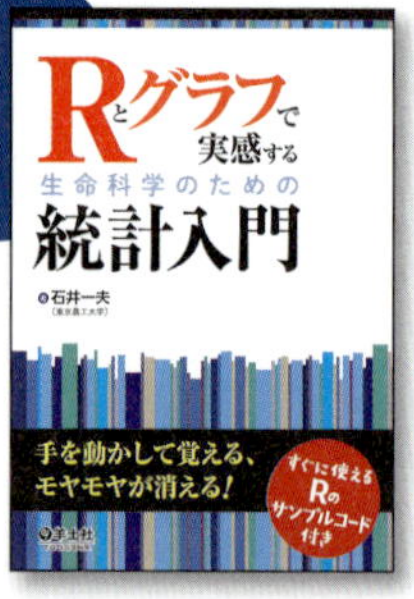

Rとグラフで実感する
生命科学のための
統計入門
石井一夫
手を動かして覚える、モヤモヤが消える！
すぐに使えるRのサンプルコード付き
羊土社

Rとグラフで実感する 生命科学のための統計入門

石井一夫／著

■ 定価（本体 3,900円＋税）
■ B5判　■ 212頁
■ ISBN 978-4-7581-2079-1

難易度 ★★★☆☆

手を動かしながら、実感を持ちながら、身につけたい

生物統計

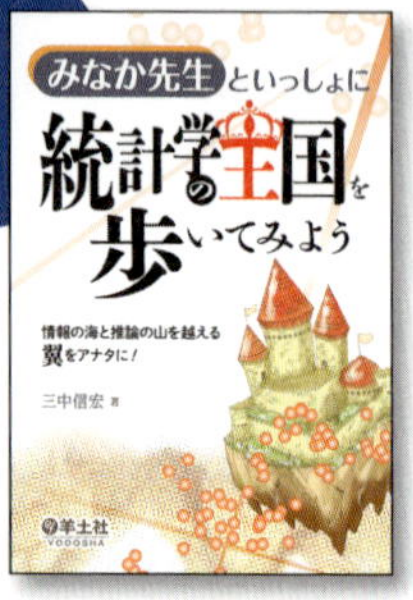

みなか先生といっしょに
統計学の王国を歩いてみよう
情報の海と推論の山を越える翼をアナタに！
三中信宏 著
羊土社

みなか先生といっしょに 統計学の王国を歩いてみよう

情報の海と推論の山を越える翼をアナタに！

三中信宏／著

■ 定価（本体 2,300円＋税）
■ A5判　■ 191頁
■ ISBN 978-4-7581-2058-6

難易度 ★☆☆☆☆

挫折した統計をやり直したい

生物統計

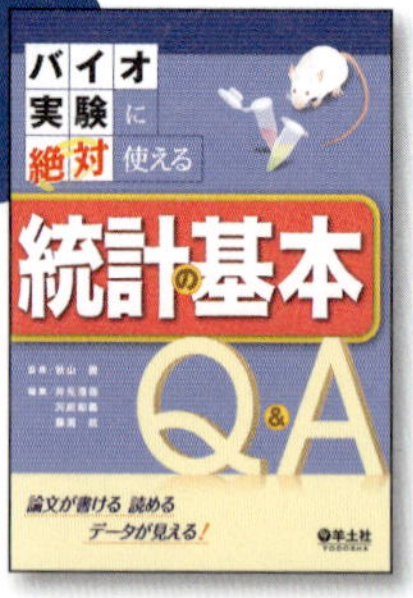

バイオ実験に絶対使える
統計の基本Q&A
論文が書ける 読める データが見える！
羊土社

バイオ実験に絶対使える 統計の基本Q&A

論文が書ける 読める データが見える！

秋山　徹／監
井元清哉，河府和義，藤渕　航／編

■ 定価（本体 4,200円＋税）
■ B5判　■ 254頁
■ ISBN 978-4-7581-2034-0

難易度 ★☆☆☆☆

研究現場で感じる疑問を解決したい

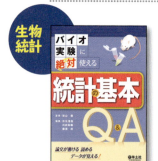

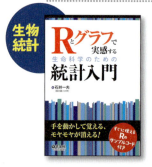

ラボレポート

Lab Report

海外ラボ 独立編

中国でPIやってるけど何か質問ある？

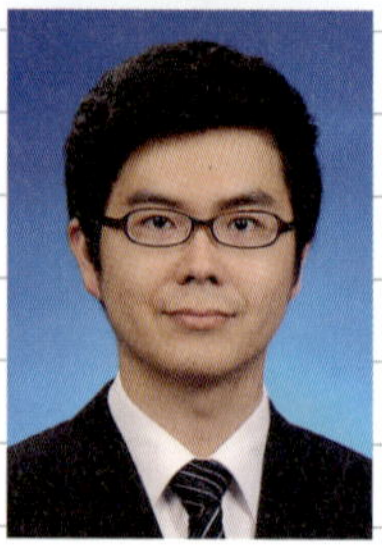

School of Life Sciences, Fudan University

服部素之（Motoyuki Hattori）

本コーナーでは，実際に海外でラボをもたれた研究者により，ラボ設立までの経緯や苦労，アドバイス，また独立後の運営のコツなどを紹介していただきます．

はじめに

私は，中国の復旦大学生命科学学院でイオンチャネルの構造と機能を主に研究しています．2015年に妻の実家がある上海に引っ越し，ラボを立ち上げ，今に至っております．最近，日本生物物理学会の会誌でも「中国でラボをはじめるということ」というタイトルでエッセーを書かせていただく機会があり（https://doi.org/10.2142/biophys.57.323），内容の重複を避けるため，知り合いから中国のサイエンスについての質問を募り，それに答える「～けど質問ある？」形式でいくことにしました．日本の方々も中国のサイエンスが近年非常に伸びていることを知る機会が多くなりつつあると思うのですが，過度のもち上げやその逆といった噂が一人歩きしていることもあり，本稿を通して中国のアカデミアや生活の実際についてのご参考としていただければ幸いです．

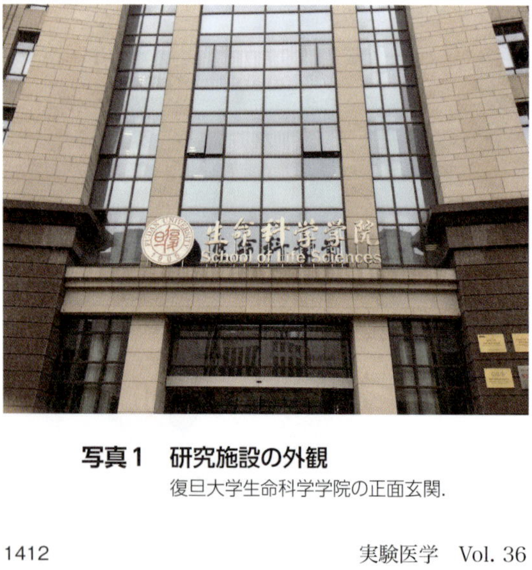

写真1　研究施設の外観
復旦大学生命科学学院の正面玄関．

生活―家賃や食費などの生活費はどんなものですか？

生活スタイルによります．大学教員の給与の場合，富裕層や海外駐在員のような生活は無理です．同僚の多くと同様な生活をするのであれば，日本よりかなり安くすみます．家賃：上海などの大都市圏の場合，東京並みかそれ以上に高いです．ルームシェアをしている人も多く，独り暮らし向けのアパートで月10万円前後，立地のよい家族向けのマンションで月数十万円というのもザラのようです．ただし，大学教員は多くの場合，職員寮を相場の数分の1で借りることができます．うちの大学だと家族向け3DK（70平米くらい）で月2～3万円です．ちなみに，上海や北京ではマンション価格が億単位なので購入は諦めた方がよいと思います．外食：場所によります．路地にある家族経営的なお店で食べると一食200～400円，ショッピングモールのきれいなお店で800～1,500円くらいというイメージでしょうか．一方，スーパーの食品は日本より安めで，野菜や果物は半額以下です．また，アピタのような日系スーパーで日本食を購入することもできますが，値段は日本の2～3倍します．

求職―中国でのジョブハントの全体的な流れはどのようなものですか？

アメリカとだいたい同じです．メールで「CVと

research and teaching statementを送る」→「on siteでインタビューを受ける」→「オファーの連絡」→「条件を交渉（ただし，余り交渉の余地なし）」といった感じです．公募情報については中国語のサイトもありますが，外国人の場合Nature JobsやScience Careerなどをみたほうがいいかもしれません．ただ，公募を出していてもいなくてもよい人から応募があればウェルカムというところが多いので，ディレクターにメールでapplicationを直接送っている人も割といます．

求職―中国での滞在経験など、条件が整っていないと中国でポジションをとるのは大変と聞いたことがあるのですが…？

オファーを出す側はそこまで気にしないと思います．私の印象では，①私のように家族が中国人の場合，②英語でもやっていける国際的なinstituteにいく場合，③日本と縁がある大御所の先生がいて，すでに日本人が何人かいるinstituteにいく場合，のいずれかを満たしていれば日本人でも割とやっていけるのではないかと．逆にいずれの条件もあてはまらない場合，非常に苦労することになると思います．

ラボ運営―ぶっちゃけスタートアップはいくらですか？

私がオファーをもらった範囲だと，だいたい3,000万円から1億5,000万円の範囲です．ただ中国の場合，国家重点実験室等の共用機器のしくみも発達しているので，スタートアップ額の大小に加え，共通機器の充実度もオファーを決める重要な要素です．

研究施設＆研究室データ

School of Life Sciences, Fudan University

中華人民共和国
上海

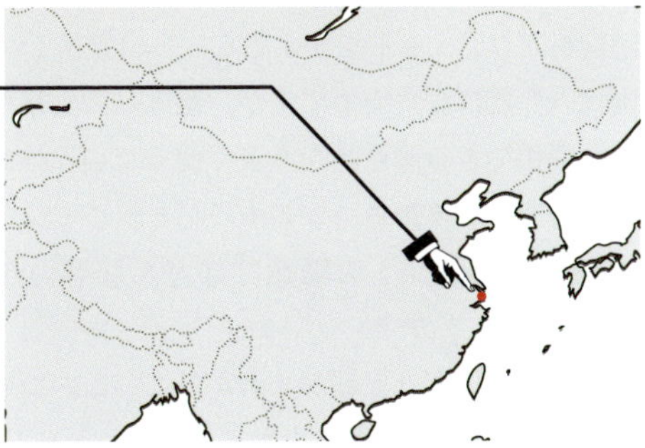

■ 施設の規模
学生数：約1,250人（学部生約450人，大学院生800人），職員数：約200人，ラボの数：約80

■ 施設で最近話題になったこと
学院の創設者の談家楨先生（1909～2008年）が，ハエの遺伝学で著名なMorgan博士の弟子であったこともあり，われわれの学院も伝統的に遺伝学の研究者を多く有しています．最近もわれわれの学院の先生が主体となって，Nature Publishingグループと提携して「npj Molecular Phenomics」という関連分野のジャーナルを創刊しました．

■ 施設の公用語
中国語

■ ホームページ
http://life.fudan.edu.cn/

Hattori Lab

■ 研究分野
イオンチャネルの構造と機能

■ 構成人員
ポスドク：1人（うち日本人0人），テクニシャンなどスタッフ：1人（うち日本人0人），大学院生：7人

■ ホームページ
http://life.fudan.edu.cn/En/Data/View/2121

著者経歴

国内の出身ラボ：東京工業大学生命理工学研究科（濡木理先生，現所属：東京大学理学系研究科生物科学専攻）
留学，ポスドク先：Vollumn Institute, Oregon Health & Science University（Dr. Eric Gouaux）

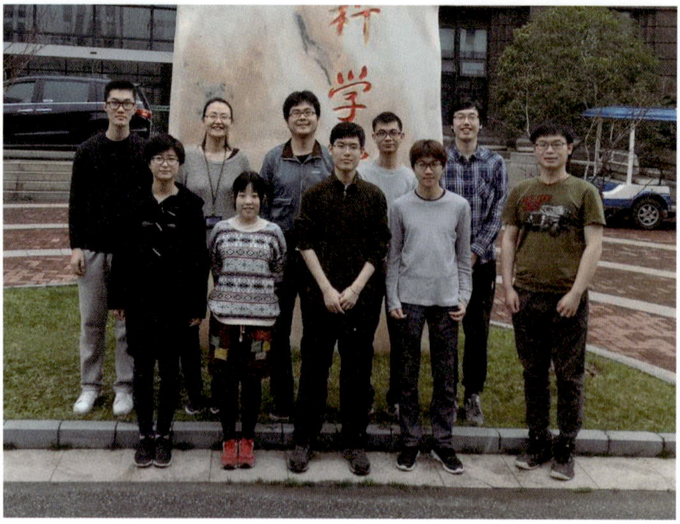
写真2　ラボメンバー
後列中央の左から3番目のジャージの中年男性が筆者.

ラボ運営—ぶっちゃけ服部研では年間どのくらいのお金を使っていますか？

年あたり1,500万円前後です．それで学生7人，ポスドク1人，実験補助1人の体制で，膜タンパク質の構造解析プロジェクトをすすめることができています．中国は人件費はまだ安めですが，輸入品の価格が高いので，信頼できる国産品をうまく使っていくのがコスパよく研究をすすめるコツの1つだと感じています．

ラボ運営—グラントの種類にはどんなものがありますか？

グラントは日本ほど細かくわかれていないです．国のfunding agencyがおおまかに2つにわかれていて，国家自然科学基金（NSFC．日本の科研費に相当．ボトムアップ式）と科技部（MOST．日本のJST系グラントや省庁グラントに相当．トップダウン式）になります．NSFCでは，面上項目（3～4年あたり総額1,000万円強．基盤B相当）と重点項目（5年あたり総額3,000～5,000万円．基盤A相当）の2つが主なグラントで，それ以外に国際共同研究グラントなどがあります．一人あたり3つのNSFCグラントをとることが可能で，各項目の採択率はおおむね2割強です．面上項目は比較的普通にとれますが，重点項目をとるのはその分野の大御所ではないとかなり難しいです．MOSTについては，日本のCRESTや新学術領域のようなグループ方式のグラントが主です．複数のグループで申請して，1ラボあたり3～5年で総額3,000～5,000万円くらいもらえます．1人あたり1つまで代表研究者，もしくは2つまで分担研究者になれます．採択率は10～20％の印象です．日本でいう基盤Sやアメリカの R01のような個人研究者に対する高額研究費はほぼないので，外部グラントは年あたり1,000～2,000万円がとれていいところかと思います．

職務—授業の義務ってどのくらいあるのでしょうか？

ここ数年中国に帰ってきたPIについては授業の義務は非常に少ないです．理由としては，「ここ数年でPI教員の数が激増した」，「学生数はあまり変わっていない」，「中国ではnon-PIの講師，副教授に授業を何コマしないといけないという義務がある」ということから，「教員が増えているのに，学生の数は変わっておらず，その一方で授業の義務がある教員はもともといる」という状況になっているからです．ちなみに授業は英語で大丈夫です．入試問題作成や入試監督義務については，中国は全国もしくは省，特別市レベルでの統一試験があるので，いわゆるペーパーテストは大学ごとにありません．

待遇—ぶっちゃけPIの給料おいくらくらいですか？

ピンキリです．最近の海外帰りのPIで私が聞いた限りだと400～2,000万円の範囲ですが，500～800万円くらいの範囲がボリュームゾーンという印象です．外国人も公的年金や医療保険に加入可能です．ただ，公的医療保険は日本ほど充実していないので，気になる方は民間の医療保険に加入したほうがよいです．また，福利厚生として，大学付属の幼稚園，小中学校へ教員の子弟は優先入学できるケースが多いです．話を当初聞いたときピンときませんでしたが，教育熱が過熱しているので，これは重要な要素のようです．

待遇―ぶっちゃけ学生，ポスドクの給料はおいくらですか？

うちの大学の学生さんは毎月5万円くらいもらっているはずです．ただ，寮がほぼタダ，学費もタダ，大学食堂が一食100～300円くらいなので，ある程度ゆとりをもって生活できる額です．ポスドクの年収は年200～350万円くらいです．ポスドクも職員寮（2DKで月2万円くらい）に入れるのはよい制度と思います．

システム―assistant professor（助教）からPIですか？

助教に相当するポジションは，一部を除いて中国にはあまりありません．PIはfull-professor相当からです．教員の職位としては，「full-professor相当」の職として，中国語でいうところの「正高級」職位の「教授」「研究員」．「associate-professor相当」の職として，中国語でいうところの「副高級」職位の「副教授」「副研究員」．それ以外の職として，教育がメインの「講師」職位．の3つに大別できます．教授クラス以上から博士課程の学生の指導資格を申請できます．副教授クラスでも修士の学生ならば指導できますが，多くの場合PIではないです．海外から採用されるPIは，最初から教授クラスとして採用されることが多いです．

システム―tenure審査はどのくらい厳しいですか？

北京大学や清華大学のようなトップ大学ではCNSを出さないとクビというような話もまことしやかに聞きます．ただ，多くのケースではそこまで厳しくはありません．うちの大学の場合，最初の5～6年の間にPNAS1報とプラスアルファくらいという話をしばしば聞きます．

その他―日本と中国のアカデミアシステムで互いに見習うべき点はありますか？

日本が見習った方がいいと思う点は「コアファシリティー，共通機器の充実」と「学生への経済的サポート」です．中国側が見習った方がいい点としては，「インパクトファクターを重視し過ぎない」という姿勢ではないかと感じています．日本では，かつて大隅先生のオートファジーのように，大きな成果となるのに時間がかかる研究でもサポートを受けることができており，その点は本当に素晴らしいことだと思います．

その他―非中国人PIという点で苦労した点はありましたか？

私の場合，中国人である家族からのサポートが非常に大きいため，特に実感としての苦労はありません．ただ，教員会議等，多人数の場で中国人の同僚たちが中国語で話しはじめると話の流れが追えなくなるのはあります．そのため，ラボアシスタントの人と一緒に会議の場に行くようにしています．

その他―いま中国はバブリーな状況に見えますが，今後この傾向は続いていくと思いますか？

中国がバブリーという認識については，私は少し違うと思っています．前述の外部研究費の額をみてもわかると思いますが，個々の研究者が凄い額を使えているわけではありません．新設のdepartment, instituteの立ち上げの際にまとまった額の投資，新しいPIの大量採用などがあるため，バブリーという印象を受けるのではないかと思います．ただ，主な有名大学への投資は一巡した印象をうけますし，そのうち中堅大学，地方大学への投資も一巡するので，今後10～15年くらいのスパンでサイエンス分野における急速な伸びは一段落するのではないかと思います．ですので，中国でPIとして独立するのは，今後はどんどん難しくなっていくのではないでしょうか．

おわりに

本稿の執筆にあたっては，スタンフォード大学の加藤英明博士からの多大な助言をいただき，感謝の意を述べたいと思います．現在，中国にいる日本人研究者の会として「在中日本人研究者の会（http://sti-lab.org/japan.html）」というものがありまして，私もメンバーの1人として活動しております．本稿に関連して，中国のサイエンスや生活についてご質問等がありましたら，私もしくは会のほうにご連絡いただければと思います．（hattorim@fudan.edu.cn）

Opinion 研究の現場から

本コーナーでは，研究生活と社会に関する意見や問題提起を，現在の研究現場からの生の声としてお届けします．過去掲載分は右のQRコードからウェブでご覧いただけます→

第95回 医学部から「実験医学」者へ

基礎医学研究者の絶滅危惧が叫ばれて10余年．実は医学部入学者の多くが，数学や物理が得意だったり原理を追求することが好きだったり，基礎研究の道に少なからず興味をもっているようだ．しかし医学部に進学すると，生化学や生理学など基礎系科目の記憶が臨床実習と国家試験勉強で上書きされ，さらに2004年に必修化された初期臨床研修を経て，ほとんどの卒業生が臨床医になる．医療者育成のためには当然のカリキュラム構成なのだが，医学部が世界をリードする基礎研究室の集結するすばらしい研究環境であるにもかかわらず，医学部生はその恵みをほとんど享受しないまま卒業するのだ．そこで10年前，東京大学医学部には，学生の課外での基礎研究をサポートし研究者への進路を促す目的で，「MD研究者育成プログラム室」が設置された．2名の専任ポストが設けられていることには，東大医学部の強い決意が現れていると思う．

私は助教としてプログラム運営に5年余従事し，教育の効果というのは数年やそこらで明らかになるものではないことを知った．毎年110人の医学部進学者中，20人近くのプログラム履修生が放課後や長期休暇に研究室に通い研究を行う．そのなかで卒業後直接大学院に進学する者は毎年1～3人，いや0人の年もあった．それでも7期の卒業生を送り出した今，初期臨床研修後に大学院進学する者が徐々に現れ，確認される限りプログラム卒業生の博士号取得者は3人，国内外の基礎系大学院進学者20人，合計23人が基礎研究者としての道をスタートしている．時間はかかるが，今後プログラムの効果がますます見えてくることが期待される．

理学部出身の私が，「医学部から実験医学者へ」の促進にどのように貢献できるのか戸惑いながらも，①学生と一緒に研究をおもしろがること，②研究室へ踏み入れる敷居を少しだけ低くすること，③研究室に通う医学部生は孤立しがちだが，彼らが交流し刺激しあう機会を提供すること，④臨床経験を経て基礎研究に戻ってくる卒業生を迎える場をつくること，の4つを意識してきた．特にリトリート形式の研究発表会開催に力を入れた．同様の教育プログラムを運営する他大学の教員や学生が集うリトリートでは，毎回学生によるすばらしい研究発表と活発なディスカッションが繰り広げられる．今年はConBio2017のフォーラム企画とリトリートを同時開催し，13大学からの医学生と教員約90名が学会に参加しながら交流の機会をもった．また，先日（3月17，18日）は東大独自のリトリートとして当プログラム履修学生と卒業生約50人が集まり，1年の研究進捗を発表し，研究室の選び方や授業と研究の両立の工夫，基礎研究へのキャリア設計，医学部を出た者が基礎研究をする意義などについて，学年の壁を越えて和気あいあいと，しかし真剣に意見を交わした．このような学生の姿を見ていると将来が楽しみでならないし，臨床医になっても研究者になってもきっとこの経験が生きるだろうと信じている．

私は4月から研究に重点をおくポストに移ることになったが，これまでリトリートなどで集めた声のなかから「基礎系大学院進学者への経済支援の枠組みつくり」のことを，手に負えなかった大きな課題として記しておきたい．今後は私自身が魅力的な研究成果をしっかり出していくことで，医学部生に影響を与えていければと思う．そして研究の現場で彼ら彼女らとまた会えることを楽しみにしている．

小山-本田 郁子
（東京大学医学部
MD研究者育成プログラム室）

バイオでパズる！

Bio de Puzzle

本コーナーでは，バイオにからめた頭を柔らかくするパズルを毎回一題，出題します．実験の待ち時間などスキマ時間にチャレンジ！　解けたらプレゼントにもぜひ応募してみてください．

第10問
この文字列はなに？

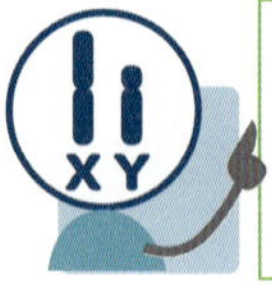

XY

Profile 山田力志（アソビディア）

2006年，京都大学大学院理学研究科修了（博士）．'09年，名古屋大学大学院理学研究科助教．'12年，同特任助教．'14年に研究の道を離れ，パズル・トリックアートを中心にしたデザイン集団"ASOBIDEA（アソビディア）"を設立．「面白いをカタチに．」を合言葉に，イベントの実施や広告の制作などを行っている．三重県在住．
ウェブサイト：lixy.jp（個人），asobidea.co.jp（アソビディア）

問題にチャレンジ！

ある法則でアルファベットが順に並んでいます．その法則を見つけ出し ? マークのところに①〜④のどのアルファベットが入るか答えてください．

B → ? → O → U → X → Z

① H　② I　③ J　④ K

ヒント：知識が必要です．
この雑誌の読者ならわかるはず !? ➡ □

今月の「バイオでパズる」はこちらです．今回は少し本格派パズルから離れて，ヒラメキが必要なパズルです．さらにヒントを出すとすると…問題に示された文字以外のアルファベットを思い浮かべてみてください．

前回のこたえ

先月のチャレンジ問題「隠れた文字はなに？」の答えはこちら．立体の向こう側に回ってみると『毛』という文字が現れています．こちらのパズル，皆さん頭で組み立てるだけで解けましたか？ 正面から裏面を想像するだけで解けた方は，かなりの図形認識能力をお持ちのようです．実際にサイコロを9個作って，図の通り並べてみた方もいるかと思われます．一番確実な解法だと思います．どのような方法にしても，正解へたどりついた方，おめでとうございます．

解答

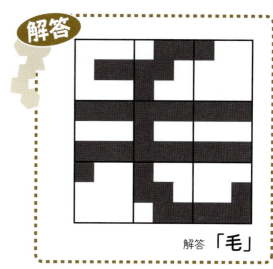

解答「毛」

解答の『毛』は，もちろん，先月号の特集テーマだった「一次繊毛」からとりました．自分の研究者時代をふりかえってみると，一次繊毛に関しては，マウス胚における左右軸の決定にノードの繊毛が重要な役割を果たすことが報告されたというのが印象に残っています．長年僕が研究動物として使っていたホヤでも，最近はちらほら一次繊毛に着目した研究が行われているようです．神経胚の表皮から生えている繊毛が，左右決定の際に重要な役割を果たしている可能性や，初期発生時の繊毛形成の位置が細胞分裂の方向性の決定と密接にかかわっていることが報告されているとか…．さまざまな生物での繊毛研究が，今後どのように展開していくのか楽しみです．

来月はまた本格派パズルをお届けする予定です．では，また来月．

パズルに解答してプレゼントをもらおう

◆ **正解者プレゼント**

正解された方の中から抽選で，単行本『**改訂 バイオ試薬調製ポケットマニュアル**』と小社オリジナルマスコット**ひつじ社員（仮）**をセットで**1名様**にお送りします．

◆ **応募方法**

下記のいずれかの方法でご応募ください．ご応募期限は次号の発行までとなります．

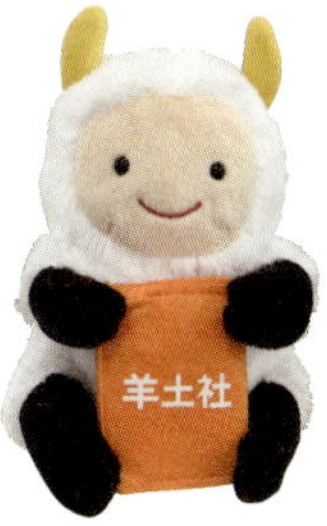
羊土社

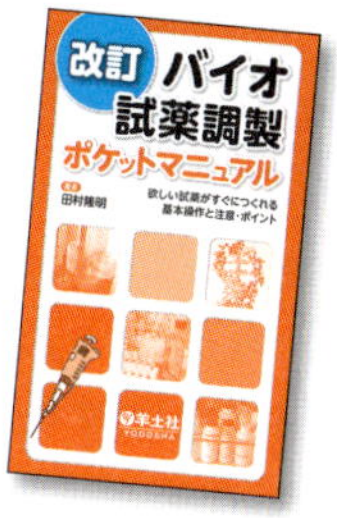
改訂 バイオ
試薬調製
ポケットマニュアル
羊土社

①実験医学 online からご応募

小誌ウェブサイト実験医学online（www.yodosha.co.jp/jikkenigaku/）にある「**バイオでパズる**」のページからご回答いただけます．

※ご応募には羊土社会員への登録が必要となります．

② Twitter または Facebook からご応募

Twitterは「@Yodosha_EM」，Facebookは「@jikkenigaku」よりご応募いただけます．

詳しくは，いずれかの実験医学アカウントをご覧ください．

※プレゼント当選者の発表はプレゼントの発送をもって代えさせていただきます．

編集日誌

編集部より

「日本のノーベル賞」こと日本国際賞の記者発表に参加してきました．本年の対象分野（3年周期で巡る）は「医学・薬学」で，「Bリンパ球・Tリンパ球系列の発見とそれがもたらした疾患の病態解明と治療法開発」を讃えMax Cooper博士とJacques Miller博士に贈られました．

B・Tリンパ球の発見は樹状細胞と比べても甲乙つけがたい業績のように思われますが，これまでノーベル賞の選外だったとは驚きです（日本国際賞はノーベル賞より先，が決まり）．実際に記者発表の会場では「なぜ“今”なのか」という質問が出ました．同席した識者の先生は「本賞は社会貢献を審査基準とする．近年の抗体医薬やがん免疫療法の意義は大きい．その礎が50年も前の基礎研究にあるという事実に目を向けて欲しい．そんな願いも込めての“今”なのだと思う」と答えました．

記者発表の帰り道，大学時代の自分のことを思い出していました．ヒトゲノム解読直後で，その可能性への期待を胸に実験系のラボに入りました．しかし世の中がポストゲノムの興奮に湧く一方，SF映画のような新世界が訪れる気配は実感できません．手元の実験も行き詰まり，当時の自分はすっかり消沈してしまいました．でも，それは早計だったと今なら判ります．その後10年そこそこでゲノム編集が登場し，ゲノム医療が社会実装され，ゲノム合成までもが現実味を帯びてきているのです．「賢者は歴史に学ぶ」と言いますが，科学教育においてもその時間スケールの理解は大事なのだと，再認識した次第です．（間）

最近，TEDで考古学者のChance Coughenour氏のプレゼンテーションを見ました．災害によって，あるいは故意に破壊された文化的な遺産をデジタル技術で再構築する試みについての講演です．Coughenour氏らは，北部イラクの「モスル文化博物館」に展示された歴史的に重要な像などが暴力によって破壊される動画を見てショックを受け，プロジェクトを思い付きます．プロジェクトでは，観光客らがさまざまな角度から撮影してFlickrなどに投稿していた大量の破壊前の写真を集めて（crowdsourceして），コンピューターを使って三次元で再構築していくのですが，とうとうバーチャル空間上に博物館ごと復元してしまいます．映像を見ていると，まさに自分がリアルな博物館に入って歩き回っているような錯覚を覚えました．すでに存在しない像が，偶然撮影された写真を元に素晴らしく精彩に蘇っていることに心打たれます．プロジェクトはのちにREKREI（https://rekrei.org/）と名付けられ，世界中の遺産の保存と復元に取り組んでいるそうです．

講演を視聴しながらなんとも言えない既視感を感じていたのですが，後でようやく気づきました．今回の特集で取り上げたクライオ電子顕微鏡で，大量の画像を元にタンパク質の構造を明らかにするのに似ていますね．すでにある技術に改良を加えたり，別の新しい技術やリソースと融合するアイデアや行動力がイノベーションを生み，科学ひいては社会を変える原動力になるのだなと実感した次第です．（蜂）

3月中旬に名古屋で行われました日本農芸化学会2018年度大会に参加しました．会期中には高校生による研究発表会「ジュニア農芸化学会」も行われ，ポスター会場の至る場所で高校生と研究者によるディスカッションが行われていました．金賞に輝いた研究は，マウス炎症モデルに各種薬剤を投与し，その作用をフローサイトメトリーと定量的PCRで解析したもの．どちらの手法も条件設定の段階から検討を重ねたものと思われ，1つの発表に対する意気込みが感じられます．

私も会場で各演題を眺めながら歩いていると「よろしければ発表を聞いていただけませんか？」と何人もの高校生に声をかけていただきました．「研究を伝えること」に対する積極さと，今後の展望を活き活きと話す姿に，私も仕事への活力をいただきました．かつて大学院生としてポスター発表していた自分は，歩いている人に声をかけるのには相当の勇気が要りました……．

ところで，せっかく学会に参加するのならと，展示会場にも足を運んでみると，分注器を使って48穴のマイクロウェルプレートに水を分注する速度を競うグランプリが行われており，思わず参加しました．結果は20秒強．久しぶりに持つ分注器に手が震えていましたが，まだまだ高校生には負けないのではないでしょうか．（早）

本誌へのご意見をお寄せください

編集部では，読者の方からの「実験医学」へのご意見・ご感想をお待ちしております．件名を「編集部まで」として，em_reader@yodosha.co.jp宛にEメールにてお送りください．いただきましたご意見・ご感想は今後の誌面の参考とさせていただきます．

INFORMATION

～人材募集，大学院生募集・説明会，学会・シンポジウムや研究助成などのご案内～

INFORMATIONコーナーの**最新情報**は

ホームページでもご覧になれます

随時更新中!

新着情報・バックナンバーを下記URLで公開中

Click! **www.yodosha.co.jp/jikkenigaku/info/**

●**新着情報をお手元にお知らせ!** 月4回配信の羊土社ニュースで 随時，新着情報をお知らせします

掲載ご希望の方は本コーナー1424ページをご覧下さい

INDEX

●：1ページ広告　■：1/3ページ広告

大学院生募集・説明会

学会・シンポジウム・研究助成

大学院生

東京大学大学院医学系研究科機能生物学専攻

博士課程・修士課程入試説明会

URL：http://plaza.umin.ac.jp/~Matsuzaki-Lab/nyushi30.html

研究に熱意のある人を広く求めます．参加にあたり事前連絡は不要です．参加者の出身学部は問いません．

【日　時】 2018年5月19日（土）13：30～15：00（説明会後各研究室を見学できます）

【場　所】 東京大学医学部教育研究棟13階第5セミナー室　※場所や日時が変更される可能性があります．最新の情報はHPをご確認ください．

【研究分野及び教室主任】

・システムズ薬理学：上田 泰己（hiro@m.u-tokyo.ac.jp）「睡眠・覚醒リズムをモデルとした個体レベルのシステム生物学」http://sys-pharm.m.u-tokyo.ac.jp/

・神経生理学：狩野 方伸（mkano-tky@m.u-tokyo.ac.jp）「中枢シナプスの機能発達と可塑性」http://plaza.umin.ac.jp/~neurophy/

・構造生理学：河西 春郎（hkasai@m.u-tokyo.ac.jp）「大脳の記憶シナプス・神経回路の光遺伝学・２光子顕微鏡による可視化研究」http://www.bm2.m.u-tokyo.ac.jp/

・統合生理学：大木 研一（kohki@m.u-tokyo.ac.jp）「２光子カルシウムイメージングを用いた大脳皮質の機能的神経回路の研究」http://www.physiol2.med.kyushu-u.ac.jp/

・細胞分子生理学：松崎 政紀（mzakim@m.u-tokyo.ac.jp）「前頭皮質回路と運動学習の細胞生理学」http://plaza.umin.ac.jp/~Matsuzaki-Lab/

【問合先】 東京大学大学院医学系研究科 細胞分子生理学教室　松崎政紀

〒113-0033 東京都文京区本郷7-3-1　FAX：03-5841-3471，E-mail：physiol2@m.u-tokyo.ac.jp

大学院生

東京大学 大学院医学系研究科 病因・病理学専攻

平成31年度 博士課程説明会および若手講演会

URL：http://square.umin.ac.jp/PIM/

東京大学大学院医学系研究科 病因・病理学専攻（専攻主任：高柳 広教授）は医学部基幹講座に加え，医科学研究所，医学系研究科附属疾患生命工学センター 動物資源学部門，生産技術研究所 炎症・免疫制御学社会連携研究部門，分子細胞生物学研究所 免疫・感染制御研究分野を協力講座とし，応援講座である附属病院薬剤部や学外の連携大学院研究機関（がん研究会がん研究所・国立がん研究センター研究所・国立感染症研究所）とともに連携して活発な研究を行っています．応募者の出身学部は問いません．研究に熱意のある方を広く求めます．詳細は病因・病理学専攻のホームページを参照してください．

【日　時】 2018年5月19日（土）　15：00～18：00（東京大学五月祭の開催予定日です）

【場　所】 東京都文京区本郷7-3-1 東京大学 医学部教育研究棟13階 第6・7セミナー室

【プログラム】

15：05～16：05：若手講演会　①「胆膵腫瘍における胃型分子の解析」田中 麻理子（人体病理学 助教）

②「免疫系による骨破壊のメカニズムとその意義」小松 紀子（免疫学 助教），

16：05～17：00：各講座の説明および教員紹介

17：05～18：00：専攻教員との自由懇談会

【その他】 事前連絡不要・参加費無料

【連絡先】 世話人　分子病理学分野　宮園 浩平・鯉沼 代造　TEL：03-5841-3356，FAX：03-5841-3354

大学院生

東京大学・大学院医学系研究科・脳神経医学専攻

平成31年度大学院生（修士・博士）募集および研究活動説明会など

URL：http://neurosci.umin.jp/j/index.html

【日　時】 2018年6月2日（土）午前9時から12時まで（説明会後各研究室見学）

【開催場所】 東京大学医学部教育研究棟13階1304号室（第6セミナー室）（http://www.u-tokyo.ac.jp/campusmap/cam01_02_09_j.html）

【内　容】 専門分野と主任は下記の通りです．各教室概要は，上記URLから．お問合わせ・見学申込は直接E-mailで．

神経病理学分野：岩坪 威（iwatsubo@m.u-tokyo.ac.jp），**神経生化学分野**：尾藤晴彦（hbito@m.u-tokyo.ac.jp），**神経生物学分野**：廣瀬謙造（kenzoh@m.u-tokyo.ac.jp），**神経ネットワーク分野**（医科研）：真鍋俊也（tmanabe-tky@umin.ac.jp），**こころの発達医学分野**：金生由紀子（kano-tky@umin.ac.jp），**感覚・運動神経科学分野**：山岨達也（tyamasoba-tky@umin.ac.jp），**精神医学分野**：笠井清登（jimu-psy@h.u-tokyo.ac.jp），**神経内科学分野**：戸田達史（toda@m.u-tokyo.ac.jp），**脳神経外科学分野**：斉藤延人（nsaito-tky@umin.ac.jp）

【募集対象・人員】［医科学修士課程］ 大学学部卒または2019年3月卒業見込の者

［医学博士課程］ 医学部，歯学部，獣医学部卒業者またはそれ以外の学部の修士課程を修了または2019年3月修了見込の者

【出願期間】［医科学修士課程］ 2018年6月28日（木）～7月6日（金）（郵送のみ，当日消印有効）

［医学博士課程］ 2018年7月18日（水）～7月27日（金）（郵送のみ，当日消印有効）

【試験日程】［医科学修士課程］ 筆記：2018年8月20日（月），口述：8月21日（火）

［医学博士課程］ 筆記：2018年10月18日（木），口述：10月19日（金）

【問合先】 専門分野の問合せ，見学申込は上記E-mailにて．入試の問合せは大学院係（TEL：03-5841-3309）まで．

大学院生

名古屋大学大学院 医学系研究科

平成31年度 修士課程入試説明会

■URL：https://www.med.nagoya-u.ac.jp/medical_J

本修士課程医科学専攻では，医学科以外の学科で多様な専門分野を学んだ学生に対して，広く医学の基礎及びその応用法を体系的かつ集中的に教育し，将来医工学や再生医学も含めた医学の先端的な研究推進に貢献しうる研究者・教育者を養成することを主たる使命とするとともに，臨床医学，社会医学，スポーツ医科学，臨床薬学等の方面で専門的な学識を持って活躍できる人材の養成に資することを目的としています．本専攻に興味がある方は是非ご参加下さい．

【説明会】［日　時］2018年6月23日（土）13:00～16:00

［場　所］名古屋大学医学部　基礎研究棟4階　第四講義室（愛知県名古屋市）

［内　容］研究科の概要説明，入試説明，各研究室の紹介（口頭，ポスター）

＊説明会後，各研究室への訪問，入学試験に関する個人相談を受け付けます．参加費無料．事前の申し込みは不要です

【入試のスケジュール】出願期間：2018年7月9日（月）～13日（金）

試験期日：2018年8月7日（火）

【問合先】学生募集要項の請求方法などのお問い合わせは，下記までお願いします．

〒466-8550　愛知県名古屋市昭和区鶴舞町65

名古屋大学医学部・医学系研究科・学務課大学院係

TEL：052-744-2431，URL：https://www.med.nagoya-u.ac.jp/medical_J，E-mail：med@adm.nagoya-u.ac.jp

大学院生

九州大学 医学研究院・生体防御医学研究所

大学院生（修士・博士課程）募集および説明会

■URL：http://www.grad.med.kyushu-u.ac.jp/admission/

九州大学医学研究院および生体防御医学研究所では，ライフサイエンスとメディカルサイエンスをつなぐ先端的研究を進めています．大学院は医学系学府かシステム生命科学府のいずれかに属し，修士課程，博士課程への入学が可能です．つきましては，2019年度大学院入学のための説明会を，下記の通り開催いたします．大学に在籍中の方だけでなく，すでに大学院に入学し今後の研究テーマを模索している方や，医師でこれから研究を始めたいと考えている方も，どうぞお気軽にご参加ください．

【日　時】2018年5月5日（土）10：00～16：00　※希望者は，午後に研究室見学を行う事が出来ます．

【場　所】九州大学医系キャンパス・コラボステーションⅠ　2階視聴覚ホール

【内　容】九州大学医学研究院および生体防御医学研究所の概要紹介，入試・奨学金に関する説明，研究室紹介，教員との個別懇談，研究室見学等．

【申込方法】事前申し込みは不要です．

【交　通】「馬出九大病院前駅」（地下鉄 箱崎線）下車後，東門より入って会場まで徒歩5分．

【問合先】〒812-8582 福岡県福岡市東区馬出3-1-1　九州大学 医系学部等学務課 大学院係　TEL：092-642-6025 / 6026

第3回ソニーライフサイエンス学術セミナー2018（参加費無料）
腸内細菌叢・免疫研究の新展開

■ URL：https://form-secure-lifescience.smktg.jp/public/seminar/view/67

【日　時】2018年7月4日（水）　午後1：30～午後5：00
【場　所】ソニー株式会社（本社）　〒108-0075 東京都港区港南1-7-1　＊品川駅港南口から徒歩5分
【テーマ】腸内細菌叢・免疫研究の新展開
【オーガナイザー】新藏礼子先生（東京大学 分子細胞生物学研究所 免疫・感染制御研究分野）
【ご講演者】
澤新一郎先生（北海道大学 遺伝子病制御研究所 感染病態分野）「3型自然リンパ球は本当に腸管バリア機能の維持に重要か？」
清水金忠所長（森永乳業株式会社 基礎研究所）「腸内菌叢とビフィズス菌，分子生態学と機能性研究からの新知見」
新藏礼子先生（東京大学 分子細胞生物学研究所 免疫・感染制御研究分野）「腸管IgA抗体による腸内細菌制御」
【申込み方法】上記WEBサイトの入力フォームよりお申込み下さい．
【参加費】無料
【主催・問合先】
ソニーイメージングプロダクツ＆ソリューションズ（株）　メディカルビジネスグループ ライフサイエンス営業部
TEL：0120-667-010　E-mail：SonyLifeScience@jp.sony.com

国立研究開発法人 国立がん研究センター
講演会：新しい治療法の開発を目指す患者由来がんモデル

■ URL：http://www2.aeplan.co.jp/pdcm2018/

本講演会では，患者由来がんモデルを組織的に構築していたり，基礎研究や前臨床試験に使っていたり，あるいはモデル構築のための基礎研究を行っている研究者の方々が講演を行います．患者由来がんモデルのさらなる有効活用と関連する研究分野の発展に向けて，活発な議論を期待しています．また，ポスター発表や関連企業による展示，情報交換会の開催を予定しております．皆さまのご参加をお待ちしております．
【日　時】2018年6月27日（水）～6月28日（木）
【場　所】国立がん研究センター　新研究棟1階　大会議室/セミナールーム
【オーガナイザー】近藤　格（国立がん研究センター研究所　希少がん研究分野）
【参加費】無料（情報交換会：5,000円）
【申込方法】事前登録制となります．上記ホームページをご確認ください．
【問合せ】運営事務局（株式会社エー・イー企画内）　TEL：03-3230-2744，E-mail：pdcm2018@aeplan.co.jp

国立がん研究センター研究所
若手研究者・学生のためのオープンキャンパス

■ URL：https://www.ncc.go.jp/jp/information/event/2018/20180527_01/20180319202527.html

国立がん研究センター研究所では，若手研究者・医師・学生を対象としたオープンキャンパスを開催します．当センターでは，最先端のがんの基礎・トランスレーショナル研究を行っています．また，約20大学と連携した大学院制度があり，当センターで研究をしながら学位取得も可能です．がん研究に興味のある方，昨年竣工したばかりの新研究棟で一緒に研究しませんか．
【日　時】2018年5月27日（日）13：00～17：00
【場　所】国立がん研究センター新研究棟　大会議室・セミナールーム
【プログラム】
第1部：研究活動や連携大学院制度の紹介
第2部：新研究棟見学，個別展示，個別相談
【参加登録】参加無料ですが，事務局までメールにより事前登録をお願いいたします．定員（200名）を超えた場合には申込順に締め切らせていただきます．
【事務局】国立研究開発法人国立がん研究センター研究所オープンキャンパス事務局
〒104-0045 東京都中央区築地5-1-1　　E-mail：openlab2018@ml.res.ncc.go.jp

生理学研究所 研究会 2018 食欲・食嗜好研究会（PAF）

第3回食欲・食嗜好の分子・神経基盤研究会を開催します

■ URL：http://www.nips.ac.jp/paf/NIPSkenkyukai.html

ヒトはなぜ食べ，何を食べ，どうして太るのか？毎日何気なく繰り返している食行動について，よく考えてみたことはありますか？古来より「医食同源」と言われていますが，日々の何気ない食行動は，皆さんの健康に大きな影響を与えます．しかし，食行動の背景にある食欲・食嗜好の分子・神経基盤に関しては，未解明・未解決の課題が多数あります．ヒトの食行動の背景にある様々なメカニズムの解明なしに，過食・拒食などの問題は解決できません．

【研究会の特色】 分野横断的に中堅・若手研究者が集まり，最新のデータを濃密にディスカッションします．産業界の研究者も歓迎です．会の詳細については上記URLをご覧ください．

【代表提案者】 佐々木 努（群馬大学生体調節研究所）　**【所内対応者】** 箕越靖彦（生殖・内分泌系発達機構研究部門）

【日　時】 2018年6月2日（土）～3日（日）

【場　所】 岡崎カンファレンスセンター（愛知県岡崎市）

【参加方法】 事前登録制（当日参加は受け付けません）．　参加登録期間：2018年3月19日（月）～2018年5月2日（水）

【演題募集】 口頭発表とポスター発表を募集します．　演題募集期間：2018年3月19日（月）～2018年4月25日（水）

※募集期間の延長は行いません

【問合先】 info.paf@nips.ac.jp

電顕サマースクール 2018 in 信州松本 @ 信州大学医学部地域保健推進センター

「生物の電子顕微鏡試料作製法を理解しよう」＝クライオから3次元コンピュータグラフィックスまで＝

■ URL：http://microscopy.or.jp/summerschool/

【日　時】 2018年8月4日（土）～5日（日）　**【場　所】** 信州大学医学部地域保健推進センター（長野県松本市）

【概　要】 公益社団法人 日本顕微鏡学会主催「第29回電顕サマースクール2018」を，北アルプス山麓の信州松本で開催します．生物を対象とする電子顕微鏡講座として，電顕を始めたい方からステップアップしたい方まで，専門の先生方による講演と実習を企画しました．従来から必要な電顕試料作製法や免疫電顕法，電顕機器作製をリードする方からの基礎的な話はもとより，最新の凍結技法とくにノーベル賞に至ったクライオ電子顕微鏡や，走査型電顕を用いた3次元コンピュータグラフィックスまで，広く生物応用が理解できると思います．参加者が気軽に体得が出来るように，実習も設定しました．医学や生物学を含めた大学・研究機関・企業を始め電顕観察に興味ある皆様，是非とも御参加ください．　**【内　容】** ミクロ世界を可視化する電子顕微鏡の概要（日立ハイテク），動物試料の固定・脱水・包埋の基礎　立花 利公（東京慈恵医科大学），包埋試料の超薄切片作製から透過型電顕（TEM）観察へ　高木 孝士（昭和大学），電子顕微鏡で見る生体試料の3次元構造（サーモフィッシャー日本FEI），生きた動物臓器の機能形態像を探る：凍結技法の意義　大野 伸一（山梨大学名誉教授），細胞組織学のための凍結技法から広がる電子顕微鏡法：徳安法と高圧凍結法・凍結置換法（ライカ マイクロシステムズ），クライオ電顕の試料作製とデータ解析　小田 賢幸（山梨大学），走査型電顕（SEM）の基礎から生物応用へ（カールツァイス），SEMによる生物試料の3次元超微形態解析　大野 伸彦（自治医科大学），イオン液体の生物電顕試料への応用　桑畑 進（大阪大学），SEMによる最新の生物試料観察例～低真空SEMからFE-SEMまで～（日立ハイテク），光電子相関顕微法（日本電子Nikon），標的物質の局在を電顕で見る包埋前染色法　秋元 義弘（杏林大学），免疫電顕法：包埋後染色法と抗原賦活化　山下 修二（慶応大学）　**【詳　細】** 実習や受講申し込みなどの詳細は，ウェブサイトをご覧ください．　**【主　催】** 公益社団法人 日本顕微鏡学会，実行委員長：寺田 信生（信州大学），実行副委員長：高木 孝士（昭和大学）

基礎生物学研究所 ゲノムインフォマティクス トレーニングコース（GITC）

「RNA-seq 入門 - NGS の基礎から *de novo* 解析まで」

■ URL：http://www.nibb.ac.jp/gitc/2018-2nd/

【場　所】 自然科学研究機構 基礎生物学研究所（愛知県岡崎市）

【オーガナイザー】 重信秀治（基礎生物学研究所・特任准教授），内山郁夫（基礎生物学研究所・助教）

【講　師】 佐藤昌直（北海道大学），山口勝司，西出浩世，中村貴宣，尾納隆大（以上，基礎生物学研究所）

【コース概要】 生物情報学を専門としない生命科学研究者を対象に，次世代シーケンシング（NGS）技術を使ったトランスクリプトーム解析（RNA-seq）をどのように実験デザインし，どのように膨大な遺伝子発現データから生物学的な情報を抽出するのか，その基礎的技術と考え方を身に付けることを目的としたコースです．次世代シーケンスデータのフォーマットの理解などの基礎的事項から，ゲノム情報のない生物種でトランスクリプトーム解析を可能にする *de novo* RNA-seq 解析などの発展的内容までカバーします．講義とコンピュータを用いた演習を組み合わせて行います．

【日程と実習内容】「準備編：UNIX・R・NGSの基本」2018年7月5日（木）～6日（金）　UNIX 基礎，シェルスクリプト，R 入門，NGS 基本データフォーマット，NGS 基本ツール，テキスト処理

「実践編：RNA-seq 解析パイプライン」2018年7月26日（木）～27日（金）　NGS 基本データフォーマット復習，NGS 基本ツール，統計学入門，RNA-seq 基礎，多変量解析，機能アノテーションと GO 解析

【受講料】 無料（懇親会費 4,000円程度を別途集金予定）

【申込方法】 コースホームページをご覧ください．申込締め切り：5月13日（日）　**【募集人数】** 16名

実験医学 online の「本号詳細ページ（www.yodosha.co.jp/es/9784578125079/）」→「掲載広告・資料請求」タブより，掲載広告を閲覧および資料請求いただけます．

生命を科学する　明日の医療を切り拓く

実験医学　バックナンバーのご案内

月刊ラインナップ

●毎月1日発行　●B5判　●定価（本体2,000円＋税）

最先端トピックを取り上げ，第一線の研究者たちが，それぞれの視点から研究を紹介！

新刊

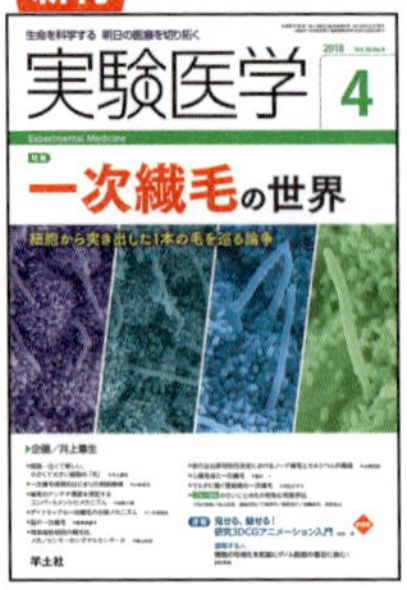
実験医学 4
一次繊毛の世界

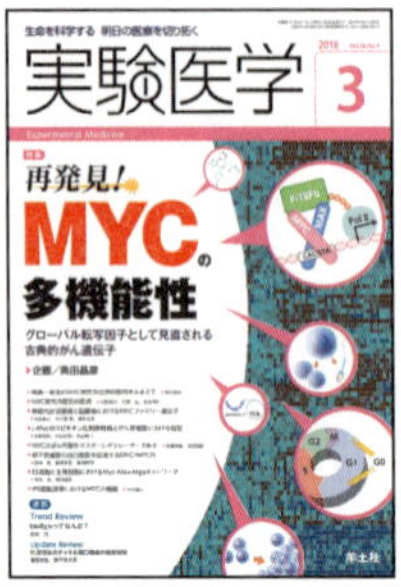
実験医学 3
再発見！MYCの多機能性
グローバル転写因子として見直される古典的がん遺伝子

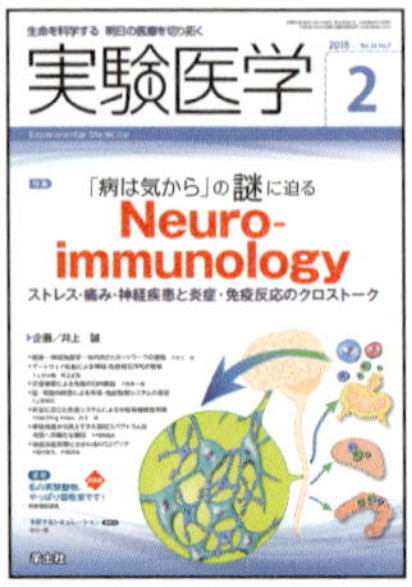
実験医学 2
「病は気から」の謎に迫る
Neuro-immunology
ストレス・痛み・神経疾患と炎症・免疫反応のクロストーク

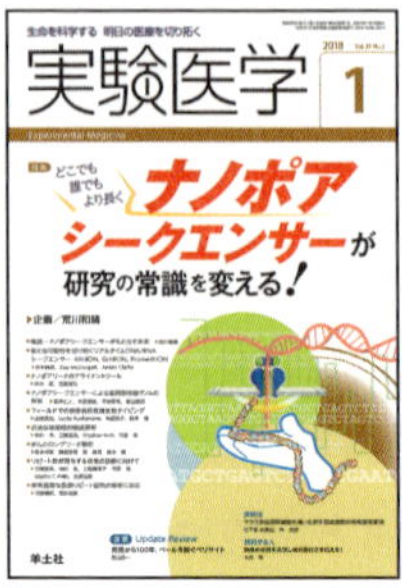
実験医学 1
ナノポアシークエンサーが研究の常識を変える！

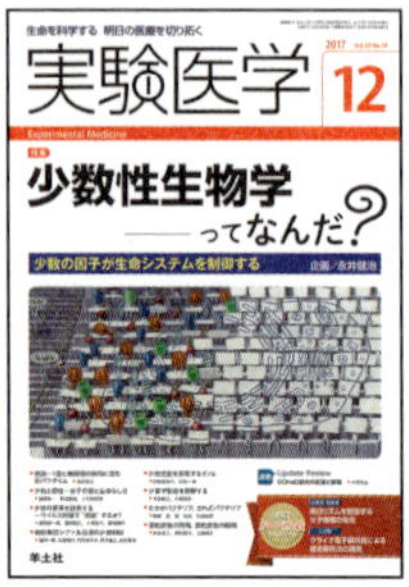
実験医学 12
少数性生物学——ってなんだ？

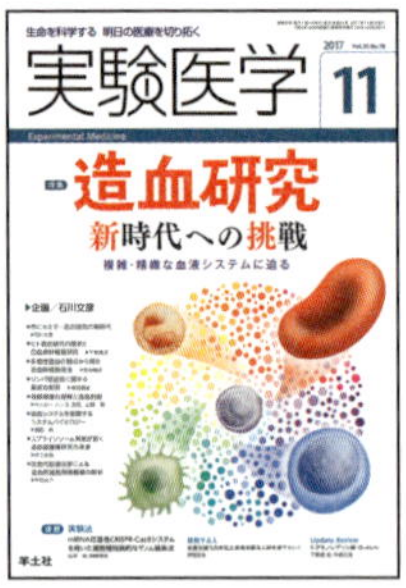
実験医学 11
造血研究
新時代への挑戦

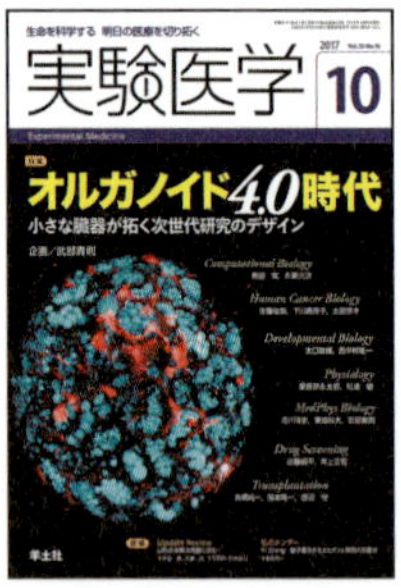
実験医学 10
オルガノイド4.0時代
小さな臓器が拓く次世代研究のデザイン

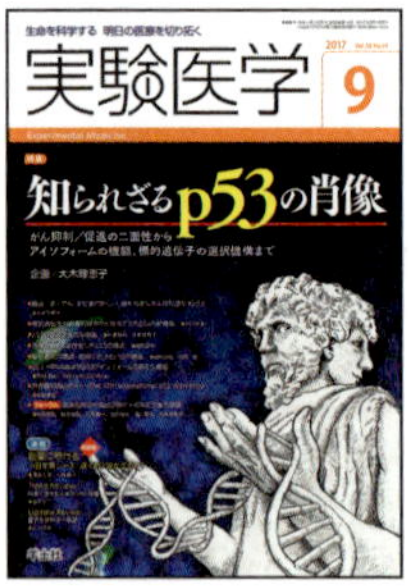
実験医学 9
知られざるp53の肖像

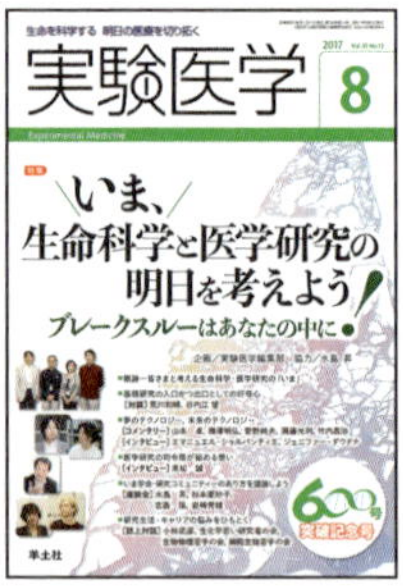
実験医学 8
いま，生命科学と医学研究の明日を考えよう！
ブレークスルーはあなたの中に

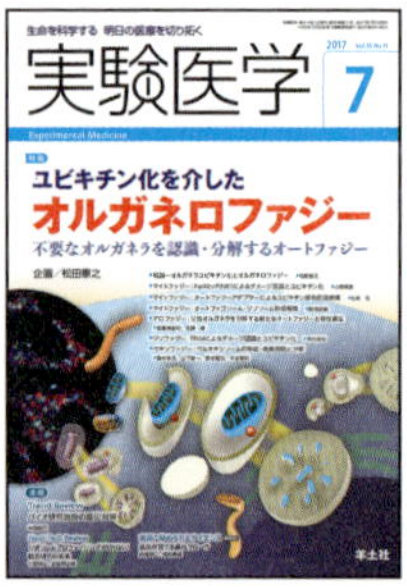
実験医学 7
ユビキチン化を介したオルガネロファジー
不要なオルガネラを認識・分解するオートファジー

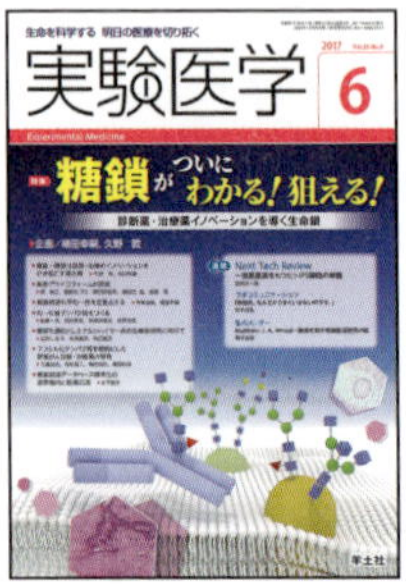
実験医学 6
糖鎖がついにわかる！狙える！

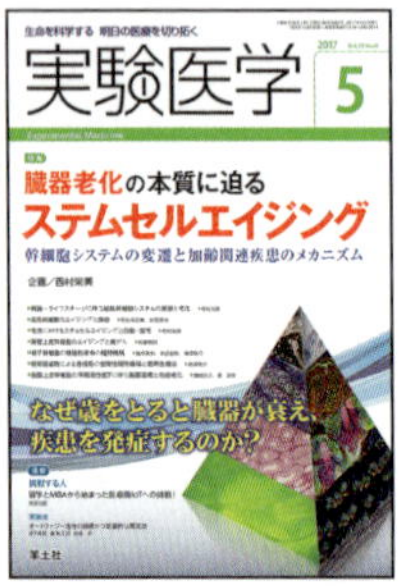
実験医学 5
臓器老化の本質に迫る
ステムセルエイジング
幹細胞システムの変遷と加齢関連疾患のメカニズム
なぜ歳をとると臓器が衰え，疾患を発症するのか？

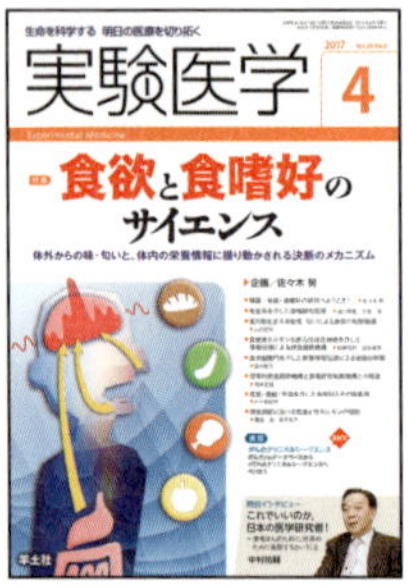
実験医学 4
食欲と食嗜好のサイエンス

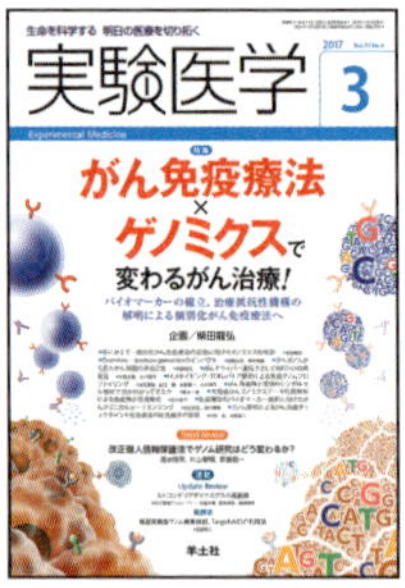
実験医学 3
がん免疫療法×ゲノミクスで変わるがん治療！

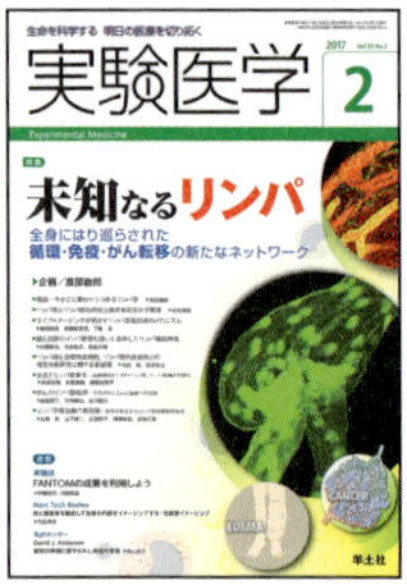
実験医学 2
未知なるリンパ
全身に張り巡らされた循環・免疫・がん転移の新たなネットワーク

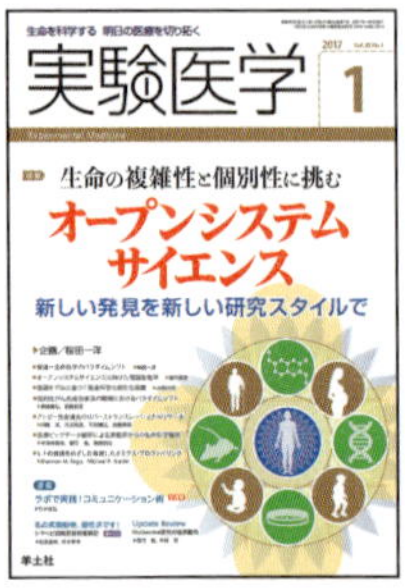
実験医学 1
生命の複雑性と個別性に挑む
オープンシステムサイエンス
新しい発見を新しい研究スタイルで

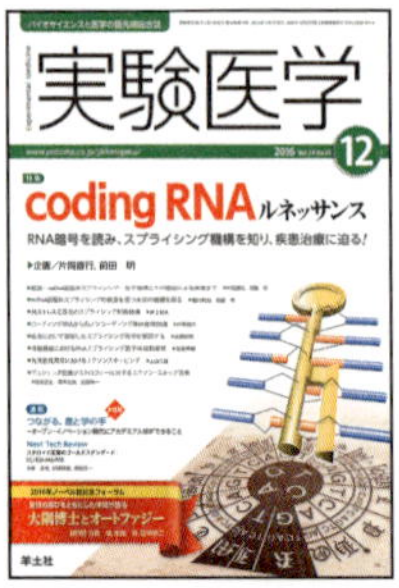
実験医学 12
coding RNAルネッサンス
RNA暗号を読み，スプライシング機構を知り，疾患治療に迫る！

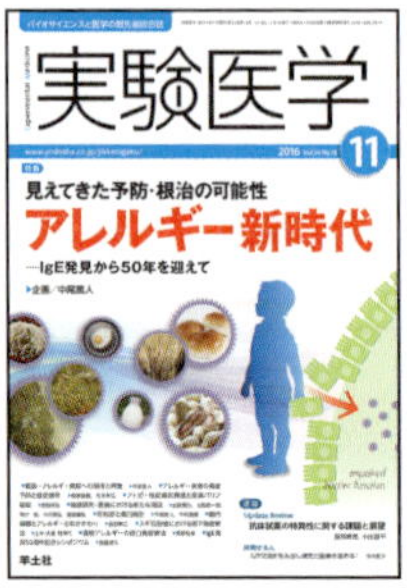
実験医学 11
見えてきた予防・根治の可能性
アレルギー新時代
—IgE発見から50年を迎えて

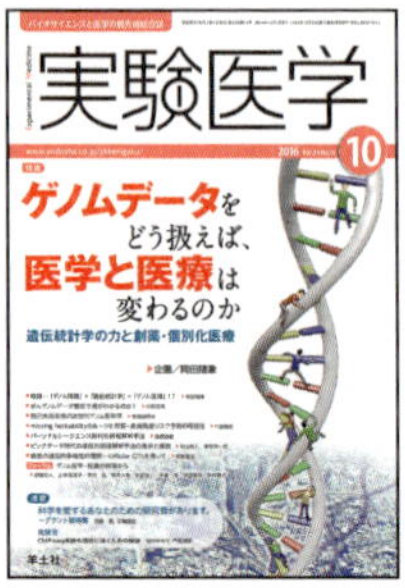
実験医学 10
ゲノムデータをどう扱えば，医学と医療は変わるのか
遺伝統計学の力と創薬・個別化医療

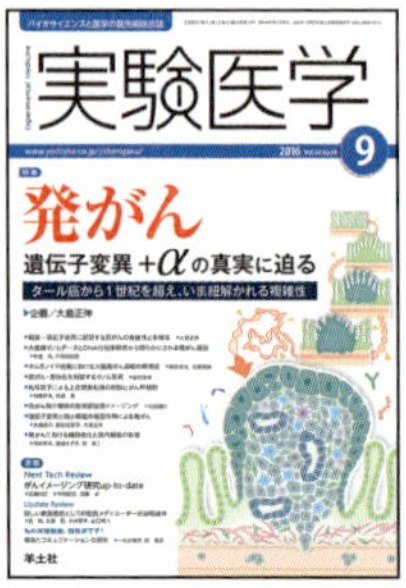
実験医学 9
発がん
遺伝子変異＋αの真実に迫る

増刊号ラインナップ

●年８冊発行　●B5 判　●定価（本体 5,400 円+税）

各研究分野のいまを完全網羅した約30本の最新レビュー集!

新刊

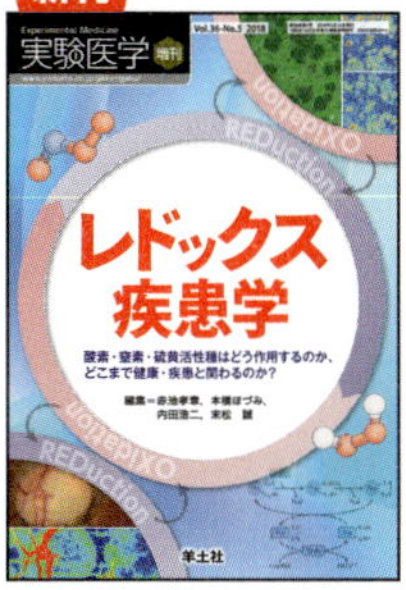
実験医学 増刊
レドックス疾患学
編集＝赤池孝章，本橋ほづみ，内田浩二，末松 誠
羊土社

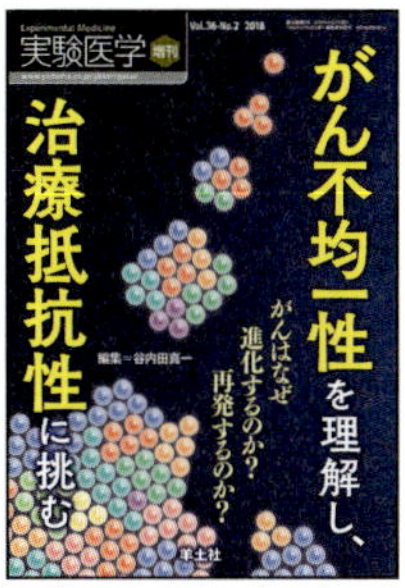
実験医学 増刊
がん不均一性を理解し、治療抵抗性に挑む
がんはなぜ進化するのか？再発するのか？
編集＝谷内田真一
羊土社

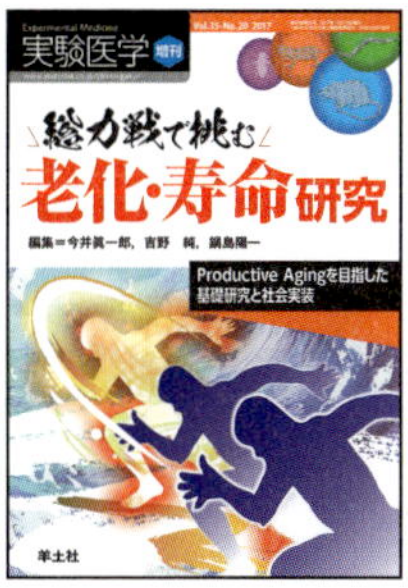
実験医学 増刊
総力戦で挑む 老化・寿命研究
Productive Agingを目指した基礎研究と社会実装
羊土社

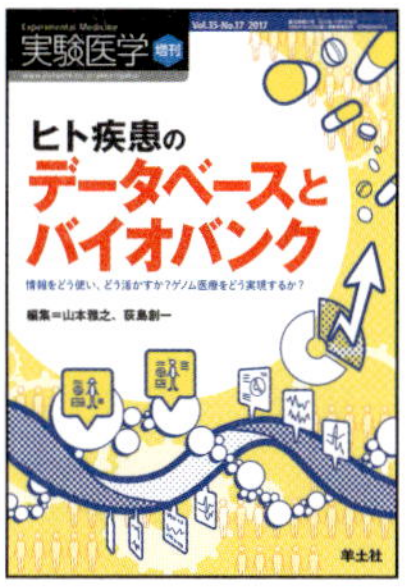
実験医学 増刊
ヒト疾患のデータベースとバイオバンク
羊土社

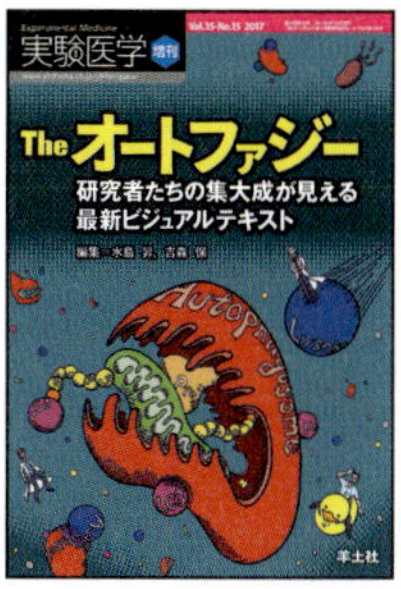
実験医学 増刊
The オートファジー
研究者たちの集大成が見える最新ビジュアルテキスト
羊土社

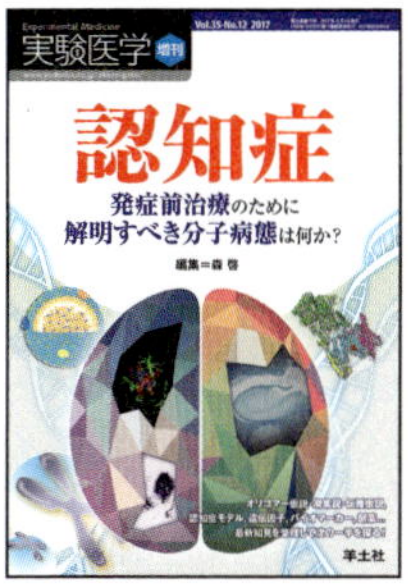
実験医学 増刊
認知症
発症前治療のために解明すべき分子病態は何か？
羊土社

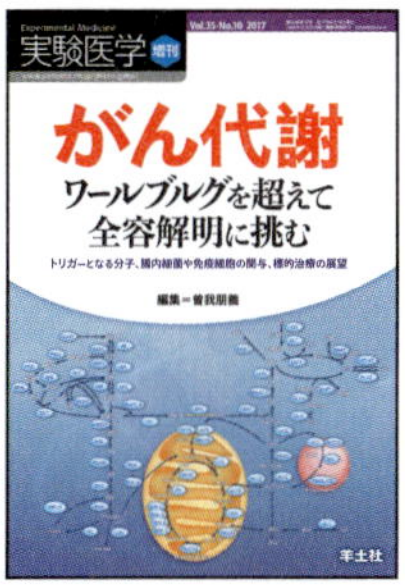
実験医学 増刊
がん代謝
ワールブルグを超えて全容解明に挑む
羊土社

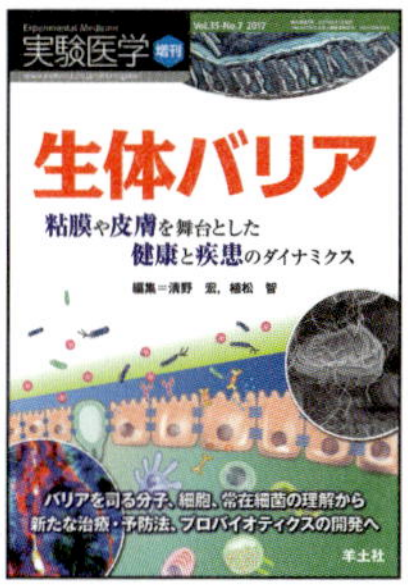
実験医学 増刊
生体バリア
粘膜や皮膚を舞台とした健康と疾患のダイナミクス
羊土社

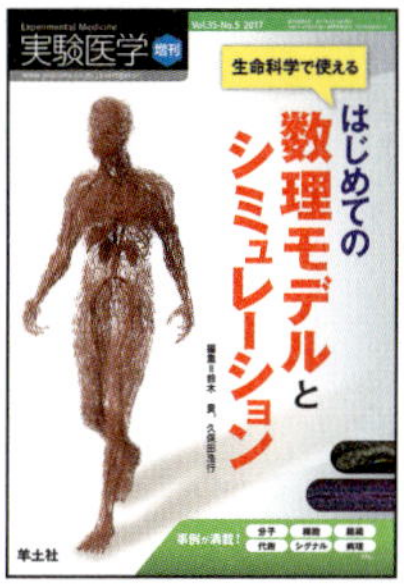
実験医学 増刊
生命科学で使える はじめての数理モデルとシミュレーション
羊土社

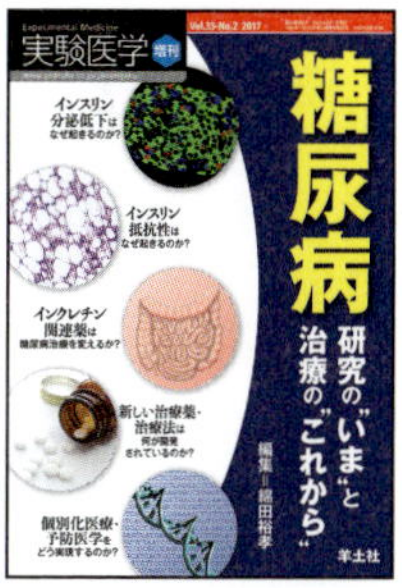
実験医学 増刊
糖尿病 研究の"いま"と治療の"これから"
羊土社

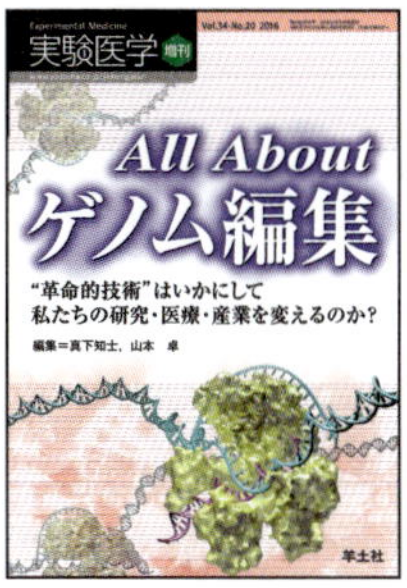
実験医学 増刊
All About ゲノム編集
"革命的技術"はいかにして私たちの研究・医療・産業を変えるのか？
羊土社

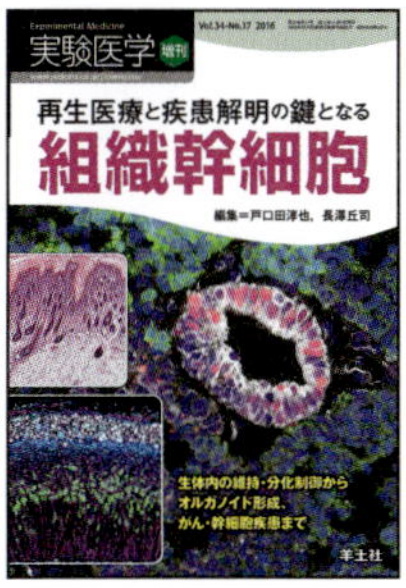
実験医学 増刊
再生医療と疾患解明の鍵となる 組織幹細胞
羊土社

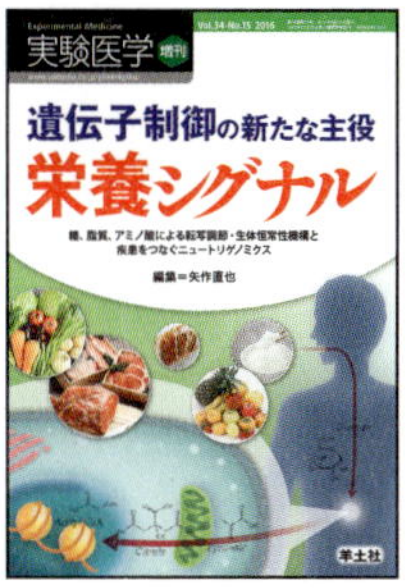
実験医学 増刊
遺伝子制御の新たな主役 栄養シグナル
羊土社

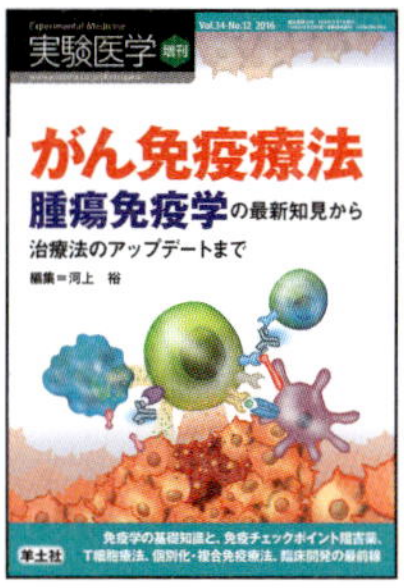
実験医学 増刊
がん免疫療法
腫瘍免疫学の最新知見から治療法のアップデートまで
羊土社

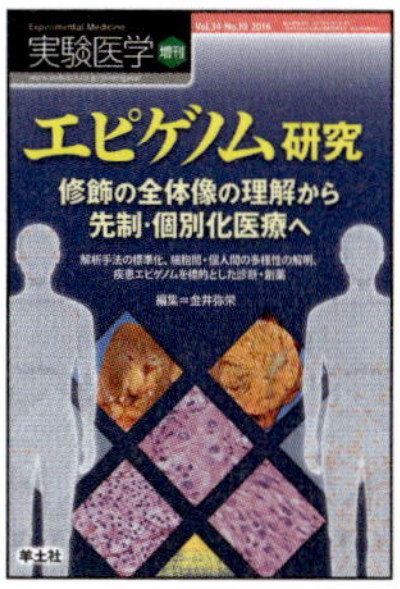
実験医学 増刊
エピゲノム研究
修飾の全体像の理解から先制・個別化医療へ
羊土社

定期購読をご活用ください

冊子のみ	通常号のみ	本体 24,000円+税
	通常号+増刊号	本体 67,200円+税
冊子+WEB版（通常号のみ）	通常号	本体 28,800円+税
	通常号+増刊号	本体 72,000円+税

※WEB版の閲覧期間は，冊子発行から2年間となります
※「実験医学 定期購読WEB版」は個人向けのサービスです．図書館からの申込は対象外となります

バックナンバーのお申し込みは最寄りの書店，または弊社営業部まで

羊土社　http://www.yodosha.co.jp/
〒101-0052　東京都千代田区神田小川町2-5-1
TEL：03(5282)1211　FAX：03(5282)1212
E-mail：eigyo@yodosha.co.jp

次号・6月号（Vol.36 No.9）予告

2018年6月1日発行

特集／がんは免疫をいかに抑制するのか ～免疫チェックポイント阻害剤の真の標的を求めて（仮題）

企画／西川博嘉

- 概論—がんによるヒト免疫学新時代！　西川博嘉
- がん微小環境と免疫の相互作用　河上　裕
- CTLA-4と免疫抑制機構　横須賀 忠
- PD-1，PD-L1と免疫抑制機構　石田靖雅
- Tregと免疫抑制機構　前田優香
- M2マクロファージ，MDSCと免疫抑制機構　竹内　理
- 代謝と免疫抑制機構　茶本健司
- 新しい治療戦略　冨樫庸介

－連載その他－　※予告内容は変更されることがあります

- Next Tech Review
- 創薬に懸ける
- カレントトピックス
- News & Hot Paper Digest
- クローズアップ実験法
- ラボレポート独立編　ほか

実験医学増刊号 最新刊

Vol.36 No.7（2018年4月発行）

超高齢社会に挑む骨格筋のメディカルサイエンス

編集／武田伸一

詳しくは本誌1379ページへ

◆編集後記◆

本特集の「クライオ電子顕微鏡」ですが，ノーベル賞を受賞したりと話題にはなっているものの，詳しい内容がまとまった書籍は和文はおろか欧文ですらなかなか存在しないとのことで，企画がスタートしました．ご企画いただきました産業技術総合研究所の佐藤主税先生をはじめ，特集内のコラム等でも書かれていますように，この分野で日本は遅れを取っていると感じられている専門の先生が多いようです．本特集を読んでいただいた皆さまにクライオ電子顕微鏡の重要性と発展性を感じていただき，いくらかでも研究に取り入れてみようと興味を持っていただければ幸いです．（山口恭平）

日本はすでに「超高齢社会」に突入しており，平均寿命と健康寿命のギャップが男女ともに10年程度もあることが問題になっています．健康寿命を短縮する要因の1つには，サルコペニア（加齢に応じた筋肉量の減少）があり，筋肉の量・機能の維持などに効果のある治療法が強く求められています．

そこで，骨格筋研究の最新知見を集めた実験医学増刊『超高齢社会に挑む骨格筋のメディカルサイエンス』を発行いたしました．筋萎縮・肥大の基礎メカニズムから，代謝・臓器連関・筋疾患研究の最前線までを一冊にまとめております．ぜひご覧ください．（藤田貴志）

みなさまのなかにも医学英語論文を執筆される方は多いのではないでしょうか？ その論文，「Move」を知ればもっと楽に，もっと上手く書けるかもしれません．医学英語論文では，Introduction，Methods，Results，Discussionの4つのセクションから構成されるものが多くなっていますが，この度発行の『トップジャーナル395編の「型」で書く医学英語論文』では，このセクションをより細かく12のパート（Move）に分けて解説していきます．パラグラフ・ライティングをはじめとした論文を書く前に知っておきたい基本テクニックから，トップジャーナル395編の徹底分析からわかった各Moveの構成と書き方，頻出表現まで身につく1冊になっています．ぜひ，ご活用いただけましたら幸いです．（原田　悠）

実験医学

Vol. 36　No. 8　2018〔通巻616号〕
2018年5月1日発行　第36巻　第8号
ISBN978-4-7581-2507-9
定価　本体2,000円＋税（送料実費別途）

年間購読料
24,000円（通常号12冊，送料弊社負担）
67,200円（通常号12冊，増刊8冊，送料弊社負担）
郵便振替　00130-3-38674

発行人　一戸裕子
編集人　一戸敦子
副編集人　蜂須賀修司
編集スタッフ　山口恭平，本多正徳，間馬彬大，早河輝幸，藤田貴志
広告営業・販売　永山雄大，丸山　晃，近藤栄太郎，安藤禎康
発行所　株式会社　羊　土　社
〒101-0052　東京都千代田区神田小川町2-5-1
TEL　03（5282）1211／FAX　03（5282）1212
E-mail　eigyo@yodosha.co.jp
URL　www.yodosha.co.jp/
印刷所　昭和情報プロセス株式会社
広告取扱　株式会社　エー・イー企画
TEL　03（3230）2744㈹
URL　http://www.aeplan.co.jp/

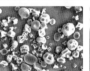

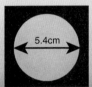

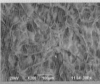

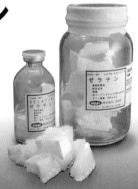

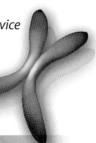